2023

보건행정

문제로 끝내기

SD에듀
(주)시대고시기획

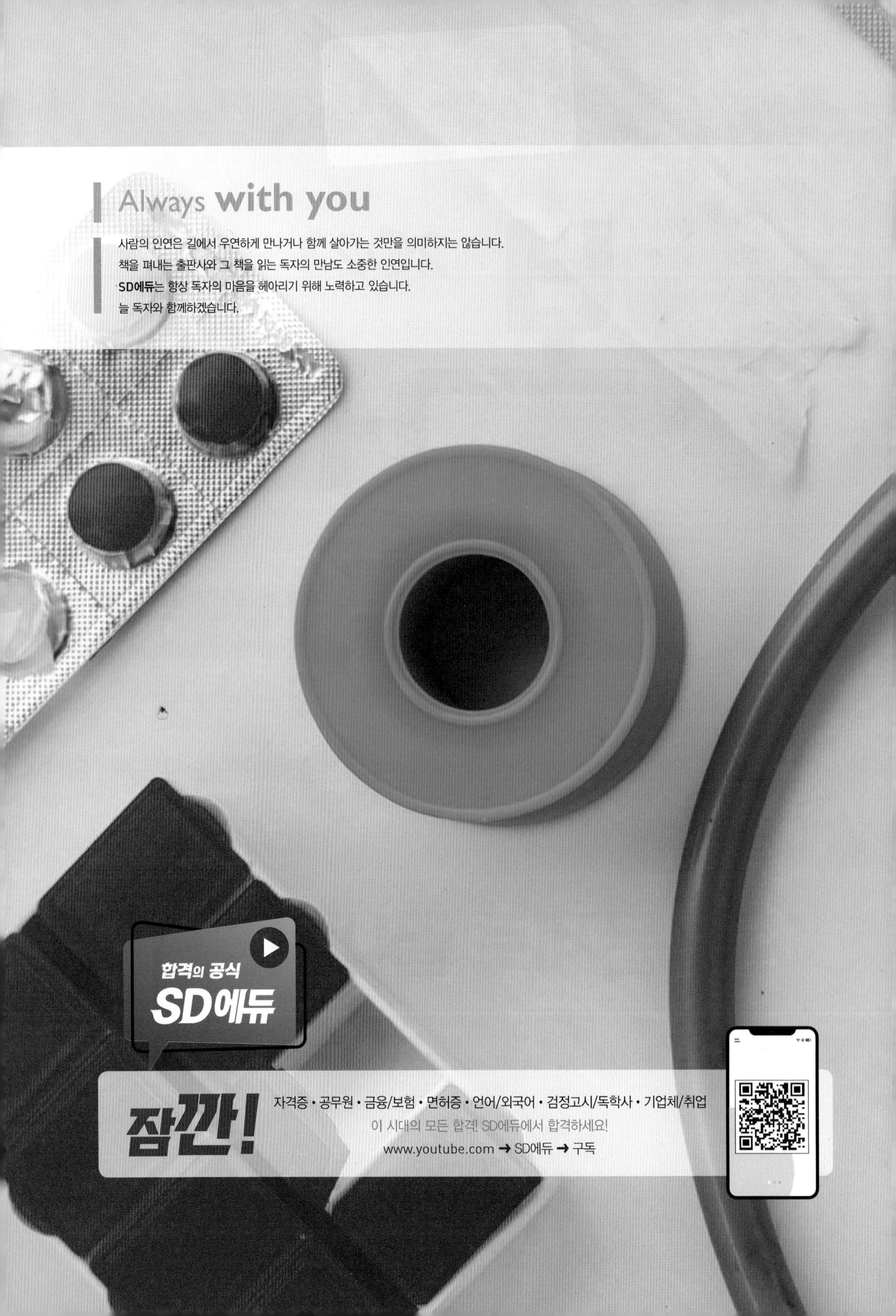
Always with you
사람의 인연은 길에서 우연하게 만나거나 함께 살아가는 것만을 의미하지는 않습니다.
책을 펴내는 출판사와 그 책을 읽는 독자의 만남도 소중한 인연입니다.
SD에듀는 항상 독자의 마음을 헤아리기 위해 노력하고 있습니다.
늘 독자와 함께하겠습니다.
합격의 공식
SD에듀
잠깐!
자격증 • 공무원 • 금융/보험 • 면허증 • 언어/외국어 • 검정고시/독학사 • 기업체/취업
이 시대의 모든 합격! SD에듀에서 합격하세요!
www.youtube.com → SD에듀 → 구독

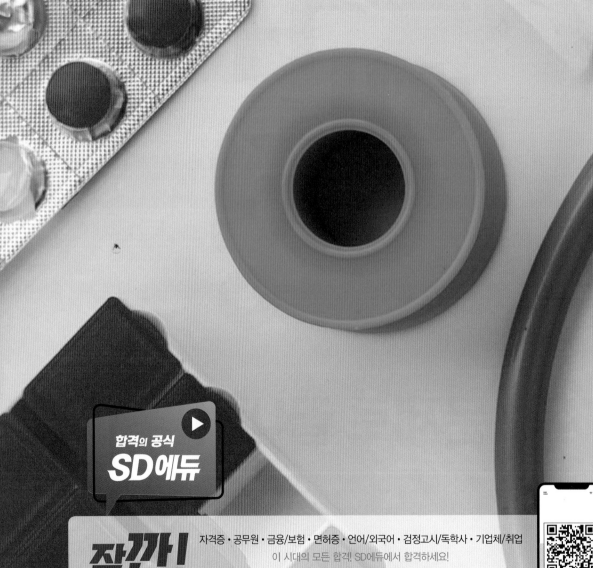

P R E F A C E

머리말

보건행정은 국민이 정신 · 육체 건강을 유지하게 하고, 나아가 적극적으로 건강증진을 도모하도록 하는 것을 목표로 보건정책을 세우고 이를 실행하는 것을 말합니다.

보건행정학은 보건학의 기본지식을 습득하여 보건의료정책과 보건의료기관의 운영에 적용하는 학문입니다. 보건기획, 보건정책론, 보건조직론, 보건인사행정론, 보건의료체계, 사회보장 및 의료보장, 보건의료관계법규 등 보건행정분야의 중요한 영역을 다루고 있습니다.

「2023 보건행정 문제로 끝내기」는 서울시 · 지방직 보건직, 교육청 보건직, 보건복지부(방역직) 공무원 등의 시험을 준비하는 수험생들을 위한 문제집입니다.

본서는 주요 기출문제 및 관련 이론으로 구성하였으며, 실제 시험에 출제되었던 기출문제와 상세한 해설을 수록하여 수험생들이 효율적으로 시험에 대비할 수 있도록 구성하였습니다. 최근 몇 년간 보건직 공무원을 준비하는 수험생들이 크게 늘면서 공무원 임용시험 경쟁률이 높아지고 있습니다. 이에 따라 수험생의 입장에서 무엇이 더 필요하고 중요한지를 생각하며 본서를 출간하게 되었습니다.

아무쪼록 본서가 보건직 공무원 시험을 준비하는 수험생들에게 합격의 지름길을 제시하는 안내서가 될 것을 확신하면서, 모든 수험생들에게 행운이 함께하기를 기원합니다.

편저자 일동

도서의 구성 및 특징

CHAPTER 04 보건조직론

학습목표
- ☐ 조직의 개념과 조직의 제 원리를 학습한다.
- ☐ 조직을 분류하는 방법을 알아보고, 특히 민츠베르크의 분류를 정확히 학습한다.
- ☐ 조직구조론, 조직행태론, 조직관리론, 리더십 이론 등을 학습한다.

학습목표

단원별로 시험에 출제되는 포인트를 정리하여 학습의 방향을 알려 드립니다.

01 조직의 기초이론

01 다른 산업조직과 비교하여 보건의료조직의 독특한 특성으로 옳지 않은 것

확인 Check! ○ △ ×

① 업무수행 과정에서 실수나 모호함을 허용할 여지가 상대적으로 작다.
② 조직의 전문화된 구성원들은 자신의 전문분야보다 조직에 더 충성적이다.
③ 조직활동의 산출(output)을 정의하고 측정하기 어렵다.
④ 많은 활동이 응급을 요하거나 미룰 수 없는 성질을 가진다.

이해도 Check 박스

해설 콕

보건의료조직의 특징
1. 복잡한 사회 시스템으로 많은 조직체 중에서 전문적인 인력과 시설로 구성된 가장 다양하고 복잡한 자본집약적이면서 노동집약적인 조직이다.
2. 산출을 정의하고 측정하기가 어렵다.
3. 작업이 다른 조직에 비해 더 가변적이고 복잡하다.
4. 많은 작업이 응급을 요하거나 미룰 수 없는 성질의 것이고, 작업이 모호함이나 실수를 허용할 여지가 없다.
5. 작업활동이 매우 상호의존적이며, 다양한 전문직업인들 사이의 높은 수준의 조화된 협동을 요구한다.
6. 작업은 아주 높은 수준의 전문성을 요구한다.
7. 조직의 구성원들은 전문화되어 있으며, 구성원들은 일차적으로 조직보다는 그들의 전문분야에 더 충성을 바친다.
8. 조직에서 일과 비용을 창출하는데 가장 책임이 큰 의사들에 대한 효과적인 조직 · 경영상의 통제수단이 거의 없다.
9. 조직에는 이중의 권위구조가 존재하기 때문에 조정과 책임소재의 문제를 야기하며, 역할의 혼돈을 가져온다.

72 보건행정

상세한 해설

상세한 해설로 혼자서도 학습이 가능하도록 구성하였습니다.

기출문제 및 기출복원문제를 통해 출제경향을 파악할 수 있도록 하였습니다.

기출문제 및 기출복원문제

03 사회보장의 수단으로 공적부조제도가 있다. 우리나라에서 공적부조 방법으로 운영되는 것은?

| 충북 9급 2004

확인 Check! O △ ×

① 의료급여 ② 의료보험
③ 사회사업 ④ 의료구제
⑤ 의료전달

해설 콕

의료급여제도는 최저생계비 이하의 극빈층에게 의료보장을 담보하는 공공부조의 일환으로 운영되고 있다.

해당시험 출제연도

04 다음 중 의료보호에 해당하는 것은?

| 경북 9급 2005

확인 Check! O △ ×

① 국민연금 ② 국민기초생활
③ 보건의료서비스 ④ 의료급여

해설 콕

의료급여제도의 변천
- 1961년 12월 30일 법률 제913호로 「생활보호법」이 제정되었으나, 재정사정이 여의치 못하여 전면적인 실시가 되지 못하고, 생계보호만이 부분적으로 실시되었다.
- 1978년에는 「의료보호법」의 제정으로 생활보호대상자에 대한 의료보호가 행해지기 시작하였다.
- 1999년 9월 7일 「국민기초생활보장법」의 제정으로 「생활보호법」이 폐지, 대체되었다.
- 2001년 5월 「의료보호법」을 「의료급여법」으로 전면 개편하면서 종전 시・군・구별로 지급하던 의료급여 진료비를 국민건강보험공단에 위탁하여 신속히 지급하도록 하여 의료기관이 건강보험 환자와 의료급여 환자를 동등하게 대우하도록 하고 있다.

심화 Tip

「국민기초생활보장법」과 「생활보호법」의 차이
- 최저생활보장이 국민의 당연한 권리라는 점을 명확하게 하기 위하여 법률용어부터 바꾸었다. 법의 명칭을 비롯하여 법 적용 대상자(수급자 또는 수급권자), 의무자(보장기관), 보장의 내용(급여) 등도 바꾸었다.
- 법 적용대상자로서 수급권자에 대한 인구학적 제한을 철폐하였다. 「생활보호법」에서는 18세 미만과 65세 이상의 근로무능력자로 근로능력과 연령을 기준으로 하였으나, 「국민기초생활보장법」에서는 근로능력과 연령에 관계없이 최저생계비에 미달하는 모든 가구를 수급권자 기준으로 하였다.

CHAPTER 10 보건의료관계법규

정답 01 ① 02 ③ 03 ① 04 ④

심화 Tip

관련 핵심내용 및 심화내용을 심화 Tip으로 수록하여 심도 있는 학습이 가능하도록 하였습니다.

간편확인용 정답

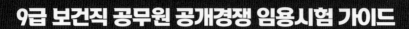

9급 보건직 공무원 공개경쟁 임용시험 가이드

※ 2023 서울시 지방공무원 임용 공개기준으로 작성

보건직 업무

보건직 공무원은 기술직 공무원으로서 보건복지부 산하의 각 기관, 보건소, 시 · 군 · 구청, 병원 및 의료원 등에서 보건에 관련한 업무를 수행한다.

- 국민보건 행정계획 및 집행에 관한 업무
- 환경위생, 식품위생, 산업보건, 검역, 예방접종 등에 관한 업무
- 방역업무 및 감염병의 국내침입과 국외 전파를 막는 검역 업무

응시자격

- 18세 이상
- 「지방공무원법」 제31조(결격사유) 또는 제66조(정년)에 해당되는 자 또는 「지방공무원 임용령」 제65조(부정행위자 등에 대한 조치) 및 「부패방지 및 국민권익위원회의 설치와 운영에 관한 법률」 등 관계법령에 따라 응시자격이 정지된 자는 응시할 수 없다.

임용과정

필기시험
면접시험
최종합격

- **필기시험**

필수과목(5)	국어, 영어, 한국사, 공중보건, 보건행정
구성내용	매 과목당 100점 만점, 과목당 20문항

- **면접시험**

  필기시험에 합격한 자만 응시할 수 있으며, 인성검사(서울시)와 면접시험을 실시한다.

- **최종합격**

  최종발표일에 해당 응시처의 인터넷 홈페이지를 통해서 확인이 가능하다.

2022년 서울특별시 지방직 보건직 공무원 필기시험 결과

	구분	직급	선발예정 인원	접수		응시	필기합격
				인원	경쟁률	응시율	합격선
보건	보건 (일반)	9급	7	600	85.7:1	59.3%	93
	보건 (장애인)	9급	3	18	6:1	72.2%	44
	보건 (저소득층)	9급	1	26	26:1	38.5%	67

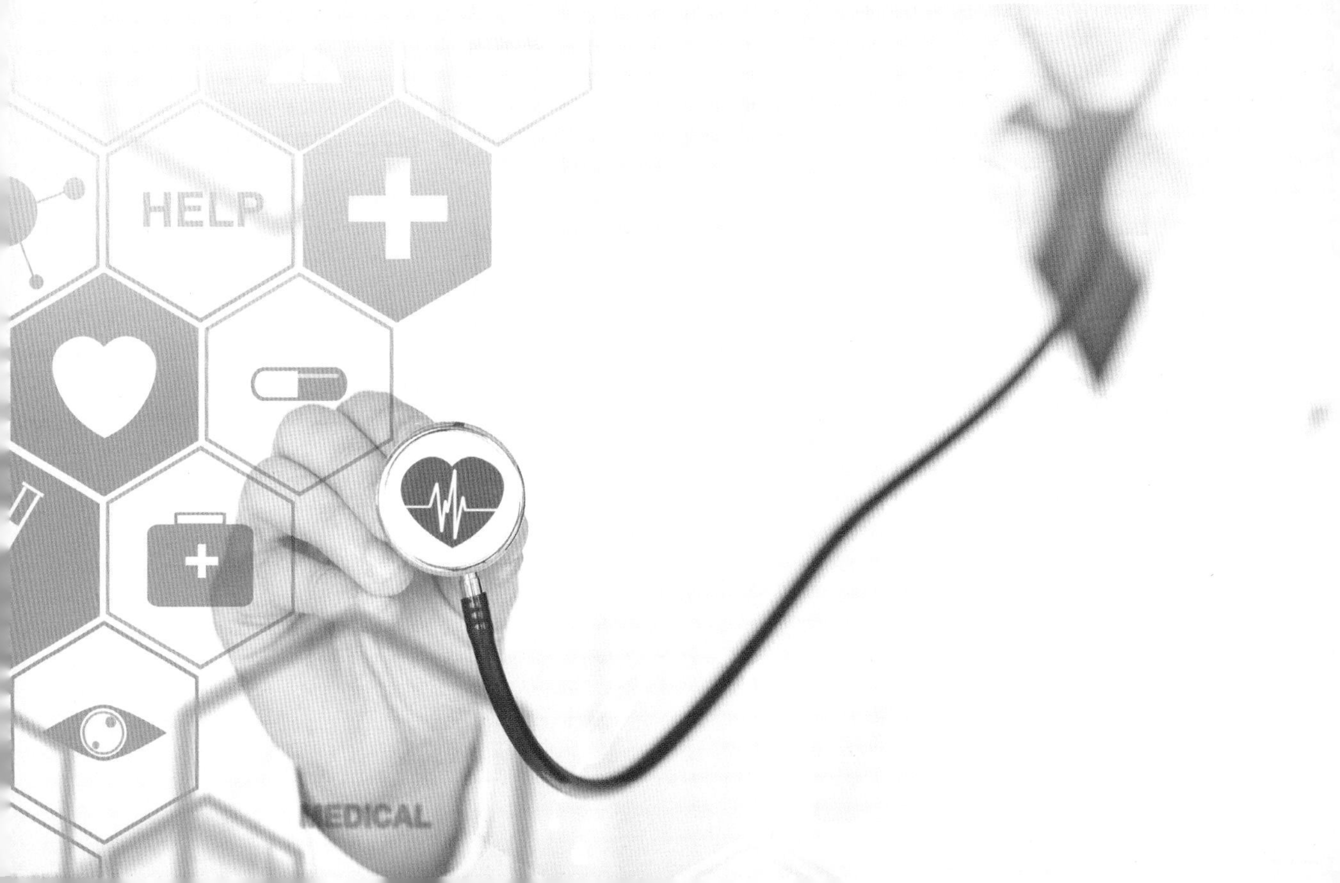

이 책의 차례

보건행정

문제로 끝내기

보건행정 문제로 끝내기

CHAPTER 01

보건행정의 기초

CHAPTER 01

보건행정의 기초

학습목표

- □ 행정과 보건행정의 개념, 목적, 발전과정을 학습한다.
- □ 보건행정의 역사에 대하여 학습하고, 각 시대의 중요 기구를 학습한다.
- □ 보건통계와 보건지표에 대하여 학습한다.

01 보건행정의 의의

01 다음은 보건행정이 추구하는 목적 중 무엇에 대한 내용인가?

❙서울시 9급 2017

☑ 확인 Check!
○
△
×

> 국민의 요구에 부응하는 보건정책을 수행하였는지를 묻는 것으로 정책수혜자의 요구와 기대, 그리고 환경변화에 얼마나 융통성 있게 대처해 나가느냐에 대한 능력을 의미한다.

① 대응성(responsiveness)
② 형평성(equity)
③ 능률성(efficiency)
④ 효과성(effectiveness)

해설 콕

설문의 내용은 대응성에 관한 내용이다.

보건행정의 목적

대응성 (민주성)	국민의 요구에 부응하는 보건정책을 수행하였는지를 묻는 것으로 정책수혜자의 요구와 기대, 그리고 환경변화에 얼마나 융통성 있게 대처해 나가느냐에 대한 능력을 의미한다.
형평성	보건행정이 정책을 통해 달성하게 될 성과 및 이익을 모든 사람들에게 공평하게 골고루 분배하려고 하는 것이다.
능률성 (효율성)	비용 대비 효과가 높아야 한다.
효과성	행정이 추진하고 있던 정책들이 원래 의도하고 있던 목표대로 달성되도록 하는 것이다. 효율성과 달리 비용은 고려하지 않는다.
합법성	법치국가의 요청에 따라, 행정이 국가가 제정한 법규에 부합해야 함을 의미한다.
공익성	정책을 통한 이익이 국가 전체적으로 배분되는 것을 목적으로 한다.

02 지역사회 주민의 자발적 참여 없이는 그 성과를 기대하기 어렵다는 보건행정의 특성은?

☑ 확인 Check!
○
△
×

| 서울시 9급 2019

① 봉사성
② 공공성 및 사회성
③ 과학성 및 기술성
④ 교육성 및 조장성

해설 콕

보건행정의 특성

공공성 및 사회성	보건행정은 국민건강의 유지·증진을 위해 조직된 지역사회의 노력이므로 공공성 및 사회성을 갖는다. WHO 헌장전문에서 "건강이란 질병이 없거나 허약하지 않다는 것만을 말하는 것이 아니라 신체적, 정신적 및 사회적으로 완전히 안녕한 상태에 놓여 있는 것이다" 함은 건강이 건전한 개인은 물론 지역사회 또는 국가를 통하여 파악되어야 하는 사회성을 의미하고 있다고 볼 수 있다.
봉사성	행정국가의 개념이 과거 보안국가로부터 복지국가의 개념으로 변화됨에 따라, 공공행정 또한 소극적인 질서유지로부터 국민의 행복과 복지를 위해 직접 개입하고 간섭하는 봉사행정으로 바뀌게 되었다.
교육성 및 조장성	보건행정 역시 지역사회 주민의 자발적인 참여 없이는 그 성과를 기대하기 어려우므로 지역사회 주민을 위한 교육 또는 참여를 조장함으로써 목적을 달성할 수 있다.
과학성 및 기술성	보건행정에서 응용되고 있는 과학적인 지식은 지역사회 건강증진을 위하여 이용되고 실천적이며 실제적인 기술을 제공하고 있다. 따라서 보건행정은 과학행정인 동시에 기술행정이라 할 수 있다.

03 보건행정의 특성으로 볼 수 없는 것은?

| 서울시 9급 2016

☑ 확인 Check!
○
△
×

① 공공성
② 사회성
③ 교육성
④ 규제성

해설 콕

규제성은 보건행정의 특성으로 볼 수 없다.

정답 01 ① 02 ④ 03 ④

04 보건행정의 특성으로 옳은 것을 모두 고르면?

ㅣ서울시 9급 2014

☑ 확인 Check!
○
△
×

㉠ 통합성	㉡ 조장성
㉢ 정치성	㉣ 봉사성

① ㉠, ㉡, ㉢
② ㉠, ㉢
③ ㉡, ㉣
④ ㉣
⑤ ㉠, ㉡, ㉢, ㉣

해설 콕

보건행정의 특성
1. 공공성 및 사회성
2. 봉사성
3. 교육성 및 조장성
4. 과학성 및 기술성

05 다음 중 보건행정의 특성에 해당하는 것을 바르게 짝지은 것은?

ㅣ경남 9급 2014

☑ 확인 Check!
○
△
×

㉠ 합리성	㉡ 투명성
㉢ 사회성	㉣ 봉사성
㉤ 조장성	㉥ 과학성

① ㉠, ㉡, ㉢, ㉣
② ㉠, ㉢, ㉣, ㉤
③ ㉡, ㉢, ㉣, ㉥
④ ㉢, ㉣, ㉤, ㉥

해설 콕

합리성과 투명성은 보건행정의 특성이라고 볼 수 없다.

06

☑ 확인 Check! ○ △ ×

학교보건교육은 학생들의 건강을 유익하고 바람직한 방향으로 유도하는데 주안점을 두고 있다. 이와 같은 차원의 학교보건교육은 보건행정의 어떤 특성을 강조한 것인가?

Ⅰ경기 9급 2014

① 공공성 ② 봉사성
③ 과학성 ④ 조장성

해설 콕

학교보건교육은 학생들이 스스로 질병예방과 건강증진을 위해 노력하도록 조장하는데 주안점을 두고 있다. 이러한 특성은 보건행정의 '**조장성**'을 강조한 것이다.

07

☑ 확인 Check! ○ △ ×

한정된 보건의료자원으로 최대한의 보건의료서비스를 제공할 수 있도록 유도하는 보건행정의 가치는?

Ⅰ서울시 9급 2019

① 능률성(Efficiency)
② 대응성(Responsiveness)
③ 접근성(Accessibility)
④ 효과성(Effectiveness)

해설 콕

비용 대비 효과가 높아야 한다는 능률성(효율성)에 대한 내용이다.

08

☑ 확인 Check! ○ △ ×

보건행정을 '공중보건의 목적을 달성하기 위해 행정조직을 통하여 행하는 일련의 과정'이라고 정의할 때 내포된 특징으로 가장 옳지 않은 것은?

Ⅰ서울시 9급 2021

① 보건행정은 지역사회 주민의 건강증진에 중점을 둔다.
② 지역사회 주민의 욕구와 수요를 반영하여야 한다.
③ 지역사회 주민이 주도적으로 업무를 관장해야 한다.
④ 보건사업의 기획, 집행 및 통제를 통해 공중보건의 목적을 달성하기 위한 업무를 수행한다.

해설 콕

보건행정은 지역사회 주민의 건강증진을 위해 국가나 지방자치단체가 주도적으로 업무를 관장해야 한다.

정답 04 ③ 05 ④ 06 ④ 07 ① 08 ③

09 보건행정의 특성에 대한 설명으로 옳지 않은 것은?

| 지방직 9급 2012

☑ 확인 Check! ○ △ ×

① 사회 전체 구성원을 대상으로 사회적 건강향상을 추구한다.
② 강제적 권력을 지니지 않는다.
③ 국민 스스로 건강증진을 위해 노력하도록 조장한다.
④ 과학적이고 실천가능한 기술을 이용한다.

해설 콕

감염병 유행시 강제격리 등과 같은 강제적 권력도 가지고 있다.

심화 Tip

행정과 관리

구 분	행 정	관 리
목 적	일반국민에게 봉사	개별적 경영 단위의 이윤 추구
법규의 통제	행정은 관리보다 법적 규제를 더 많이 받음	법적 규제를 덜 받음
평등원칙의 적용	행정은 수행에 있어서 고도의 일관성과 평등성을 유지해야 함	경영은 모든 고객을 평등하게 대우할 필요가 없으며, 일관성을 유지해야 할 필요도 없음
정치적 성격	• 행정은 본질적으로 정치적 성격을 내포하고 있음 • 국민, 정당, 이익 집단 등의 통제, 감독, 비판을 받음	관리의 경우도 이윤추구를 위해서는 정치적 요인을 도외시 할 수 없지만 본질적으로는 정치적 성격이 약함
권력 수단	행정은 강제적 권력을 지니고 있음	관리는 원칙적으로 강제력을 지니지 않으며, 공리적 권력을 주된 통제수단으로 삼음
업무의 일원성과 다원성의 차이	공공행정기관의 과업은 관리 업무에 비해 더 다양하고 복잡하고 어려움	사기관의 관리자는 단일적 운영과 그와 관련된 운영에 대해서만 책임을 짐

10 보건행정의 운영원리 중 공동의 목표를 달성하기 위하여 업무를 분담하는 과정은?

| 서울시 9급 2015

☑ 확인 Check! ○ △ ×

① 의사결정과정
② 조직화과정
③ 통제과정
④ 기획과정

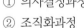

해설 콕

보건행정의 운영원리

목표설정과정	행정이 달성하고자 하는 바람직한 미래의 상태를 설정하는 과정
의사결정과정	여러 대안 중에서 최적의 안을 선택하는 과정
기획과정	행동하기 전에 무엇을 어떻게 해야 하는지를 결정하는 것이며, 미래를 예측하는 과정
조직화과정	공동의 목표를 달성하기 위하여 업무를 분담하는 과정
동기부여과정	조직원들의 동기유발 및 지휘, 감독과 의사소통을 하여 공식 조직 내에서 계획된 활동을 실행하여 성취될 수 있도록 하는 과정
수행과정	조직 내에서 행동을 실제 추진하는 과정
통제, 평가 및 환류과정	조직활동을 감시, 평가하여 변화가 필요할 때 수정, 보완하는 활동을 포함하는 과정

11 다음 중 공공행정과 민간행정의 차이점으로 옳지 않은 것은? ❙서울시 9급 2004

☑ 확인 Check! ○ △ ×

① 적용되는 관리기법 및 기술 ② 독점성의 유무
③ 달성하고자 하는 목적 ④ 강제수단의 유무

해설 콕

관리기법 및 기술은 공공행정과 민간행정의 공통점에 해당하는 내용이다.

심화 Tip

공공행정(공행정)과 민간행정(사행정)

구 분	공공행정	민간행정
공통점	• 인간의 협동행위 : 목표달성을 위한 구성원의 협동행위 • 관리기술의 활용 : 조직의 원리, 정보체계, 목표관리 같은 관리기술 활용 • 합리적 의사결정 : 여러 대안을 도출하고 최적의 대안을 찾는 합리적인 의사결정 • 관료제적 성격 : 계층제, 분업 및 전문화, 문서의 법에 의한 지배	
주 체	국가, 지방자치단체 등 공공 주체	개인, 기업 등 사적 주체
목 적	공익추구(공익 실현)	사익추구(이윤의 극대화)
법적 규제	많 음	적 음
정치적 성격	정치적 영향력을 많이 받음	정치적 영향력을 적게 받음
권력성	일방적 권력 행사	쌍방향 권력 행사
강제력	있 음	없 음
평등성	엄격한 평등원칙 적용	차등성 인정
영향력	전 국민에게 영향	특정 이해관계자 국한
공개성	공개 행정	비공개 경영
독점성	독점성이 강함	경쟁성이 강함
평가기준	합법성, 능률성, 민주성, 효과성, 형평성	능률성, 생산성

정답 09 ② 10 ② 11 ①

02 보건행정의 범위

01 세계보건기구(WHO), 미국공중보건협회(APHA), 에머슨(Emerson)이 규정한 보건행정의 범위에 공통적으로 해당하는 것은?

☑ 확인 Check! ○ △ ×

① 보건자료의 기록과 분석
② 보건교육
③ 감염병관리
④ 모자보건
⑤ 개인 보건서비스의 실시

해설 콕

보건행정의 범위

세계보건기구(WHO)	미국공중보건협회(APHA)	에머슨(Emerson)
• 보건관계 기록의 보존 • 대중에 대한 보건교육 • 환경위생 • 감염병관리 • 모자보건 • 의 료 • 보건간호	• 보건자료의 기록과 분석 • 보건교육과 홍보 • 감독과 통제 • 직접적 환경서비스 • 개인 보건서비스의 실시 • 보건시설의 운영 • 사업과 자원 간의 조정	• 보건통계 • 대중에 대한 보건교육 • 환경위생 • 감염병관리 • 모자보건 • 만성병관리 • 보건검사실 운영

02 세계보건기구(WHO)가 규정한 보건행정의 범위에 포함된 영역으로 묶이지 않은 것은?

▮서울시 9급 2017

☑ 확인 Check! ○ △ ×

① 보건교육 – 보건관련 기록보존
② 환경위생 – 감염병관리
③ 노인보건 – 구강보건
④ 모자보건 – 보건간호

해설 콕

세계보건기구(WHO)가 규정한 보건행정의 범위

• 보건관계 기록의 보존
• 대중에 대한 보건교육
• 환경위생
• 감염병관리
• 모자보건
• 의 료
• 보건간호

03 세계보건기구(WHO)에서 규정한 보건사업의 범위에 포함되지 않는 것은? ❙경남 9급 2014

☑ 확인 Check!
○
△
×

① 감염병관리
② 보건통계 기록관리
③ 만성질환관리
④ 보건교육

해설 콕

만성질환관리는 에머슨(Emerson)이 분류한 범위에 해당한다.

04 세계보건기구에서 규정한 보건행정의 범위가 아닌 것은? ❙행안부 9급 2006

☑ 확인 Check!
○
△
×

① 환경위생
② 감염병관리
③ 보건검사실 운영
④ 대중에 대한 보건교육
⑤ 보건관계 기록의 보존

해설 콕

보건검사실 운영은 에머슨(Emerson)이 분류한 범위에 해당하는 내용이다.

보건행정의 범위

구 분	세계보건기구(WHO)의 범위	에머슨(Emerson)의 범위
공통점	• 보건교육 • 환경위생 • 감염병관리 • 모자보건	
차이점	• 의 료 • 보건간호 • 보건관계 기록의 보존	• 만성병관리 • 보건통계 • 보건검사실 운영

05 에머슨(Emerson)의 보건행정 범위에 해당되지 않는 것은?

❙ 서울시 9급 2015

☑ 확인 Check!
○
△
×

① 보건시설의 운영
② 만성병관리
③ 보건검사실 운영
④ 감염병관리

해설 콕

보건시설의 운영은 미국공중보건협회(APHA)의 보건행정 범위에 해당한다.

에머슨(Emerson)의 보건행정 범위
- 보건교육
- 환경위생
- 감염병관리
- 모자보건
- 만성병관리
- 보건통계
- 보건검사실 운영

03 보건행정의 발전

01 다음 중 보건행정 역사를 연도 순으로 바르게 나열한 것은? ❙서울시 7급 2014

☑ 확인 Check!
○
△
×

① 확대현미경 발견 – 4액체설 – 우두종두법 – 공중보건법 제정 – 검역소 설치
② 4액체설 – 검역소 설치 – 우두종두법 – 확대현미경 발견 – 공중보건법 제정
③ 우두종두법 – 검역소 설치 – 확대현미경 발견 – 4액체설 – 공중보건법 제정
④ 공중보건법 제정 – 확대현미경 발견 – 검역소 설치 – 4액체설 – 우두종두법
⑤ 4액체설 – 검역소 설치 – 확대현미경 발견 – 우두종두법– 공중보건법 제정

해설 콕

보건행정의 발달

1. **4체액설** : 그리스의 히포크라테스(Hipocratese)는 「공기, 물 그리고 토지」라는 저서에서 장기설과 4체액설을 주장하였다.
2. **검역소 설치** : 1347~1351년 사이에 흑사병으로 유럽인구의 1/4(2,500만명)이 사망하였다. 이후에도 콜레라, 페스트, 나병 등의 감염병이 집단적으로 만연되었기 때문에 환자의 격리와 검역 등이 보건사업의 중요 내용이었으며, 1386년 마르세이유에서 최초로 검역법에 의한 검역소가 설치되었다.
3. **확대현미경 발견** : 1683년 네덜란드의 레벤후크(Leeuwenhoek)는 현미경을 발견하고, 미생물학을 창시하였다.
4. **종두법 발견** : 1796년 5월 제너(Jenner. E, 영국)가 종두법을 발견하였다.
5. **공중보건법 제정** : 1843년 도시빈민지역 생활환경을 조사하기 위한 특별위원회가 구성되고, 그 후 1846년 「공해방지법」과 「질병예방법」, 1847년 「도시개선법」, 1848년 「공중보건법(Public Health Act)」이 제정되었다.

02 다음 중 검역제도의 기원이 된 감염병은? ❙서울시 9급 2016

☑ 확인 Check!
○
△
×

① 콜레라 ② 페스트
③ 결 핵 ④ 두 창

해설 콕

검역은 14세기 이탈리아에서 흑사병(페스트)으로부터 해안가 도시를 보호하기 위하여 도입되었는데, 감염병 유행지역으로부터 출발하여 베니스로 입항하는 모든 배는 항구에 접안하기 전 40일 동안 억류조치를 당하였으며, 40일 이후 감염병에 감염되지 않았음이 인정된 이후에 항구로 들어올 수 있었다. 오늘날 사용되고 있는 검역(quarantine)이라는 용어는 라틴어로 '억류기간 40일'을 의미하는 'quaresma'에서 유래하였다.

정답 06 ① / 01 ⑤ 02 ②

03 다음 중 보건행정 역사 순으로 알맞게 나열한 것은?

☑ 확인 Check!
○
△
×

> ㄱ. 라마치니 - 산업보건
> ㄴ. 히포크라테스 - 장기설
> ㄷ. 채드윅 - 공중보건법의 제정
> ㄹ. 라론드 - 건강증진중심 보건정책
> ㅁ. 페텐코퍼 - 위생학교실

① ㄱ - ㄴ - ㄷ - ㄹ - ㅁ
② ㄴ - ㄱ - ㄷ - ㅁ - ㄹ
③ ㄴ - ㄷ - ㄱ - ㄹ - ㅁ
④ ㄷ - ㄱ - ㄴ - ㅁ - ㄹ

해설 콕

ㄴ. 히포크라테스 - 장기설(고대기)
ㄱ. 라마치니 - 「직업병」 저술, 산업보건(1713년)
ㄷ. 채드윅 - 공중보건법 제정(1848년)
ㅁ. 페텐코퍼 - 위생학교실 창설(1878년)
ㄹ. 라론드 - 라론드 보고서, 건강증진중심의 보건정책 표명화(1974년)

심화 Tip

보건행정의 발전단계

구 분	내 용
고대기 (기원전~ 서기 500년)	① 이집트 : 급·배수 시설의 흔적이 있다. ② 함무라비 법전 : 의료제도와 의사의 지위 등에 관한 기록이 있다. ③ 로마 : 대규모의 상하수시설과 공동 목욕탕 시설 등 위생시설의 흔적, 부패하지 않은 음식물의 유통 확립과 같은 공중보건 서비스의 발달과 효과적인 행정조직체계가 갖추어져 있었다. ④ 그리스 : 히포크라테스 - 장기설과 4액체설을 주장하였다.
중세기 (500~1500년)	① 종교가 지배한 암흑기로 선악설에 의존했던 시기이다. ② 흑사병(1347~1351년)으로 2,500만명이 사망하였다. ③ 나병, 흑사병(페스트) 등의 감염병을 거치면서 마르세유에서 최초로 검역법이 통과되었고, 처음으로 검역소를 설치하였다.

여명기 (1500~1850년)	르네상스 시대 (1500~1750년)	① 문예부흥으로 근대과학기술이 태동하고 산업혁명으로 공중보건 사상이 싹트기 시작한 시기이다. ② 안톤 반 레벤후크는 현미경을 발명하여 최초로 세균을 관찰하였다. ③ 라마치니가 직업병에 대한 저서를 출간하여 산업보건의 기초를 마련하였다.
	계몽주의 시대 (1750~1850년) : 산업혁명기	① 19세기의 위생개혁운동의 기틀을 세운 기간으로 보건문제와 질병문제를 대중의 관심에 기울여야 하는 중요한 사회현상으로 인식하였다. ② 피터 프랭크는 「전의사 경찰체계」 저서를 출간하였으며, 공중보건과 개인위생을 체계화시켰다. ③ 제너는 우두접종법을 개발하였다(1796년).
확립기 (1850~1900년)	① 예방의학적 사상이 싹트기 시작한 시기이다. ② 1875~1950년까지를 세균설 시대라 한다(루이 파스퇴르, 페르디난드 콘, 로버트 고흐는 식물이나 인간의 질병이 미생물의 감염에 의해 발생한다는 사실을 밝혔다).	
발전기 (20세기 이후)	① 환경 위생의 개선과 질병의 원인균 발견, 항생제와 백신의 개발로 사망률이 계속 감소하여 인구가 급격하게 증가하였고, 도시화・산업화로 인한 환경문제가 대두되었다. ② 영국과 미국을 중심으로 전문적인 분화와 체계적인 종합화를 이루기 시작하였으며, 사회학적 및 경제학적 개념이 추가된 포괄적 보건의료 개념이 정착된 시기이다. ③ 세계보건기구가 탄생(1948년)하였다.	

CHAPTER 1 보건행정의 기초

04 다음 중 가장 최근에 있었던 것은?

☑ 확인 Check!
○
△
×

① 영국 리버풀시에서 방문보건사업 실시
② 유럽 페스트 유행
③ Leeuwenhoek에 의해 미생물학 창시
④ Fracastro에 의해 감염병이 최초로 이론화

해설 콕

① 1862년
② 1347~1351년에 전 유럽에 대유행되어 전 인구의 1/4인 2,500만명이 사망하였다.
③ 1683년
④ 1530년대

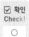

05 다음 중 연결이 잘못된 것은?

☑ 확인 Check! ○ △ ×

① L. Pasteur - 프랑스 - 미생물 병인설
② Snow - 영국 - 콜레라 전파 경로
③ Pettenkoffer - 독일 - 실험위생학
④ Pott - 영국 - 최초 사망표 작성

해설 콕

- 영국의 그라운트(J. Graunt)는 1662년 「사망표에 관한 자연적 및 정치적 관찰」을 저술하여, 사망자수, 남녀수, 기혼자와 독신자수 등을 최초로 수량적으로 분석하였다.
- 영국의 포트(P. Pott)는 1775년에 굴뚝 청소부에게서 최초로 직업성 암인 음낭암을 발견하였다.

06 다음 보건행정의 발전단계 중 발전기에 해당하는 특징은?

☑ 확인 Check! ○ △ ×

① 예방의학의 확립기 ② 세균학의 발달
③ 위생개혁운동 ④ 포괄적 보건의료

해설 콕

예방의학의 확립기, 세균학, 면역학, 위생개혁운동은 모두 '확립기'에 해당하는 특징이다.

07 고려시대 보건의료제도로 잘못된 것은?

❙ 대전시 9급 2005

☑ 확인 Check! ○ △ ×

① 상약국 ② 내의원
③ 태의감 ④ 제위보
⑤ 동서대비원

해설 콕

내의원은 조선시대 왕실의 의료를 담당하던 기관이다.
① 상약군은 고려시대 왕실 어약을 담당하던 기관이다.
③ 태의감은 고려시대 왕실의 의약과 질병치료를 담당하던 기관이다.
④ 제위보는 고려시대에 백성의 구호와 질병 치료를 맡은 기관이다.
⑤ 고려시대의 구제기관으로 동서대비원은 굶주림과 추위, 그리고 질병으로 오갈 곳이 없는 이들을 거처하게 하면서 의복과 식량을 지급하기도 하였다.

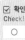

08 고려시대의 의료기관으로 연결이 틀린 것은?

| 보건복지부 9급 2007

☑ 확인 Check! ○ △ ×

① 전의감 – 보건행정기관
② 제위보 – 구료기관
③ 혜민국 – 서민치료
④ 동서대비원 – 빈민치료

해설 콕

전의감은 조선시대 의료기관이다.

09 고려시대 보건행정기관과 그 역할을 옳게 짝지은 것은?

| 서울시 9급 2022

☑ 확인 Check! ○ △ ×

① 혜민서 – 서민의 구료사업을 담당
② 활인서 – 감염병 환자의 치료 및 구호를 담당
③ 제위보 – 서민의 구료사업을 담당
④ 약전 – 의료행정을 담당

해설 콕

① **혜민서** : 조선시대에 서민의 구료사업을 담당
② **활인서** : 조선시대에 감염병 환자의 치료 및 구호를 담당
④ **약전** : 통일신라시대에 의료행정을 담당

10 조선시대 왕실의 의료를 담당했던 부서로 맞는 것은?

| 보건복지부 9급 2005

☑ 확인 Check! ○ △ ×

① 혜민서
② 내의원
③ 전의감
④ 활인서
⑤ 전향사

해설 콕

조선시대 보건행정 관청

기 관	업 무
제생원	조선 초 서민들의 질병 치료를 위해 만들어진 의료기관이며, 의녀제도를 만들어 제생원에 근무하도록 함
전향사	예조판서 산하의 의약 담당

정답 05 ④ 06 ④ 07 ② 08 ① 09 ③ 10 ②

내의원	왕실의 의료 담당
전의감	• 궁중에서 쓰는 의약의 공급과 임금이 하사하는 의약에 관한 일을 관장하였던 관서 • 일반 의료 행정과 의료고시 행정 담당
혜민국(혜민서)	• 조선시대에 의약과 일반 서민의 의료를 담당 • 1466년 혜민국이 혜민서로 개칭
동서대비원(활인서)	감염병 환자의 치료 및 구호를 담당

11 조선시대 보건행정기관과 그 역할에 대한 연결로 옳은 것은?

❙서울시 9급 2014

확인 Check! ○ △ ×

① 대의감 - 의약행정 총괄
② 활인서 - 감염병 환자의 치료 및 관리
③ 혜민서 - 왕실의 의료 담당
④ 약전 - 의약교육의 시행
⑤ 상식국 - 서민을 위한 구료제도

해설 콕

① **대의감(大醫監)** : 의약 총괄(고려시대)
③ **혜민서** : 의약과 일반 서민의 의료 담당
④ **약전** : 신라시대 의료행정을 담당하고 처방에 쓸 약을 말은 곳으로 경덕왕 때에 보명사로 개명되었다가 다시 약전으로 바뀌었다.
⑤ **상식국** : 조선시대 후궁과 왕실 여인들의 의약을 관리하는 기관

12 왕실의 내용(內用) 및 사여(賜與) 의약을 담당하며, 의학교육과 의과취재 등의 일반 의료행정을 수행한 조선시대 중앙의료기관은?

❙서울시 9급 2020

확인 Check! ○ △ ×

① 내의원
② 전의감
③ 활인서
④ 혜민서

해설 콕

전의감은 내의원이 설치되기 이전에 왕실의 내용(內用) 약재 조달과 왕실 및 조관(朝官)의 진료, 약재의 사여(賜與), 약재의 재배와 채취, 외국 약재의 구입 및 판매, 의서 편찬, 의학 교육 그리고 취재(取才) 등 국가의 모든 의료사업을 관장하였다.

① **내의원** : 왕실의 의료 담당
③ **활인서** : 감염병환자의 치료 및 구호를 담당
④ **혜민서** : 조선시대에 의약과 일반 서민의 의료를 담당

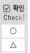

04 보건행정조직

01 보건복지부의 업무로 옳지 않은 것은? ❙지방직 9급 2009

☑ 확인 Check! ○ △ ×

① 아동・청소년 정책 및 보육 정책의 수립
② 국민연금 및 기초노령연금 정책의 수립
③ 저출산 인구정책 및 고령사회 정책의 수립
④ 산업재해보상보험 및 국민건강보험 정책의 수립

해설 콕

보건복지부는 생활보호・자활지원・사회보장・아동(영・유아 보육을 포함한다)・노인・장애인・보건위생・의정(醫政) 및 약정(藥政)에 관한 사무를 관장한다(보건복지부와 그 소속기관 직제 제3조).
④ 산업재해보상보험 사업은 고용노동부장관이 관장한다(산업재해보상보험법 제2조).

02 보건복지부 조직도에서 6국의 현재 직제로 옳지 않은 것은? ❙서울시 9급 2014 기출 변형

☑ 확인 Check! ○ △ ×

① 사회보장정책국
② 보건산업정책국
③ 장애인정책국
④ 건강정책국
⑤ 연금정책국

해설 콕

보건복지부 하부조직 : 2과 3실 6국(보건복지부와 그 소속기관 직제 제4조)

2과	운영지원과, 인사과
3실	보건의료정책실, 사회복지정책실, 인구정책실
6국	건강보험정책국・건강정책국・보건산업정책국・장애인정책국・연금정책국・사회보장위원회 사무국

03 보건복지부의 소속기관에서 독립한 질병관리청의 주요 업무에 해당하지 않는 것은?

❙서울시 9급 2017 변형

☑ 확인 Check! ○ △ ×

① 방역 · 검역 등 감염병에 관한 사무
② 국민건강증진사업의 지원 및 평가
③ 신종 및 해외 유입 감염병에 대한 선제적 위기 대응 체계 강화
④ 각종 질병에 관한 조사 · 시험 · 연구에 관한 사무

해설 콕

질병관리청은 방역 · 검역 등 감염병에 관한 사무 및 각종 질병에 관한 조사 · 시험 · 연구에 관한 사무를 관장한다(질병관리청과 그 소속기관 직제 제3조).
국민건강증진사업의 지원 및 평가는 한국건강증진개발원의 업무에 해당한다(국민건강증진법 제5조의3 제2항 제6호).

04 COVID-19와 같은 신종 및 해외 유입 감염병에 대한 선제적 대응, 효율적 만성질환 관리, 보건의료 R&D 및 연구 인프라 강화가 주된 업무인 보건행정 조직은?

❙서울시 9급 2022

☑ 확인 Check! ○ △ ×

① 국립재활원
② 질병관리청
③ 국립검역소
④ 한국보건산업진흥원

해설 콕

질병관리청의 핵심사업

감염병으로부터 국민보호 및 안전사회 구현	• 신종 및 해외 유입 감염병에 대한 선제적 위기 대응 체계 강화 • 결핵, 인플루엔자, 매개체 감염병 등 철저한 감염병관리 예방 • 국가예방접종 지원 확대 및 이상 반응 감시 등 안전관리 • 고위험병원체 안전관리를 통한 생물 안전보장 • 의료감염관리 및 항생제 내성 예방
효율적 만성질환 관리로 국민 질병부담 감소	• 만성질환 예방과 건강행태 개선을 위한 건강통계 생산 및 근거 정보지원 • 고혈압, 당뇨병 등 심뇌혈관질환, 알레르기질환 등 만성질환 예방관리 • 국가 금연정책 지원을 위한 조사 및 흡연 폐해 연구 • 국가관리 대상 희귀질환 지정지원 • 장기기증자 등 예우 지원 강화와 생명 나눔 인식 제고 • 미세먼지 건강 영향 감시, 취약계층 보호 대책 마련 • 기후변화(폭염, 한파 등) 건강 피해 예방
보건의료 R&D 및 연구 인프라 강화로 질병 극복	• 감염병 R&D를 선도하는 컨트롤 타워 • 건강수명연장을 위한 만성질환연구 강화 • 보건의료 연구자원 공유 · 개방 • 4차 산업혁명 대비 첨단의료연구 강화

05 보건복지부의 소속기관을 모두 고르면?

ㅣ지방직 9급 2010 변형

☑ 확인 Check!
○
△
×

> ㉠ 국립장기조직혈액관리원
> ㉡ 첨단재생의료 및 첨단바이오의약품 심의위원회 사무국
> ㉢ 국립재활원
> ㉣ 보건소

① ㉠, ㉡, ㉢
② ㉠, ㉢
③ ㉡
④ ㉠, ㉡, ㉢, ㉣

해설 콕

㉣ 보건소는 중앙정부조직인 보건복지부에서 보건행정과 보건의료사업의 기능을 지도, 감독을 받고, 행정안전부에서 인력, 예산, 조직 지원을 받는 하부행정 단위로서 이원화된 지도, 감독 체제로 이루어져 있으며, 행정안전부 소속기관에 해당한다.

보건복지부 소속기관(보건복지부와 그 소속기관 직제 제2조)

소속기관	설치목적
• 국립소록도병원 • 오송생명과학단지지원센터 • 국립장기조직혈액관리원 • 국립망향의동산관리원	보건복지부장관의 관장사무를 지원
건강보험분쟁조정위원회 사무국	건강보험분쟁조정위원회의 사무를 처리
첨단재생의료 및 첨단바이오의약품 심의위원회 사무국	첨단재생의료 및 첨단바이오의약품 심의위원회의 사무를 처리
• 국립정신건강센터 • 국립나주병원 • 국립부곡병원 • 국립춘천병원 • 국립공주병원 • 국립재활원	보건복지부장관의 관장사무를 지원하기 위하여 「책임운영기관의 설치·운영에 관한 법률」 제4조 제1항, 같은 법 시행령 제2조 제1항 및 같은 영 별표 1에 따라 보건복지부장관 소속 하에 책임운영기관으로 설치

06 다음 중 보건복지부의 소속기관이 아닌 것은?

ㅣ울산시 9급 2014 변형

☑ 확인 Check!
○
△
×

① 건강보험분쟁조정위원회 사무국
② 국립재활원
③ 국립정신건강센터
④ 국립보건연구원

해설 콕

국립보건연구원은 질병관리청 소속기관이다.

정답 03 ② 04 ② 05 ① 06 ④

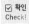

07 정부 조직상 서울시 각 자치구에 위치되어 있는 보건소는 어느 조직 소속인가?

확인 Check! ○ △ ×

❙서울시 9급 2018

① 행정안전부 ② 보건복지부
③ 질병관리청 ④ 식품의약품안전처

해설 콕

보건소는 중앙정부조직인 보건복지부에서 보건행정과 보건의료사업의 기능을 지도, 감독을 받고, 행정안전부에서 인력, 예산, 조직 지원을 받는 하부행정 단위로서 이원화된 지도, 감독 체제로 이루어져 있으며, 행정안전부 소속기관에 해당한다.

08 다음 중 보건복지부의 소속기관만을 모두 고른 것은?

❙지방직 7급 2013 변형

확인 Check! ○ △ ×

㉠ 국립중앙의료원 ㉡ 국립정신건강센터 ㉢ 오송생명과학단지지원센터 ㉣ 국립재활원 ㉤ 국립춘천병원

① ㉠, ㉢, ㉤ ② ㉡, ㉣, ㉤
③ ㉠, ㉡, ㉢, ㉣ ④ ㉡, ㉢, ㉣, ㉤

해설 콕

국립중앙의료원은 보건복지부 산하 기타 공공기관으로 지정되어 있다.

09 〈보기〉 중 보건복지부의 소속기관을 모두 고른 것은?

❙서울시 9급 2020

확인 Check! ○ △ ×

보 기

ㄱ. 국립재활원 ㄴ. 국립암센터
ㄷ. 국립중앙의료원 ㄹ. 건강보험분쟁조정위원회 사무국

① ㄱ, ㄷ ② ㄱ, ㄹ
③ ㄴ, ㄷ ④ ㄴ, ㄹ

해설 콕

ㄱ. 보건복지부장관의 관장 사무를 지원하기 위하여「책임운영기관의 설치 · 운영에 관한 법률」 제4조 제1항, 같은 법 시행령 제2조 제1항 및 별표 1에 따라 보건복지부장관 소속의 책임운영기관으로 국립정신건강센터 · 국립나주병원 · 국립부곡병원 · 국립춘천병원 · 국립공주병원 및 국립재활원을 둔다(보건복지부와 그 소속기관 직제 제2조 제4항).

ㄴ. 국립암센터는「암관리법」에 의거 설치되는 보건복지부 산하 기타 공공기관이다.

ㄷ. 국립중앙의료원은「국립중앙의료원의 설립 및 운영에 관한 법률」에 의거 설치되는 기타 공공기관이다.

ㄹ. 건강보험분쟁조정위원회의 사무를 처리하기 위하여「국민건강보험법」 제89조 제5항에 따라 보건복지부장관 소속하에 건강보험분쟁조정위원회 사무국을 둔다(보건복지부와 그 소속기관 직제 제2조 제2항).

10 질병관리청장의 임명권자는 누구인가?

❙전남 9급 2004 변형

☑ 확인 Check!
○
△
×

① 대통령
② 보건복지부장관
③ 행정안전부장관
④ 서울시장

해설 콕

질병관리청장은 차관급 정무직으로 대통령이 임명한다.

11 보건행정에서 거버넌스(Governance)에 대한 설명으로 가장 옳은 것은?

❙서울시 9급 2019

☑ 확인 Check!
○
△
×

① 시장체계 내에서 정부와 민간의 일이 엄격히 구분되는 것으로 본다.
② 정치 권력하에, 공공서비스의 생산과 공급을 정부가 독점한다.
③ 다양한 이해집단의 참여를 기초로 한 참여자간 네트워크이다.
④ 이해관계자들 각각의 의견을 전적으로 반영한다.

해설 콕

① 거버넌스는 정부의 기능과 시장의 기능을 절충할 필요성이 있어 등장하게 된 개념이다.
② 정부는 이해관계자들 간의 협력을 도모하고 방향을 잡기 위한 중재자의 역할을 담당한다.
④ 협상, 설득, 조정을 통해 이해관계자들의 의견을 반영한다.

거버넌스(Governance)

제도화된 정책 공동체 내의 이해관계자들(국가기관, 지방자치단체, 시민단체, 일반시민, 직능 단체 등)을 정책과정에 참여시켜 문제를 해결하고 책임을 지게 하는 공적 의사결정의 한 형태이다(Peter, 2001).

정답 07 ① 08 ④ 09 ② 10 ① 11 ③

12 우리나라가 소속되어 있는 세계보건기구(WHO) 지역사무소는?

❙서울시 9급 2014

☑ 확인 Check!
○
△
×

① 동지중해 지역
② 동남아시아 지역
③ 서태평양 지역
④ 범미주 지역
⑤ 유럽 지역

해설 콕

우리나라는 서태평양 지역사무소에 소속되어 있다.

세계보건기구(WHO) 지역사무소

지 역	본 부
동지중해 지역	이집트의 알렉산드리아
동남아시아 지역	인도의 뉴델리(북한 소속)
서태평양 지역	필리핀의 마닐라(우리나라 소속)
범미주 지역(남북아메리카 지역 : PAHO)	미국의 워싱턴 D·C
유럽 지역	덴마크의 코펜하겐
아프리카 지역	콩고의 브라자빌

13 세계보건기구(WHO)의 지역별 지역사무소가 위치한 도시로 바르게 짝지어진 것은?

❙지방직 9급 2014

☑ 확인 Check!
○
△
×

① 유럽 - 스위스 제네바
② 동남아시아 - 필리핀 마닐라
③ 서태평양 - 인도 뉴델리
④ 동지중해 - 이집트 알렉산드리아

해설 콕

① **유럽** : 덴마크 코펜하겐
② **동남아시아** : 인도 뉴델리
③ **서태평양** : 필리핀 마닐라

05 보건통계와 보건지표

01 다음 중 보건통계의 기능에 대한 설명으로 가장 적절하지 않은 것은? ❙ 서울시 9급 2017

☑ 확인 Check!
○
△
×

① 보건통계는 개인이나 집단의 건강에 관한 지식, 태도, 행위를 바람직한 방향으로 변화시키는데 목적이 있다.
② 보건통계는 보건사업의 필요성을 결정하고, 사업의 기획과 과정 및 평가에 이용된다.
③ 보건통계는 보건입법을 촉구하고 공공지원을 유도하는 효과가 있다.
④ 보건통계는 보건사업의 성패를 결정하는 자료가 된다.

해설 콕

①은 보건통계가 아니라 보건교육에 대한 내용이다.
보건교육이란 인간이 건강을 유지, 증진하고 질병을 예방함으로써 적정 기능수준의 향상 유지하는데 필요한 지식, 태도, 습성 등을 바람직한 방향으로 변화시켜 놓는 것을 말한다.

02 의료기관의 관리지표에 대한 설명으로 옳지 않은 것은? ❙ 지방직 9급 2009

☑ 확인 Check!
○
△
×

① 병상수는 병원의 규모를 설명하는 변수이다.
② 병상이용률은 병원인력 및 시설의 활용도를 보여준다.
③ 병상회전율은 의료기관의 수입에 반비례한다.
④ 평균재원일수는 의료기관 또는 진료과별 환자의 특성을 반영한다.

해설 콕

병상회전율
일정 기간 중 병원에서 실제 입원 또는 퇴원한 환자수를 평균 가동병상수로 나눈 지표이다. 즉 병상회전율은 일정 기간 중 병원에서 평균적으로 1병상당 몇 명의 입원환자를 수용하였는지를 의미하는 것으로서, 병상이용률이 높을 경우에는 병상회전율이 증가할수록 병원의 수익성 측면에서 바람직하다.

03 병원경영지표에 대한 설명으로 옳은 것은?

❙ 지방직 7급 2013

☑ 확인 Check!
○
△
×

① 병상이용률은 일정기간의 총 퇴원환자수를 일평균 가동병상수로 나눈 지표이다.
② 의료수익증가율은 당기 의료수익을 전기 의료수익으로 나눈 지표이다.
③ 내원환자의 지역별 구성도는 특정 병원을 이용한 환자의 총 이용량 중 특정 지역에 거주하는 환자가 이용한 비율이다.
④ 의료수익의료이익률은 의료수익을 의료이익으로 나눈 지표이다.

해설 콕

① 병상이용률은 환자가 이용할 수 있도록 가동되는 병상이 실제 환자에 의해 이용된 비율로 병원의 인력 및 시설의 활용도를 간접적으로 알 수 있다.

$$\text{병상이용률} = \frac{\text{총 재원일수}}{\text{연 병상수}} \times 100$$

일정기간의 총 퇴원환자수를 일평균 가동병상수로 나눈 지표는 병상회전율이다.

② $\text{의료수익증가율} = \frac{\text{당기 의료수익} - \text{전기 의료수익}}{\text{전기 의료수익}} \times 100$

④ 의료수익의료이익률은 의료이익을 의료수익으로 나눈 지표이다.

04 다음 중 인구 및 질병통계에 사용되는 주요 지표에 대한 설명으로 잘못된 것은?

❙ 서울시 7급 2014

☑ 확인 Check!
○
△
×

① 일반출생률 : 가임여성 천명당 출생수
② 보통사망률 : 인구 천명당 1년간 발생한 사망수
③ 신생아사망률 : 출생아수 천명당 태어난지 1년 이전에 사망한 신생아 수
④ 발생률 : 일정기간 관찰한 인구 중 어떤 질병이 새로 발생한 건수(10만명당으로 계산)
⑤ 발병률 : 감염원에 노출되어 있는 제한된 인구 중 실제 발병한 사람의 수(100명당으로 계산)

해설 콕

신생아사망률(NMR ; Neonatal Mortality Rate)

- 생후 28일 이내의 사망아수를 해당 연도의 출생아수로 나눈 수치를 1,000분비로 표시한다.
- 신생아사망률은 주로 선천적인 원인에 의한 것이므로 선진국이나 후진국이나 큰 차이가 없다.

$$\text{NMR} = \frac{\text{1년간 생후 28일 이내의 사망아수}}{\text{1년 간의 출생아수}} \times 1{,}000$$

05 개발도상국과 비교하여 선진국의 인구보건학적 특성으로 옳은 것은?

❙ 지방직 7급 2016

☑ 확인 Check! ○ △ ×

① 감염성 질환이 주요 사망 원인이다.
② 주로 피라미드형 인구구조를 보인다.
③ 연간 총 사망자 중 50세 이상 사망자수의 비율이 낮다.
④ 연간 신생아사망아수에 대한 영아사망아수의 비가 1에 가깝다.

해설 콕

영아사망률과 신생아사망률의 비교(α-index)는 보건수준의 지표 분석으로 쓰이며, 1에 가까울수록 보건수준이 높다. α-index는 1보다 작을 수 없다.

① 선진국의 경우 감염성 질환의 수는 감소하고 만성질환과 같은 비감염성 질환의 사망이 증가하고 있다.
② 선진국의 인구유형은 '종형'인 반면, 후진국의 인구유형은 '피라미드형'이다.
③ 선진국일수록 연간 총 사망자 중 50세 이상 사망자 수의 비율(비례사망지수)이 높다.

06 특정 연도의 영아사망수를 신생아사망수로 나눈 값으로, 선진국일수록 그 값이 1에 가까워지는 경향을 보이는 보건지표는?

❙ 지방직 7급 2010

☑ 확인 Check! ○ △ ×

① 영아사망률(infant mortality rate)
② 알파 인덱스(α-index)
③ 주산기사망률(perinatal mortality rate)
④ 후기신생아사망률(post-neonatal mortality rate)

해설 콕

α-index

$$\alpha\text{-index} = \frac{\text{영아 사망수}}{\text{신생아 사망수}}$$

- 영아사망률과 신생아사망률의 비교는 보건수준의 지표 분석으로 쓰이며, 1에 가까울수록 보건수준이 높다. α-index는 1보다 작을 수 없다.
- 신생아사망의 주된 원인은 선천적 기형에 의한 것이 많으므로 환경위생 개선이나 모자보건 사업을 통해서 쉽게 감소되지 않는다. 따라서 α-index가 커지면 신생아기 이후의 사망수가 높은 것이므로 환경상태가 불량하다는 것을 의미한다.
- 신생아사망률은 주로 선천적인 원인에 의한 것이므로 선진국이나 후진국이나 큰 차이가 없다. 그러나 영아사망률은 후천적인 환경적 요인이 크게 작용하므로 선진국은 영아사망률이 낮은 반면, 후진국일수록 영아사망률이 높다. 따라서 영아사망률과 신생아사망률은 저개발국가일수록 차이가 크고, 선진국일수록 차이가 작게 된다.

정답 03 ③ 04 ③ 05 ④ 06 ②

07 다음 중 역학연구에서 발생할 수 있는 오차(bias)의 종류가 아닌 것은? ❙충북 9급 2014

☑ 확인 Check!
○
△
×

① 혼란에 의한 편견(Confounding bias)
② 선택 편견(Selection bias)
③ 정보 편견(Information bias)
④ 통계학적 편견(Statistic bias)

해설 콕

역학연구에서 발생하는 오차(bias)

무작위 오차 (Random bias)		• 우연, 일시적 상황에 의해 나타나는 오차(전수조사가 아닌 한 발생)를 말한다. • 표본수 증가로 해결한다.
체계적(계통적) 오차 (Systematic bias)	의 의	• 일정한 법칙에 따라 나타나는 오차로 오차가 일정방향으로 나타난다. • 선택 편견, 정보 편견, 혼란 편견 등으로 구분된다.
	선택 편견 (Selection bias)	• 자료수집이 편중되어 이루어진 경우 나타난다. • 연구결과가 잘못된 방향으로 치우치게 하는 효과가 있는 사람들이 과다하게 포함되어 있는 경우 나타난다. • 대표적인 예로 "Berkson's bias"가 있는데 이는 입원환자를 대상으로 환자-대조군 연구를 할 때 병원에 입원한다는 특수조건에 연유되어 발생하는 편견을 말한다.
	정보 편견 (Information bias)	• 연구대상자로부터 얻은 정보가 부정확하여 잘못 분류됨으로써 생기는 편견을 말한다. • 정보편견의 주요 원인으로는 부정확한 측정방법 및 기술, 애매모호한 판단 또는 진단기준, 자료의 부적합성 등을 들 수 있다. • 환자가 본인에게 불리한 질문에 대해 거짓정보를 제시하는 경우가 있으며, 이를 자료로 선택할 경우 정 반대의 결과가 나올 수 있다.
	교란(혼란에 의한) 편견 (Confounding bias)	• 설명변수와 피설명변수 사이에 끼어 있으면서 설명변수가 마치 피설명변수의 발생을 잘 설명하거나 원인-결과 관계에 있는 것으로 잘못 판단하게 하는 교란변수가 있을 때 발생하는 편견을 말한다. • 흔히 연령, 성별, 체중, 경제적 차이 등이 대표적인 교란변수이며, 통제 또는 표준화를 하게 된다.

정답 07 ④

CHAPTER 02

보건기획

CHAPTER

02 보건기획

학습목표

- ☐ 보건기획의 의의와 그 범위를 학습한다.
- ☐ 보건기획의 특성을 알아보고, 보건기획이 왜 필요한지 학습한다.
- ☐ 보건기획과정과 각 단계의 세부내용을 학습한다.

01 보건기획의 기초

01 다음 중 기획의 필요성으로 옳은 것을 모두 고르면? ❙서울시 9급 2014

☑ 확인 Check! ○ △ ×

㉠ 이해대립의 조정 및 결정 ㉡ 새로운 지식과 기술개발 ㉢ 자원의 효과적인 배분 ㉣ 재정의 균등한 배분

① ㉠, ㉡, ㉢
② ㉠, ㉢
③ ㉡, ㉣
④ ㉣
⑤ ㉠, ㉡, ㉢, ㉣

해설 콕

보건기획의 필요성
1. 자원의 효과적인 배분
2. 합리적 의사결정
3. 이해대립의 조정 및 결정
4. 새로운 지식과 기술개발
5. 조직관리 통제의 용이성

02 보건기획의 필요성에서 사회 · 경제적 중요성에 따라 우선순위를 결정하는 궁극적인 이유는?

| 지방직 7급 2017

☑ 확인 Check!
○
△
×

① 이해대립의 조정 및 결정
② 새로운 지식과 기술개발
③ 각종 요구와 희소자원의 효과적인 배분
④ 합리적 의사결정

해설 콕

보건기획의 필요성

각종 요구와 희소자원의 효과적인 배분	자원은 한정되어 있고, 요구는 증대하기 때문에 요구와 자원 배분의 상호조정을 통해 우선순위를 결정한다.
이해대립의 조정 및 결정	집단간 의견충돌 상황에서 집단이 받아들일 수 있는 목적과 전략 결정이 필요하다.
변화하고 발전하는 지식과 기술개발에 따른 적응	사업의 효율성을 높이기 위해 새로운 기술의 소화능력, 이용가능성의 검증을 통한 적절한 선택이 필요하다.
합리적 의사결정	가용자원의 효과적인 활용을 위하여 합리적인 정책결정이 필요하다.
지휘와 효과적 통제의 수단	즉흥적, 우발적 태도는 통제하고 조직내 제요소와 힘이 최종 목표를 향하도록 조정한다.

03 보건기획의 목적이라 볼 수 없는 것은?

☑ 확인 Check!
○
△
×

① 보건사업의 질적 향상
② 보건사업의 영리 추구
③ 보건사업의 지역간 배분 개선
④ 새로운 보건지식의 신속한 응용

해설 콕

보건기획은 당면하고 있는 여러 가지 문제를 해결하여 보건복지를 증진시키기 위한 합리적인 보건정책의 수립과 보건의료자원의 균등한 배분을 효과적으로 하기 위한 제반활동을 말한다.
보건사업은 영리를 추구하지는 않는다.

정답 01 ① 02 ③ 03 ②

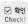

04 보건기획의 필요성으로 볼 수 없는 것은?

확인 Check! ○ △ ×

① 자원의 희소성
② 건강문제 해결책의 단일성
③ 문제의 심각성과 시급성
④ 비용 – 효과성의 차이
⑤ 사업의 효과적인 관리

해설 콕

보건기획의 필요성
- **자원의 희소성** : 자원이 무한히 존재한다면 기획은 불필요하다.
- **건강문제 해결책의 다원성** : 지역의 특성과 여건에 따라 상이한 해결책이 존재하므로 기획이 필요하다.
- **문제의 심각성과 시급성** : 문제의 심각성과 시급성을 기준으로 우선순위 설정에 따라 여러 사업의 선후를 판단하여야 하기 때문에 기획이 필요하다.
- **비용 – 효과성의 차이** : 한정된 자원으로 기대하는 목표를 달성하기 위해서는 비용 – 효과적인 해결책을 선택해야 하기 때문에 기획이 필요하다.
- **사업의 효과적인 관리 수단** : 애초의 계획대로 사업이 수행되고 있는지 관리하기 위해 기획이 필요하다.
- **사업결과의 평가 수단** : 사업의 성과를 평가하기 위한 기준으로서 기획이 필요하다.

05 보건기획의 특성으로 옳지 않은 것은?

확인 Check! ○ △ ×

① 목표 지향적이어야 한다.
② 목표 달성을 위한 최적의 수단을 선택하는 과정이다.
③ 미래 지향적이어야 한다.
④ 질서정연해야 한다.
⑤ 정적인 것이어야 한다.

해설 콕

보건기획은 동적인 것(적응성을 가진 것)이어야 한다.

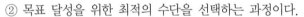

06 보건기획을 할 때 고려해야 할 원칙을 모두 고르면?

ㅣ지방직 9급 2012

☑ 확인 Check!
○
△
×

㉠ 목적성의 원칙	㉡ 표준화의 원칙
㉢ 계속성의 원칙	㉣ 장래예측성의 원칙
㉤ 수익성의 원칙	

① ㉠, ㉡
② ㉠, ㉡, ㉢
③ ㉠, ㉡, ㉢, ㉣
④ ㉠, ㉡, ㉢, ㉣, ㉤

해설 콕

보건기획의 원칙

목적성의 원칙	보건기획은 그 실시 과정에 있어서 비능률과 낭비를 피하고, 효과성을 높이기 위해 명확하고 구체적인 목적이 제시되어야 한다.
단순성의 원칙	보건기획은 간명해야 하며, 가능한 한 난해하고 전문적인 용어는 피해야 한다.
표준화의 원칙	보건기획의 대상이 되는 예산, 서비스 및 사업방법 등의 표준화를 통하여 용이하게 보건기획을 수립할 수 있어야 하며, 장래의 보건기획에도 이바지할 수 있어야 한다.
신축성(탄력성)의 원칙	유동적인 보건행정 상황에 대응하여 수정될 수 있도록 작성되어야 한다.
안전성의 원칙	보건기획은 소기의 목적을 달성하기 위하여 고도의 안전성이 요구된다. 즉, 불필요한 수정을 피하고 일관성과 안정감이 있도록 해야 한다.
경제성의 원칙	보건기획의 작성에는 막대한 물적·인적 자원과 시간이 소요되므로 가능한 한 현재 사용가능한 자원을 활용하도록 한다.
장래예측성의 원칙	보건기획에 있어서 예측은 그 달성 여부에 결정적인 영향을 미치므로 그것은 어디까지나 명확할 것이 요구된다.
계속성의 원칙	보건기획은 조직의 계층을 따라 연결되고 계속되어야 하며, 구체화 되어야 한다.

정답 04 ② 05 ⑤ 06 ③

07 브라이언트(Bryant)가 주장한 지역사회 보건계획의 우선순위 결정요인 4요소에 해당하지 않는 것은?

확인 Check! ○ △ ×

① 유병률
② 심각성
③ 주민관심도
④ 관리난이도
⑤ 사업효과성

해설 콕

브라이언트(Bryant)의 우선순위 결정기준(4요소)
- 보건문제의 크기(유병률, 발병률 등)
- 보건문제의 심각도
- 보건사업의 기술적 해결가능성(관리난이도)
- 주민의 관심도

08 브라이언트(Bryant)의 건강문제 우선순위 결정기준에 해당하지 않는 것은? ❙서울시 9급 2020

확인 Check! ○ △ ×

① 문제의 크기
② 문제의 심각도
③ 주민의 관심도
④ 지역사회의 역량

해설 콕

브라이언트(J. Bryant)의 우선순위 결정기준
보건문제의 크기, 보건문제의 심각도, 보건사업의 기술적 해결가능성, 주민의 관심도를 대상으로 각각의 점수를 합하여 우선순위를 결정한다.

09 메르스(MERS)에 대한 예방 및 관리대책을 기획할 때 지켜야 할 원칙은? ❙서울시 9급 2017

확인 Check! ○ △ ×

① 불분명하지만 포괄적인 목적이 제시되어야 한다.
② 불필요한 수정은 피하고 일관성이 있도록 해야 한다.
③ 전문적인 용어를 많이 사용하는 것이 더 좋은 기획이 된다.
④ 기획수립에는 가능한 한 모든 자원을 동원하고 경제성은 고려하지 말아야 한다.

해설 콕

① 분명하고 목표달성을 위한 구체적인 목적이 제시되어야 한다.
③ 전문적인 용어보다는 간결하고 평이한 용어가 필요하다.
④ 기획수립에는 가능한 한 모든 자원을 동원하고 경제성이 충분히 고려되어야 한다.

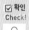

02 보건기획의 과정

01 보건기획의 과정을 순서대로 바르게 나열한 것은? ❙ 지방직 9급 2012

☑ 확인 Check!
○
△
×

① 대안의 작성 – 목표설정 – 현황분석 – 대안의 비교・평가 – 최종안 선택
② 대안의 비교・평가 – 최종안 선택 – 목표설정 – 현황분석 – 대안의 작성
③ 목표설정 – 현황분석 – 대안의 작성 – 대안의 비교・평가 – 최종안 선택
④ 현황분석 – 목표설정 – 대안의 비교・평가 – 최종안 선택 – 대안의 작성

해설 콕

기획의 과정

기획의제 설정	사회문제가 기획문제로 수용되는 과정
기획결정(수립)	1. 문제인지 : 기획문제의 정의 2. 목표설정 : 목표의 제시 3. 정보의 수집분석(상황분석) : 정보를 수집・분석하여 기획대상(현실여건)에 대한 상황분석 4. 기획전제의 설정 : 통제가 불가능한 외생변수의 변화 등 미래에 대한 전망과 가정 5. 대안(기획안)의 탐색과 작성 6. 대안의 결과 예측 : 미래예측 7. 대안의 비교・평가 8. 최종 대안의 선택
기획집행	기획을 행동에 옮기는 행동화 과정
기획평가	기획의 집행상황 및 결과를 평가하는 것으로 일종의 심사분석(집행관리 및 성과분석 등)

02 보건기획의 과정을 순서대로 바르게 나열한 것은? ❙ 지방직 9급 2009

☑ 확인 Check!
○
△
×

① 목표설정 → 상황분석 → 최적 대안선택 → 대안비교
② 상황분석 → 대안비교 → 목표설정 → 최적 대안선택
③ 목표설정 → 대안비교 → 상황분석 → 최적 대안선택
④ 목표설정 → 상황분석 → 대안비교 → 최적 대안선택

해설 콕

보건기획의 과정
목표의 설정 → 정보의 수집과 분석(상황분석) → 대안의 탐색과 개발 → 대안의 결과 예측 → 대안의 비교・평가 → 최적 대안의 선택

정답 07 ⑤ 08 ④ 09 ② / 01 ③ 02 ④

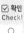

03 보건기획과정에서 지역사회 진단에 해당하는 것은?

확인 Check!
○
△
×

① 계획의 입안
② 계획의 검토
③ 계획의 집행
④ 상황분석
⑤ 사업평가

해설 콕

보건기획과정의 단계

<table>
<tr><td>상황분석(진단)</td><td>현재의 상태를 진단하고 문제를 파악하는 것으로서 보건부문에서는 지역사회 진단에 해당한다.</td></tr>
<tr><td>계획의 입안</td><td>사업목표와 전략을 결정하고 사업계획을 수립한다.</td></tr>
<tr><td>계획의 검토 및 확정</td><td>보건학적 타당성, 경제적 타당성, 사회적 타당성, 정치적 타당성을 검토하고 최적 대안을 선정한다.</td></tr>
<tr><td>실행계획(사업계획)</td><td>• 누가, 누구를 대상으로, 언제, 어떤 일을, 얼마만큼 해야 하는지 구체적이고 명확하게 기술한다.
• 실행계획에 포함되어야 하는 내용
– 개인별 책임과 권한
– 필요한 예산과 자원
– 일정계획
– 모니터링 계획 : 해당 사업이 처음의 계획대로 진행되고 있는지를 파악하는 과정</td></tr>
<tr><td>사업의 수행</td><td>사업을 수행한다.</td></tr>
<tr><td>사업평가</td><td>해당 사업이 각 단계마다 아래의 구성요건을 충족시켰는지에 대한 정보를 체계적으로 취합하고, 보고・분석하는 과정이다.
<table>
<tr><th>단 계</th><th colspan="2">내 용</th></tr>
<tr><td>기획단계</td><td>적합성</td><td>해당 사업이 지역주민의 필요에 부합하는 것인가?</td></tr>
<tr><td rowspan="2">실행단계</td><td>적절성</td><td>목표한 성과를 성취할 수 있는 규모와 수준으로 사업이 진행되었는가?</td></tr>
<tr><td>진행 과정</td><td>처음의 계획대로 진행되었는가?(모니터링)</td></tr>
<tr><td rowspan="3">종료단계</td><td>결 과</td><td>해당 사업의 목표를 달성했는가?</td></tr>
<tr><td>효율성</td><td>목표 달성을 위한 활동이 비용－효과적으로 이루어졌는가?</td></tr>
<tr><td>지속가능성</td><td>향후에도 지속적으로 수행될 수 있는가?</td></tr>
</table></td></tr>
</table>

04 다음 중 기획 집행상의 제약요인이 아닌 것은? ❙경기 9급 2014

☑ 확인 Check!
○
△
×

① 기획의 경직성
② 이해관계자의 저항
③ 그레샴의 법칙 적용
④ 자원배분의 비효율성

해설 콕

기획의 제약요인

기획 수립상의 제약요인	• 목표 간의 갈등 대립 및 계량화 곤란 : 목표자체가 다원적이고 무형적이다. • 기획의 그레샴 법칙 : 기획에서의 그레샴 법칙은 단순 집행업무가 중시되면서 기획이 등한시 되는 현상을 말한다. • 시간·비용상의 제약 : 시간과 비용을 고려해야 한다. • 정보·자료의 부족과 부정확성 : 기획에 필요한 정확한 자료의 수집이 곤란한 경우가 많다. • 정확한 미래예측의 곤란 및 기획전제 설정의 불확실성 : 인간의 인지 능력의 한계로 인해 정확한 미래예측이 어렵다. • 개인적 창의력의 위축 : 절차와 방법이 집권적으로 설정되는 대규모 조직에서는 일반 직원이나 감독자의 창의력이 저해된다.
기획 집행상의 제약요인	• 경직화 경향과 수정의 곤란성 : 집행 후는 새로운 정보의 입력이 곤란하고, 관계자간 이해 때문에 수정이 곤란하다. • 현상 타파에 대한 이해관계자의 저항과 반발 • 즉흥적·권위적 결정에 의한 빈번한 수정 : 기관장의 업적 과시를 위한 빈번한 수정으로 일관성이 결여된다. • 반복적 사용의 제한 : 계획은 반복적인 상황하에서만 효용이 있으나 사회현상은 그렇지 못하다. 즉, 상용계획(표준화되어 반복적으로 사용되는 계획)의 제약성이 존재한다. • 자원배분의 비효율성 : 한정된 자원의 적정한 배분이 요구되나 유사기관의 대립과 갈등으로 자원배분이 비효율적이다. • 신축성의 결여
정치적·행정적 제약요인	• 기획요원의 능력부족 • 번잡한 행정 절차 및 회계제도 • 재원의 제약성 • 조정의 결여 • 정치적 불안정과 정치적 개입 • 기획과정의 참여부족 • 행정조직의 비효율성

정답 03 ④ 04 ③

05 보건기획 수립상의 제약요인에 해당하지 않는 것은?

❙서울시 9급 2021

☑ 확인 Check!
○
△
×

① 미래 예측의 곤란성
② 개인적 창의력 위축
③ 기획의 경직화 경향
④ 자료·정보의 부족과 부정확성

해설 콕

기획의 경직화 경향은 '보건기획 집행상의 제약요인'에 해당한다.

06 다음 제시문의 ㉠, ㉡에 각각 들어갈 용어가 바르게 연결된 것은?

❙지방직 9급 2009

☑ 확인 Check!
○
△
×

> 여러 보건사업 중 경제적으로 가장 효율적인 것을 선택하기 위해 경제성 평가를 실시한다. (㉠)은 비교되는 사업들의 산출물 성격이 동일하여 하나의 단위로 측정할 수 있을 때 사용되는 반면, (㉡)은 사업들마다 서로 다른 성격의 산출물을 화폐가치로 환산하여 비교할 때 쓰인다.

	㉠	㉡
①	비용-효과분석	비용-편익분석
②	비용-편익분석	비용-효과분석
③	효용-산출분석	비용-편익분석
④	비용-효과분석	효용-산출분석

해설 콕

비용-효과분석과 비용-편익분석

비용-효과분석	비용-편익분석
선택대안마다 결과는 다르지만 그 결과를 동일한 단위로 측정할 수 있는 두 가지 이상의 대안 중에서 최소 비용이 소요되는 안을 선택하기 위해 사용되는 방법이다.	사업들마다 서로 다른 성격의 산출물을 화폐가치로 환산하여 비교할 때 쓰인다. 또한 화폐의 가치가 시간에 따라 변화하므로, 미래에 발생하는 비용과 편익은 현재가치로 할인한다.

07 건강증진사업의 효과를 화폐가치로 환산하여 분석하는 방법은?

I 지방직 9급 2011

☑ 확인 Check!
○
△
×

① 비용－효과분석(cost－effectiveness analysis)
② 비용－효용분석(cost－utility analysis)
③ 비용－편익분석(cost－benefit analysis)
④ 비용분담분석(cost sharing analysis)

해설 콕

비용－편익분석은 의사결정을 하는데 있어 가능한 모든 사회적 비용과 가능한 모든 사회적 편익을 따져 대안들 중 최적 대안을 선정하는 기법으로 연구대상이 화폐단위로 측정된다.

08 〈보기〉에 해당하는 보건기획의 분석방법은?

I 서울시 9급 2016

☑ 확인 Check!
○
△
×

보 기

- 적용이 비교적 용이
- 외부효과와 무형적인 것을 분석하는데 적합
- 시장가격으로 그 가치를 측정할 수 없는 재화를 다룰 수 있음

① 비용분석
② 주공정분석
③ 비용－편익분석
④ 비용－효과분석

해설 콕

비용－효과분석

- 기술적 합리성을 요약해서 나타낸 기법이다.
- 효과를 화폐단위로 측정하지 않아도 되기 때문에 비용－편익분석보다 훨씬 쉽게 적용할 수 있다.
- 효과를 화폐가치로 환산하기 어려운 사업, 즉 효과가 무형적인 사업의 분석에 적합하다.

정답 05 ③ 06 ① 07 ③ 08 ④

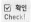

09 비용-편익분석(Cost-Benefit Analysis)에서 대안선택을 위한 판단기준으로 가장 옳지 않은 것은?

확인 Check!
○
△
×

서울시 9급 2017

① 순현재가치(Net Present Value)
② 비용-편익비(Benefit/Cost Ratio)
③ 내부수익률(Internal Rate of Return)
④ 질보정수명(Quality Adjusted Life Years)

해설 콕

비용-편익분석(Cost-Benefit Analysis)에서 대안선택을 위한 판단기준은 순현재가치, 비용-편익비, 내부수익률이 있고, 질보정수명은 비용-효용분석에서 판단기준으로 사용된다.

10 보건사업을 시행할 경우 건강증진상의 효과를 질보정수명(QALY)으로 측정하여 사업 대안 간의 경제성을 비교하고자 할 때 가장 적합한 분석방법은?

확인 Check!
○
△
×

서울시 9급 2015

① 비용-효용분석
② 비용-효율분석
③ 비용-효과분석
④ 비용-최소화분석

해설 콕

보건의료 정책의 경제학적 평가는 효율적인 자원배분을 담당하는 의사결정자들에게 중요한 근거를 제공한다. 이 경제학적 평가과정에서 '비용-효용분석(Cost utility analysis ; CUA)'은 단순히 삶의 양뿐만 아니라 질적인 측면도 함께 반영한 지표를 결과단위로 사용한다. CUA의 결과지표로 가장 흔히 사용되는 것이 질보정수명(Quality adjusted life of years ; QALY)인데, QALY는 생존기간 동안 경험하는 건강상태의 질을 보정하여 계산된다. QALY는 생존연수로 건강수준의 양적인 관점을 반영할 뿐만 아니라 질 가중치로 반영한 건강상태의 질적인 관점도 같이 반영할 수 있다는 장점이 있으며, 어떤 질병이나 환자에서도 공통 결과지표로 사용할 수 있다는 장점도 있다. QALY를 측정하기 위해서는 각각의 건강상태에 대한 선호도, 즉 질 가중치(quality weight)의 산출이 필요한데, 이 가중치는 일반인구집단에서 측정되는 것이 권고된다.

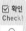

11 보건소에서 시행 중인 여러 가지 보건사업의 경제적 타당성을 비용편익분석(CBA)에 의해 평가하고자 할 때, 옳지 않은 방법은?

☑ 확인 Check! ○ △ ×

ㅣ지방직 9급 2010

① 일반적으로 편익/비용의 비(比)가 1 이상이면 경제적 타당성이 있다.
② 순편익이 높은 보건사업일수록 그 사업은 선호된다.
③ 직접편익과 직접비용만을 포함시킨다.
④ 미래에 발생하는 비용과 편익은 현재가치로 할인한다.

해설 콕

비용편익분석(CBA)은 의사결정을 하는데 있어 가능한 모든 사회적 비용과 가능한 모든 사회적 편익을 따져 대안들 중 최적 대안을 선정하는 기법으로 직접편익뿐만 아니라 간접편익도 포함시킨다.

12 다음 글에 해당하는 경제성 평가방법으로 옳은 것은?

☑ 확인 Check! ○ △ ×

ㅣ지방직 9급 2012

동일한 예산하에서 '치매 노인의료비 지원사업'보다는 '영유아 예방접종사업'이 건강한 생존수명 연장에 더 큰 기여를 할 것으로 예측되어 '영유아 예방접종사업'을 시행하기로 결정하였다.

① 비용－효과분석
② 비용－효용분석
③ 비용－편익분석
④ 생존분석

해설 콕

비용－효용분석은 비용－효과분석의 단점을 보완하기 위해 고안된 방법으로서 생존년 그 자체보다도 생존년의 가치 또는 생존년으로부터 얻는 '효용'의 크기를 결과로 삼는다.

13 비용편익분석(CBA)과 비용효과분석(CEA)에 대한 설명으로 가장 옳지 않은 것은?

☑ 확인 Check! ○ △ ×

ㅣ서울시 9급 2019

① 비용편익분석(CBA)은 화폐가치로 환산이 가능해야 한다.
② 비용편익분석(CBA)은 공공분야 적용에 한계가 있다.
③ 비용효과분석(CEA)은 산출물이 화폐적 가치로 표시된다.
④ 비용효과분석(CEA)이 추구하는 목적은 목표달성도와 관련된다.

정답 09 ④ 10 ① 11 ③ 12 ② 13 ③

해설 콕

비용편익분석은 화폐가치로 환산이 가능해야 하며, 비용효과분석은 효과를 화폐적 가치로 환산하기 어려운 사업(효과가 무형적인 사업)의 분석에 적합하다.

경제적 타당성 분석

비용(최소화)분석	모든 면에서 동일한 결과를 낳는 두 가지 이상의 대안 중에서 최소 비용이 소요되는 안을 선택하는 방법이다.
비용편익분석	• 의사결정을 하는데 있어 가능한 모든 사회적 비용과 가능한 모든 사회적 편익을 따져 대안들 중 최적 대안을 선정하는 방법이다. • 연구대상이 화폐단위로 측정되어야 한다(공통된 척도).
비용효과분석	편익을 현금 가치로 환산하기 어려운 경우, 그 산출 값을 화폐 가치가 아닌 효과로 측정하여 여러 대안 가운데 가장 효과적인 대안을 찾는 방법이다.
비용효용분석	비용효과분석의 단점을 보완하기 위해 고안된 방법으로서 결과를 비용효과분석처럼 비화폐적으로 표현하되 생존기간이라는 생명의 양뿐만 아니라, 그 기간 중 삶의 질을 효용 개념으로써 명시적으로 표현하는 방법이다.

14 보건기획 평가의 원칙으로 옳지 않은 것은?

☑ 확인 Check!
○
△
×

① 이해당사자의 배제
② 명확하고 객관적인 평가기준
③ 미래 지향적
④ 활동 중심적인 평가
⑤ 사업에 관련된 모든 이에게 평가결과 환류

해설 콕

보건기획 평가의 원칙

- 평가는 이해당사자, 즉 계획에 관련된 사람, 사업에 참여한 사람, 평가에 영향을 받게 될 사람에 의하여 이루어져야 한다.
- 평가의 원칙은 명확한 목적 아래 시행되어야 한다.
- 전향적이며, 행위 중심적이어야 한다.
- 포괄적이고 역동적이어야 한다.
- 가능한 객관적이어야 하며, 측정 기준이 명시되어야 한다.
- 평가결과는 사업의 장점과 단점을 지적하며, 향상과 성장을 위하여 경험 자료로 사용되어야 하고, 지속적으로 이루어져야 한다.
- 어떤 통제에 의한 것인지 아니면 우연에 의한 것인지를 확인하여야 한다.

15 평가지표의 조건 중 '측정하려고 했던 대상을 잘 측정하고 있는가?'를 나타내는 지표는?

☑ 확인 Check! ○ △ ×

① 타당도
② 신뢰도
③ 객관도
④ 실용도
⑤ 명확도

해설 콕

평가지표의 조건

신뢰도	• 일관되게 안정적으로 측정하고 있는가? • 여러 번 측정해도 동일한 결과가 산출되는가?
타당도	• 측정하려고 했던 대상을 잘 측정하고 있는가? • 해당 지표가 해당 사업의 목표를 제대로 평가하고 있는 것인가?
객관도	• 다른 사람이 측정하더라도 일관되게 측정하는가?
실용도	• 효율적인 측정도구인가? • 관계자들이 쉽게 이해하고 활용할 수 있는가?

16 평가를 평가 주체에 따라 내부평가와 외부평가로 구분할 때 내부평가의 특징에 해당하지 않는 것은?

☑ 확인 Check! ○ △ ×

① 조직에 익숙하고 사업배경을 잘 알 수 있다.
② 비용이 적게 든다.
③ 전문적인 평가가 가능하다.
④ 평가결과를 정확하게 의사소통할 수 있다.
⑤ 결과를 성공적으로 해석하려는 선입견이 있다.

해설 콕

내부평가와 외부평가의 장·단점

구 분	내부평가	외부평가
장 점	• 조직에 익숙하고 사업배경을 잘 알 수 있다. • 비용이 적게 든다. • 평가결과를 정확하게 의사소통할 수 있다.	• 새로운 시각으로 사업을 평가할 수 있다. • 선입견 없이 객관적인 평가가 가능하다. • 전문적인 평가가 가능하다.
단 점	• 결과를 성공적으로 해석하려는 선입견이 있다. • 평가에 대한 전문적 기술이 부족하다. • 사업에 연관되어 있어 객관적 평가가 어렵다.	• 비용이 많이 든다. • 평가의뢰자와 사업집행자, 평가자 간에 평가의 목적이 다를 수 있다. • 사업진행자의 협조적 참여를 받기 어렵다.

정답 14 ① 15 ① 16 ③

CHAPTER 03

보건정책론

CHAPTER

03 보건정책론

학습목표

- □ 정책의 구성요소를 확인하고, 정책의 유형을 분류하여 학습한다.
- □ 의제설정부터 환류까지 정책과정의 전 과정을 학습한다.
- □ 여러 정책결정모형을 학습한다.

01 보건정책의 개요

01 보건정책의 특징에 대한 설명으로 옳지 않은 것은?

❙ 지방직 9급 2012

☑ 확인 Check! ○ △ ×

① 국가정책에서 보건정책의 우선순위는 대체로 경제력과 비례한다.
② 정책효과의 범위가 광범위하고 파급기간도 장기간이다.
③ 인간의 생명을 다루고 있기 때문에 형평성보다는 효율성이 강조된다.
④ 일반정책과 달리 시장경제의 원리를 적용하는데에 어려움이 있다.

해설 콕

보건정책은 인간생명을 다루어야 하는 위험의 절박성 때문에 효율성보다는 형평성이 강조된다.

02 보건정책의 특징에 대한 설명으로 옳지 않은 것은?

☑ 확인 Check! ○ △ ×

① 일반정책과 달리 시장경제의 원리가 항상 적용되는 것은 아니다.
② 국가정책에서 보건정책의 우선순위는 대체로 경제력과 비례한다.
③ 보건정책은 효과의 범위가 광범위하지만 파급기간은 단기간에 그친다.
④ 소득과 의식수준이 향상되면 보건의료서비스에 대한 국민들의 요구는 급속히 증가한다.

해설 콕

보건정책은 효과의 범위가 광범위하고 파급기간도 장기간에 걸치기 때문에 국가의 적극적인 개입과 간섭이 정당화된다.

심화 Tip

보건정책의 특성

시장경제원리 적용에 한계	보건분야는 일반정책과 달리 시장경제의 원리가 항상 적용되는 것은 아니다. 수요와 공급의 법칙에 의해 의료인력이 과다공급되면 전체 국민의료비가 절감되어야 하나 현실은 그렇지 못하다. 또한 보건의료인력이 과다공급된다 하더라도 타 분야로의 전용이 불가능하여 국가적인 낭비를 초래하며 공급부족 시에도 단기간에 인력을 공급할 수 없는 한계를 가지고 있다.
국가 경제력과의 밀접한 관련성	국가정책에서 보건정책의 우선순위는 대체로 경제력과 비례한다. 경제개발 단계에서 보건정책은 우선순위가 그다지 높지 않다. 보건정책은 경제정책의 부산물 정도로 간주하는 경향이 있다. 따라서 보건정책은 경제발전 후의 과제로 미루어진다.
광범위한 정책파급 효과	보건의료서비스는 외부효과를 가지고 있기 때문에 보건정책은 국민 모두에게 지대한 영향을 준다. 보건정책은 효과의 범위가 광범위하고 파급기간도 장기간에 걸치기 때문에 국가의 적극적인 개입과 간섭이 정당화된다.
형평성 강조	일반정책과는 달리 보건정책은 효율성에 제한을 받는다. 즉, 보건정책은 인간생명을 다루어야 하는 위험의 절박성 때문에 효율성보다는 형평성이 강조된다. 보건정책의 수립 시에는 특유의 형평성 문제로 인해 정책수단의 활용에 제한을 받는다.
보건의료서비스 욕구의 급속한 증가	소득과 의식수준이 향상되면 보건의료서비스에 대한 국민들의 요구는 급속히 증가한다. 또한 이러한 증가에 발맞추어 서비스 수준에 대한 요구도 급속히 변화한다. 국민들의 다양한 의료요구에 대한 정책 대처능력이 절실히 필요하다.
구조적 다양성	보건의료부문은 구조적 연결고리가 다양하다. 보건의료부문은 학교교육, 건강보험, 참여주체의 다양성이나 정책, 재원관계 등을 총체적으로 고려해 보면 우리나라 정책 또는 사회경제 부문에서 구조적으로 가장 복잡하고 해결하기 힘들게 서로 얽혀져 있다.

정답 01 ③ 02 ③

03 정책에 대한 다음 설명 중 옳지 않은 것은?

☑ 확인 Check!
○
△
×

① 정책은 공익을 우선시하며, 그 주체는 공공기관이며, 주로 정부활동과 관련된다.
② 정책은 실현하고자 하는 특정한 목표가 있고, 목표・가치를 실현하려는 미래의 행동대안이다.
③ 정책은 물질주의적 가치와 행동을 추구한다.
④ 정책은 정치적 성격을 지니며, 자원의 배분과도 관련된다.
⑤ 정책은 문제해결 지향과 바람직하지 않은 사회 상태를 바람직한 사회 상태로 변화시키는 변동 대응적 성격을 지닌다.

해설 콕

정책의 특성

- 정책은 인본주의적 가치와 행동을 추구한다. 즉, 정책은 그 속에서 가치가 내포되어 있고, 정책은 바람직스러운 가치를 창조하고 실현하는 과정이다.
- 정책은 공익을 우선시하며, 그 주체는 공공기관이며, 주로 정부활동과 관련된다.
- 정책은 실현하고자 하는 특정한 목표가 있고, 목표・가치를 실현하려는 미래의 행동대안이다. 즉, 목표지향적, 미래 지향적 성격을 지니고 있다.
- 정책은 정치적 성격을 지니며, 자원의 배분과도 관련된다. 정책은 정치적 이해관계가 복잡하게 얽혀 시간에 따라 진행되고 변동되는 복잡하고 동태되는 과정이다.
- 정책은 문제해결 지향과 바람직하지 않은 사회 상태를 바람직한 사회 상태로 변화시키는 변동 대응적 성격을 지닌다.
- 정책은 합리성을 강조하며, 정부의 의도적인 노력이다. 정책은 바람직한 사회를 만들기 위한 수단을 선택하는 것이며, 수단 선택에서 합리성을 강조한다. 즉, 여러 대안을 비교・검토하여 최적의 대안을 선택하는 것이다. 또한 정책은 특정목표를 달성하기 위하여 환경적 요인을 극복하고 기회를 이용하려는 인위적인 노력이다.

04 일반정책과 다른 보건정책의 특성으로 가장 옳은 것은?

I 서울시 9급 2018

☑ 확인 Check!
○
△
×

① 국가 경제력에 영향을 받지 않는다.
② 인간생명을 다루어야 하는 위험의 절박성 때문에 효율성이 강조된다.
③ 보건의료부문은 구조적으로 단순한 연결고리를 가진다.
④ 보건정책의 대상은 국민 모두를 포함할 정도로 정책파급 효과가 광범위하다.

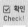

해설 콕

보건정책의 특징
- 시장경제원리 적용에 한계가 있다.
- 국가 경제력과 밀접한 관련성을 가지고 있다.
- 국민 모두를 포함할 정도로 정책파급 효과가 광범위하다.
- 효율성보다는 형평성을 강조한다.
- 보건의료서비스 욕구가 급속히 증가한다.
- 구조적 연결고리가 다양하다.

05 정책의 구성요소에 대한 다음 설명 중 옳지 않은 것은?

확인 Check! ○ △ ×

① 정책목표란 정책을 통해서 달성하고자 하는 바람직한 상태를 말한다.
② 정책목표는 국민들에게 직접적인 영향을 미치므로 이해당사자 간의 갈등이 발생한다.
③ 정책수단이란 정책목표를 달성하기 위한 행동방안이다.
④ 규제, 유인, 자원투입 등은 실질적 정책수단이다.
⑤ 정책대상 집단은 정책집행으로 영향을 받는 집단을 말한다.

해설 콕

정책의 구성요소
정책을 구성하고 있는 3대 구성요소는 정책목표, 정책수단, 정책대상 집단이다.

구성요소	내 용	종 류
정책목표	• 정책을 통해서 달성하고자 하는 바람직한 상태를 말한다. 즉, 보건정책의 목표는 국민건강의 향상이고 경제안정 정책의 목표는 경제안정인 것과 같다. • 정책목표는 바람직한 상태를 판단하는 가치판단에 의존하기 때문에 주관적이며 규범성을 가지며, 또한 앞으로의 방향과 미래지향성을 지닌다.	• 소극적 목표 : 문제발생 이전에 존재하던 상태를 정책목표로 삼는 목표 예 공해방지 • 적극적 목표 : 과거에 경험해 보지 못한 새로운 상태를 창조하려는 목표 예 후진국가의 경제개발 정책
정책수단	• 정책수단이란 정책목표를 달성하기 위한 행동방안을 말하며, 정책의 실질적 내용으로서 가장 중요한 정책의 구성요소이다. • 정책수단은 국민들에게 직접적인 영향을 미치므로 이해당사자 간의 갈등이 발생한다.	• 실질적 수단 : 상위 목표를 달성하기 위한 수단(규제, 유인, 자원투입) • 보조적 수단 : 현실적으로 실현하기 위해서 실시하는 수단(집행기구, 요원, 예산, 공권력)
정책대상 집단	정책대상 집단은 정책집행으로 영향을 받는 집단을 말한다.	• 수혜집단 : 정책의 집행에 대하여 혜택을 입기 때문에 적극적으로 찬성하는 집단 • 희생집단 : 정책집행 때문에 이익을 침해당하거나 손해를 입는 집단 • 비용을 부담하는 집단

정답 03 ③ 04 ④ 05 ②

06 다음 ㉠, ㉡과 로위(Lowi)의 정책 유형 연결이 옳은 것은?

▎지방직 7급 2016

☑확인 Check! ○ △ ×

> ㉠ 무의촌에 대한 보건진료
> ㉡ 의료기관의 광고 심의

① 배분정책, 구성정책
② 배분정책, 규제정책
③ 구성정책, 규제정책
④ 재분배정책, 구성정책

해설 콕

로위(Lowi)의 정책 유형

배분정책	국민들에게 권리나 이익, 또는 서비스를 배분하는 내용을 지닌 정책 예 농어촌 소득증대 사업지원, 무의촌에 대한 보건진료, 국공립학교를 통한 교육서비스 제공 등
규제정책	개인이나 일부집단에 대해 재산권행사나 행동의 자유를 구속·억제하여 반사적으로 많은 다른 사람들을 보호하려는 목적을 지닌 정책 예 기업 간의 불공정 경쟁 및 과대광고의 통제
재분배정책	고소득층으로부터 저소득층으로의 소득이전을 목적으로 하는 정책 예 누진세로 조세를 징수하여 저소득층에게 분배하는 정책
구성정책	체제의 구조와 운영에 관련된 정책 예 선거구 조정, 정부의 새로운 기구나 조직 설립, 공직자 보수와 군인 퇴직 연금에 관한 정책

07 사회보험제도에서 소득수준에 따른 보험료의 차등부과 방식이 해당하는 정책의 유형은?

▎서울시 9급 2019

☑확인 Check! ○ △ ×

① 구성정책
② 규제정책
③ 분배정책
④ 재분배정책

해설 콕

소득수준에 따른 보험료의 차등부과 방식은 재분배정책에 해당한다.

① **구성정책** : 체제의 구조와 운영에 관련된 정책
② **규제정책** : 개인이나 일부집단에 대해 재산권행사나 행동의 자유를 구속·억제하여 반사적으로 많은 다른 사람들을 보호하려는 목적을 지닌 정책
③ **분배(배분)정책** : 국민들에게 권리나 이익 또는 서비스를 배분하는 내용을 지닌 정책
④ **재분배정책** : 고소득층으로부터 저소득층으로의 소득이전을 목적으로 하는 정책

08 다음 중 로위(Lowi)가 주장한 정책 유형과 그 내용의 연결이 옳지 않은 것은?

☑ 확인 Check!
○
△
×

Ⅰ 경남 · 충북 9급 2014

① 분배정책 – 의료취약지역 의료기관 정부 보조
② 재분배정책 – 의료보험료의 차등부과
③ 규제정책 – 공중보건의 제도
④ 구성정책 – 식품의약품안전처의 승격

해설 콕

공중보건의 제도는 분배정책에 해당한다.

09 「국민건강보험법」에 따르면 직장가입자의 소득수준에 따라 보험급여에는 차이가 없으나 건강보험료는 차등부과되고 있다. 이것은 로위(Lowi)의 정책 유형 중 어디에 속하는가?

☑ 확인 Check!
○
△
×

Ⅰ 지방직 9급 2009

① 구성정책(Constitutional policy)
② 분배정책(Distributive policy)
③ 규제정책(Regulatory policy)
④ 재분배정책(Redistributive policy)

해설 콕

재분배정책이란 자산을 많이 소유하고 있는 집단으로부터 그렇지 못한 집단으로 자산을 이전시키는 정책을 말한다. 예 소득수준에 따라 건강보험료 차등부과

① **구성정책** : 의료기관의 신설이나 변경, 보건소의 조정 등과 같이 체제의 구조 및 운영과 관련된 정책을 말한다.
② **분배정책** : 특정한 개인, 기업체, 집단 등에 공적 재원을 통해 공공서비스와 편익을 배분하는 것을 말한다. 예 국가보조금 지급
③ **규제정책** : 특정한 개인, 기업체, 집단에 제재나 통제 및 제한을 가하는 정책을 말한다. 예 의료기관 광고규제

CHAPTER 3 보건정책론

정답 06 ② 07 ④ 08 ③ 09 ④

10 공적 연금제도에서 부과방식(pay-as-you-go)으로 재정이 조달되는 경우 기대할 수 있는 소득재분배는?

I 지방직 7급 2013

☑ 확인 Check!
○
△
×

① 세대간 재분배
② 수평적 재분배
③ 수직적 재분배
④ 역진적 재분배

해설 콕

소득재분배의 유형

사적 재분배와 공적 재분배	사적 재분배	• 민간부문 안에서 자발적인 동기에 의해 이루어지는 현금의 이전 • 가족구성원 간의 소득이전 • 친인척이나 친지 간의 소득이전 • 각종 민간보험이나 기업복지
	공적 재분배	• 정부의 소득이전 메커니즘 • 사회보험, 사회복지서비스, 조세
수직적 재분배와 수평적 재분배	수직적 재분배	부자로부터 빈민으로의 소득이전
	수평적 재분배	• 유사한 총 소득을 가진 가족 간의 소득이전 • 사회적으로 요구의 차이가 있는 것으로 인정된 가족(소가족에서 대가족으로의) 간의 이전도 포함
계층간 재분배와 계층내 재분배	계층간 재분배	• 수직적 재분배 • 재분배의 효과가 큼 • 국가 부담의 경우 그 효과가 더욱 큼
	계층내 재분배	• 수평적 재분배 • 국민건강보험 : 건강한 자의 소득과 병자의 소득 간의 재분배 • 고용보험 : 취업자의 소득과 실업자의 소득 간의 재분배 • 산재보험 : 근로자의 소득과 재해자의 소득 간의 재분배
세대간 재분배와 세대내 재분배	세대간 재분배	• 청년세대에서 노인세대로의 소득이전 • 부과방식 연금
	세대내 재분배	• 젊은 시절의 소득을 적립해 놓았다가 노년기에 되찾는 것 • 적립방식 연금
시간적 재분배와 공간적 재분배	시간적 재분배	• 동일인에 대해서 시기에 따른 소득격차를 시정하는 분배 • 수평적 재분배 • 장기적 재분배 • 생애에 걸쳐 발생하는 재분배(적립방식 연금)
	공간적 재분배	• 지역적 재분배 • 상공업 지역과 농어촌 지역 등

11 다음 중 역진적 재분배에 해당하는 것은?

☑ 확인 Check!
○
△
×

① 소득세 ② 법인세
③ 간접세 ④ 직접세
⑤ 상속세

해설 콕

누진적 재분배와 역진적 재분배

누진적 재분배	소득세, 법인세, 상속세 등 직접세
역진적 재분배	간접세

CHAPTER 3 보건정책론

정답 10 ① 11 ③

02 정책과정

01 다음 중 보건정책 수립시 고려사항으로 옳은 것을 모두 고른 것은? ❙ 지방직 7급 2012

확인 Check! ○ △ ×

㉠ 인구의 성장, 구성 및 동태	㉡ 경제개발 수준 및 단계
㉢ 지배적인 가치관	㉣ 보건의료제도
㉤ 국민의 건강상태	㉥ 사회구조와 생활패턴

① ㉠, ㉣, ㉥
② ㉠, ㉡, ㉤, ㉥
③ ㉠, ㉡, ㉣, ㉤, ㉥
④ ㉠, ㉡, ㉢, ㉣, ㉤, ㉥

해설 콕

보건정책 수립시 고려사항
- 인구의 성장, 구성 및 동태
- 경제개발의 수준 및 단계
- 지배적인 가치관
- 보건의료제도
- 국민의 건강상태(감염성질환과 영양상태, 만성퇴행성질환, 사고, 환경오염, 스트레스, 정신질환, 노인 건강)
- 사회구조와 생활패턴

02 다음 중 정책문제의 속성으로 볼 수 없는 것은?

확인 Check! ○ △ ×

① 정책문제는 객관적이며, 인공적 성격을 띤다.
② 정책문제는 공공성을 띤다.
③ 정책문제는 복잡다양하며, 상호의존적이다.
④ 정책문제는 역사적 산물인 경우가 많다.

해설 콕

정책문제는 주관적이며, 인공적 성격을 띤다.

03 정책과정의 단계 중에서 정부기관이 사회문제의 심각성을 인정하여 정책문제로서 채택하는 단계는?

☑ 확인 Check!
○
△
×

① 정책결정 단계
② 정책형성 단계
③ 정책집행 단계
④ 정책평가 단계

해설 콕

정책과정은 동태적인 과정으로 갈등과 타협이 교착되는 정치적 과정이다. 정책과정의 단계는 다음과 같다.

정책형성 단계	• 문제의 심각성을 인정하여 정책문제로 채택하는 단계 • 사회문제 → 사회적 이슈 → 공중의제 → 정부의제
정책결정 단계	정책문제 해결을 위한 각종 정책대안의 검토를 거쳐 결정 채택되는 단계 〈정책결정모형〉 • 합리모형 • 만족모형 • 점증주의모형 • 혼합탐사모형 • 최적모형 • 회사모형 • 쓰레기통모형 • Allison 모형
정책집행 단계	• 결정된 정책이 시행 절차를 거쳐 구체화되는 단계 • 정책집행활동 : 정책지침 작성, 자원확보, 실현활동, 감시 및 감독
정책평가 단계	• 정책의 효과나 영향을 분석하고 평가하는 단계 • 평가대상 : 구조, 과정, 산출(중간결과 및 최종결과)

04 보건정책 결정시 의사결정 과정을 순서대로 바르게 나열한 것은? ㅣ지방직 7급 2010

☑ 확인 Check!
○
△
×

① 문제인지 - 목표설정 - 정보수집과 분석 - 대안탐색 - 대안선택
② 문제인지 - 정보수집과 분석 - 목표설정 - 대안선택 - 대안평가
③ 정보수집과 분석 - 목표설정 - 문제인지 - 대안평가 - 대안선택
④ 정보수집과 분석 - 문제인지 - 목표설정 - 대안선택 - 대안평가

해설 콕

보건정책 결정의 과정
문제의 인지 - 목표설정 - 상황분석을 위한 정보의 수집 · 분석(현황분석) - 대안의 작성(대안의 탐색과 결과예측) - 대안의 비교평가 - 최종안 선택

정답 01 ④ 02 ① 03 ② 04 ①

05 보건정책 결정 과정을 순서대로 바르게 나열한 것은?

❙서울시 9급 2020

확인 Check! ○ △ ×

① 문제의 인지 → 정보의 수집 및 분석 → 대안의 작성 및 평가 → 대안의 선택 → 환류
② 대안의 선택 → 정보의 수집 및 분석 → 대안의 작성 및 평가 → 문제의 인지 → 환류
③ 정보의 수집 및 분석 → 문제의 인지 → 대안의 작성 및 평가 → 대안의 선택 → 환류
④ 대안의 작성 및 평가 → 정보의 수집 및 분석 → 문제의 인지 → 대안의 선택 → 환류

해설 콕

보건정책 결정의 과정
문제의 인지 → 정보의 수집 및 분석 → 대안의 작성 및 평가 → 대안의 선택 → 환류

06 정책과정에서 공식적인 정책결정 참여자가 아닌 것은?

❙서울시 9급 2014

확인 Check! ○ △ ×

① 정 당
② 국 회
③ 행정부처
④ 대통령
⑤ 법 원

해설 콕

정책결정 참여자

공식적인 참여자	비공식 참여자
1. 행정수반(대통령, 수상) 2. 입법부(국회) 3. 사법부(법원) 4. 행정부처와 관료	1. 이익집단 2. 정 당 3. 시민단체 또는 NGO 4. 외부 전문가 집단 5. 일반시민 6. 언 론

07 정책의제 설정을 위한 내부적 접근에 대한 설명으로 옳지 않은 것은? | 경기 9급 2014

☑ 확인 Check!
○
△
×

① 공공의제화를 막는다.
② 건강보험, 가족계획 등이 있다.
③ 국민을 배제한다.
④ 정부의제화 하기가 용이하다.

해설 콕

건강보험, 가족계획 등은 외부적 접근(외부주도형)에 관한 내용이다.

심화 Tip

정책의제 설정

외부적 접근 (외부주도형)	• 정부 바깥에 있는 집단이 자신들에게 피해를 주고 있는 사회문제를 정부가 해결해 줄 것을 요구하여 이를 사회쟁점화하고 공중의제로 전환시켜 결국 정부의제로 채택하도록 하는 의제설정과정 • 정부에 대하여 압력을 가할 수 있는 이익집단들이 발달하고 정부가 외부의 요구에 민감하게 반응하는 정치체제의 유형 • 언론기관이나 정당의 역할이 중요 • 건강보험, 가족계획 등
동원형	• 주로 정치지도자들의 지시에 의하여 사회문제가 바로 정부의제로 채택되고, 일반대중의 지지를 얻어 정책의 집행을 성공적으로 이끌기 위해서 정부의 홍보활동을 통해 공중의제가 되는 유형 • 정부의 힘이 강하고 민간부문의 이익집단이 취약한 후진국 모형
내부적 접근 (내부주도형)	• 정부기관 내의 관료집단이나 정책결정자에게 쉽게 접근할 수 있는 외부집단에 의하여 주도되어 최고정책결정자에게 접근하여 문제를 정부의제화 하는 경우 • 공개적으로 확대되고 경쟁하는 것을 방지(공공의제화의 방지) • 대중에 알리지 않으려는 음모형의 일종(국민을 배제) • 일반적으로 부(富)나 권력 등이 집중된 국가들의 유형 • 무기 구입 계약, 후진국의 경제개발계획

정답 05 ① 06 ① 07 ②

08 다음 〈보기〉에서 설명하는 조사방법으로 옳은 것은?

Ⅰ서울시 9급 2017

☑ 확인 Check!
○
△
×

보 기

각 전문가들에게 개별적으로 익명성이 보장된 설문지와 그 종합된 결과를 전달·회수하는 과정을 반복하여 독립적이고 동등한 입장에서 의견을 접근해나간다.

① 브레인스토밍(Brainstorming)
② 델파이 기법(Delphi technique)
③ 면접조사(Interview)
④ 코호트조사(Cohort study)

해설 콕

개별적으로 익명성이 보장된 설문지를 통해 전문가들의 의견을 동등하게 수집, 중재, 타협하는 방식으로 반복적인 피드백을 통한 의견을 도출하는 방법으로 문제를 해결하는 기법을 **델파이 기법**이라고 한다.

① 창의적이고 비구조화된 방법으로 판단이나 비판을 일단 중단하고 머리 속에서 떠오른 창의적인 아이디어를 자유롭게 발표하도록 격려함으로써 좀 더 다양하고 우수한 아이디어를 얻는 방법이다.
③ 조사원이 표본으로 선정된 응답자를 상대로 직접 대면하여 조사하는 방법이다.
④ 어떤 특성을 공유하는 집단 구성원들을 장기간 추적조사를 통해 상태를 확인함으로써 특정한 요인들과 특정한 사건의 발생간의 원인적 연관성을 밝혀내는 연구방법이다.

09 델파이 기법의 주요 특징이 아닌 것은?

Ⅰ지방직 7급 2016

☑ 확인 Check!
○
△
×

① 익명성 보장
② 반복적인 환류
③ 전문가의 합의
④ 신속한 의사결정

해설 콕

델파이 기법은 각 전문가들에게 개별적으로 익명성이 보장된 설문지와 그 종합된 결과를 전달·회수하는 과정을 반복하여 독립적이고 동등한 입장에서 의견을 접근해나간다. 따라서 신속한 의사결정은 할 수 없다.

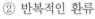

10 다음 글에서 설명하는 정책결정모형은?

| 지방직 7급 2016

☑ 확인 Check!
○
△
×

> • 인간은 누구나 이성과 이해타산에 따라서 의사결정하고 행동한다는 것을 전제로 한다.
> • 각 대안으로부터 나타날 모든 결과를 분석·예측하는 것이 가능하다고 가정한다.
> • 문제와 대안 분석을 위해 정치적 합리성을 경시하고 경제적 합리성을 추구한다.
> • 의사결정자는 목표나 가치를 극대화하는 대안을 선택한다.

① 점증모형
② 만족모형
③ 합리모형
④ 최적모형

해설 콕

정책결정모형

합리모형	합리모형은 의사결정주체(개인 혹은 집단)는 전지전능한 존재이며, 정책결정상황을 둘러싼 모든 환경적인 요소를 모두 파악할 수 있어서 정책문제에 대한 정의를 완전하게 할 수 있다고 가정한다. 이를 기반으로 문제해결을 위한 대안을 모두 알 수 있으며, 이들 간의 경제적·정치적·사회적 이익관계에 기반한 비용과 편익을 완벽하게 비교하여 최적의 대안을 선택해야 한다고 주장한다.
만족모형	사이먼과 마치(Simon & March)에 의해 주장된 정책결정 이론모형으로서 인간의 절대적, 순수 합리성보다는 제한된 합리성(bounded rationality)을 기준으로 최선의 대안보다는 현실적으로 만족할만한 대안의 선택에 타당성을 두는 모형이다.
점증모형	점증모형은 모든 정책결정이 기존정책이나 기존 체제의 틀의 연속선상에서 이루어진다는 입장이다. 합리모형이 문제의 설정 후에 모든 대안을 검토하여 변화에 대한 모든 가능성을 열어두는 것과 비교할 때 정책결정에 있어서 분석 범위가 대폭적으로 줄어드는 결과를 가져온다.
최적모형	도르(Dror)는 소위 메타의사결정(meta-decision making)을 도입하면서, 합리적 의사결정의 효과가 합리적 의사결정의 비용보다 큰 경우에만 합리모형을 사용하고, 다른 경우에는 직관, 판단 등과 같은 인간의 저변에 존재하는 반무의식적 초합리적 요소를 통한 의사결정을 하도록 주장하였다.
혼합탐색(주사)모형	에치오니(Etzioni)의 혼합탐색모형은 의사결정단계를 두 가지로 나누면서 상위결정(근본적 결정)은 합리모형으로, 하위결정(세부적 결정)은 점증모형으로 할 것을 주장하는 모형이다.

정답 08 ② 09 ④ 10 ③

11 다음 중 정책결정모형에 대한 설명으로 틀린 것은?

I 전북 · 경남 9급 2014

☑ 확인 Check!
○
△
×

① 합리모형 – 인간의 합리적 능력에 대한 신뢰를 바탕으로 전능의 가정과 주관적 합리성에 근거한 합리적 인간을 전제한다.

② 만족모형 – 인간은 완전한 합리성이 아닌 주관적 합리성을 추구하며, 의사결정자의 제한된 합리성이 핵심요소이다.

③ 점증모형 – 합리성의 제약 요건이 존재한다는데 기초를 두고 기존의 대안보다 약간 향상된 대안을 추구한다.

④ 최적모형 – 최적의 결정에 도달하기 위해 만족요인과 초합리적 요인을 동시에 고려한다.

해설 콕

최적모형은 합리적 의사결정의 효과가 합리적 의사결정의 비용보다 큰 경우에만 합리모형을 사용하고, 다른 경우에는 직관, 판단 등과 같은 인간의 저변에 존재하는 반무의식적 초합리적 요소를 통한 의사결정을 하도록 한다. 즉, 최적의 결정에 도달하기 위해 합리요인과 초합리적 요인을 동시에 고려한다.

12 보건정책 결정의 이론적 모형에 관한 설명으로 옳지 않은 것은?

I 지방직 7급 2010

☑ 확인 Check!
○
△
×

① 합리모형 – 완벽한 정보와 분석을 가지고 있다는 전제하에 대안을 선택한다.

② 최적모형 – 계량적 요소를 중시하며, 주관적 판단을 배제하고 대안을 선택한다.

③ 혼합모형 – 합리모형과 점증모형의 장점을 절충한 모형이다.

④ 점증모형 – 현실을 고려하여 점진적인 협상을 추구하는 대안을 선택한다.

해설 콕

최적모형

도르(Dror)는 소위 메타의사결정(meta – decision making)을 도입하면서, 합리적 의사결정의 효과가 합리적 의사결정의 비용보다 큰 경우에만 합리모형을 사용하고, 다른 경우에는 직관, 판단 등과 같은 인간의 저변에 존재하는 반무의식적 초합리적 주관적 요소를 통한 의사결정을 하도록 하는 최적모형을 주장하였다.

13 보건정책결정의 합리모형에 대한 설명으로 옳은 것은?

❙ 서울시 9급 2017

☑ 확인 Check! ○ △ ×

① 인간능력의 한계 때문에 현실적으로 제약된 합리성을 추구한다는 이론모형이다.
② 현실을 긍정하고 비교적 한정된 수의 정책대안만 검토하는 이론모형이다.
③ 의사결정자의 전지전능성의 가정과 주어진 목표달성의 극대화를 위하여 최대한의 노력을 한다는 이론모형이다.
④ 근본적 결정에는 합리모형을 적용하고, 세부적 결정에는 점증모형을 적용하는 이론모형이다.

해설 콕

③ 합리모형
① 만족모형
② 점증모형
④ 혼합모형

14 정책결정의 합리모형(Rational Model)에 대한 설명으로 가장 옳지 않은 것은?

❙ 서울시 9급 2021

☑ 확인 Check! ○ △ ×

① 현실적으로 완전한 합리성이란 존재하지 않으며, 제한된 합리성을 추구한다.
② 의사결정자는 목표나 가치를 극대화하는 대안을 선택한다.
③ 경제적 합리성을 추구한다.
④ 각 대안으로부터 나타날 모든 결과가 계산되고 예측이 가능하여 최적의 대안을 선택한다.

해설 콕

①은 만족모형(Satisficing Model)에 대한 설명이다. 만족모형은 인간의 절대적, 순수 합리성보다는 제한된 합리성을 기준으로 최선의 대안보다는 현실적으로 만족할 만한 대안의 선택에 타당성을 두는 모형이다.

합리모형(Rational Model)
합리모형은 공공 문제를 해결하기 위한 모든 가능한 정책대안을 철저하게 검토하고, 각 대안이 초래할 모든 결과가 분석・예측하며, 각 대안 가운데서 최선의 유일한 대안(one best way)을 선택한다는 이론모형이다.

정답 11 ④ 12 ② 13 ③ 14 ①

15 정책결정의 이론 중 다음 특징을 갖는 것으로 가장 옳은 것은?

| 서울시 9급 2015

확인 Check! ○ △ ×

- 경제적 합리성을 중요시한다.
- 계량적 모형의 성격을 가진다.
- 합리적 모형과 초합리성 요인을 함께 고려한다.
- 정책결정자의 직관, 판단력, 창의력과 같은 초합리적인 요인을 고려한다.

① 합리모형 ② 점증모형
③ 최적모형 ④ 혼합모형

해설 콕

최적모형
합리적 의사결정의 효과가 합리적 의사결정의 비용보다 큰 경우에만 합리모형을 사용하고, 다른 경우에는 직관, 판단 등과 같은 인간의 저변에 존재하는 반무의식적 초합리적 요소를 통한 의사결정을 하도록 주장한다.

16 다음 〈보기〉에 해당하는 정책결정모형은?

| 서울시 9급 2017

확인 Check! ○ △ ×

보기

정책결정에는 제한된 자원, 불확실한 상황, 지식 및 정보결여 등으로 인하여 합리성이 제한되므로 직관, 판단, 창의성 같은 초합리적 요인을 고려해야 한다.

① 만족모형(satisficing model)
② 점증모형(incremental model)
③ 최적모형(optimal model)
④ 혼합(주사)모형(mixed scanning model)

해설 콕

최적모형에 대한 설명이다.

17 〈보기〉에서 설명하는 정책결정 이론모형으로 가장 옳은 것은? ▮서울시 9급 2020

☑ 확인 Check! ○ △ ×

보기

근본적인 방향의 설정은 관련된 모든 사안을 꼼꼼히 살펴보고 분석, 예측하여 최선의 대안을 선택하지만, 세부적인 문제의 결정은 기존의 정책을 바탕으로 약간 향상된 대안을 탐색하는 현실적인 모형

① 최적모형 ② 혼합모형
③ 합리모형 ④ 점증모형

해설 콕

혼합모형

혼합모형은 적극적인 의사결정접근법으로서 합리모형과 점증모형을 혼합·절충한 제3의 모형이다. 이는 합리모형의 이상주의적 성격을 지양하고, 점증모형의 보수성, 즉 반혁신성을 탈피하기 위하여 이 양자를 변증법적으로 합(syntheses)하려는 모형이다. 의사결정단계를 두 가지로 나누면서 상위결정은 합리적으로, 하위결정은 점증적으로 할 것을 주장한다.

① 최적모형은 의사결정 측면보다는 정책결정 측면에 관심을 보여 정책결정 과정을 하나의 체제이론적 관점에서 파악하고, 정책결정 체제의 성과를 최적화하려고 한 것이다. 최적모형의 주요 특징은 양적이 아니라 질적이고, 합리적 요소와 초합리적 요소를 동시에 고려하며, 상위 정책결정을 중요시하고, 환류작용을 중요시한다는 점이다.

③ 합리모형은 인간의 이성과 합리성에 입각하여 정책을 결정한다는 이론이다. 기본전제는 정책결정자가 문제를 완전히 이해하고, 해결을 위한 모든 대안을 파악하며, 대안선택의 기준이 명확히 존재하고, 자원이 충분하여, 합리적으로 최선의 대안을 선택한다는 것이다.

④ 점증모형은 합리모형을 전적으로 거부하고, 정책의 실현가능성을 중요시하는 이론이다. Lindblom(1980)은 정책결정에서 선택되는 대안들은 기존의 정책이나 결정을 점진적으로 개선해 나가는 것이며, 정책결정은 부분적·순차적으로 진행되고, 정책결정의 과정에서 대안분석의 범위는 크게 제약을 받는다고 보았다.

18 다음 글에서 설명하는 정책결정모형은?

☑ 확인 Check! ○ △ ×

의사결정단계를 두 가지로 나누면서 상위결정은 합리적으로, 하위결정은 점증적으로 할 것을 주장하는 모형이다.

① 합리모형 ② 만족모형
③ 혼합모형 ④ 최적모형

해설 콕

혼합모형에 대한 설명이다.

정답 15 ③ 16 ③ 17 ② 18 ③

19 정부의 정책결정과정을 서로 배타적인 관계에 있는 합리적 행위자모형, 조직과정모형, 관료정치모형의 세 가지로 설명하는 모형은? | 지방직 9급 2010

☑ 확인 Check! ○ △ ×

① 혼합주사모형
② 최적모형
③ 점증모형
④ 엘리슨모형

해설 콕

엘리슨(Graham T. Allison)은 정책결정을 이해하는 모형으로서 다음과 같은 세 가지를 제시한다.

합리적 행위자모형	정책결정자로서의 정부를 잘 조정된 유기체로 보는 모형이다.
조직과정모형	정책결정자로서의 정부를 느슨하게 연결된 준독립적인 하위조직체들의 집합으로 보는 모형이다.
관료정치모형	정부를 서로 독립적인 정치적 참여자들의 집합체로 보는 모형이다.

20 다음 중 정책결정모형에 대하여 올바르게 설명한 것만을 모두 고른 것은? | 지방직 7급 2013

☑ 확인 Check! ○ △ ×

> ㉠ 점증모형 : 최적의 대안이 아니더라도 현실적으로 만족할만한 수준에서 정책을 결정한다.
> ㉡ 합리모형 : 인간의 이성과 합리성에 근거하여 최선의 대안을 결정한다.
> ㉢ 최적모형 : 합리모형과 점증모형의 장점을 수용하여 에치오니(Etzioni)가 제시하였다.
> ㉣ 앨리슨(Allison)모형 : 합리모형, 조직과정모형, 관료정치모형으로 설명하였다.

① ㉡, ㉢ ② ㉡, ㉣
③ ㉠, ㉢, ㉣ ④ ㉡, ㉢, ㉣

해설 콕

㉠ 만족모형에 대한 설명이다.
㉢ 합리모형과 점증모형의 장점을 수용하여 에치오니(Etzioni)가 제시한 것은 혼합탐색(주사)모형이다.

21 쓰레기통모형(garbage can model)에 대한 설명으로 옳은 것은?

확인 Check!
○
△
×

① 의사결정에 참여하는 사람들이 어떤 선택이 바람직한가에 대한 합의를 가지고 의사결정에 참여한다.
② 쓰레기통모형에서 의사결정은 혼란 속에서도 매우 합리적으로 이루어진다.
③ 참여자들은 의사결정에는 반드시 참여한다.
④ 정책결정유형으로 진빼기 결정(choice by flight)과 날치기 통과(choice by oversight) 등을 들 수 있다.
⑤ 의사결정은 5가지 요소로 구성되는데, '해결해야 할 문제, 해결책, 참여자, 필요한 정보, 의사결정의 기회'이다.

해설 콕

쓰레기통모형(garbage can model)은 계층제적 위계질서가 없고, 구성원들의 응집성이 아주 약하며, 여유재원이 부족(시간적 제약이 있을 때)한 조직화된 무정부 상태에서의 비합리적 의사결정을 설명하는 귀납적 모형이다. 정책결정유형으로 진빼기 결정(choice by flight)과 날치기 통과(choice by oversight) 등을 들 수 있다.

진빼기 결정 (choice by flight)	해결해야 할 주된 문제와 함께, 이와 관련된 다른 문제들이 있어서 결정이 이루어지지 않을 때, 관련된 문제들이 스스로 다른 의사결정기회를 찾아 떠날(flight) 때까지 기다리는 것이다.
날치기 통과 (choice by oversight)	관련된 다른 문제들이 제기되기 전에 재빨리 의사결정을 하는 것이다.

① 의사결정에 참여하는 사람들이 어떤 선택이 바람직한가에 대한 선호나 합의 없이 의사결정에 참여하는데, 이를 불분명한 선호(문제성 있는 선호)라고 한다.
② 쓰레기통모형에서 의사결정은 혼란 속에서 매우 비합리적으로 이루어진다.
③ 쓰레기통모형에서 참여자들은 의사결정에 참여하기도 하고, 참여하지 않기도 한다.
⑤ 의사결정은 4가지 요소로 구성되는데, '해결해야 할 문제, 해결책, 참여자, 의사결정기회'이다. 즉, '문제, 해결책, 참여자, 의사결정의 기회'가 독자적으로 움직이다가 극적 사건(예 Me too 사건, 세월호 사건)이나 정치적 사건(예 보수정권에서 진보정권으로의 정권 이양)과 같은 점화계기(Triggering event)에 우연히 합쳐져서 의사결정이 일어난다. 즉, 접점을 찾지 못하고 오랫동안 표류하던 정책문제가 대형 사고나 대통령의 개입에 의해 해결책에 합의하는 경우로서, 응집성이 약한 조직화된 무정부 상태에서는 네 가지 흐름이 나타나 있어도 점화계기가 있어야만 결정이 이루어진다.

정답 19 ④ 20 ② 21 ④

22 나카무라(Nakamura)와 스몰우드(Smallwood)가 제시한 가장 광범위한 재량을 갖는 정책집행자의 유형은?

❙ 지방직 7급 2017

☑ 확인 Check!
○
△
×

① 지시적 위임자형　　② 관료적 기업가형
③ 협상가형　　④ 재량적 실험가형

해설 콕

나카무라(Nakamura)와 스몰우드(Smallwood)가 제시한 5가지 정책집행모형은 고전적 기술자형을 정책결정자가 가장 강력하게 집행자를 통제하는 유형으로, 그리고 관료적 기업가형을 그 정반대의 유형으로 제시하고 있다.
고전적 기술자형 ⇨ 지시적 위임자형 ⇨ 협상가형 ⇨ 재량적 실험가형 ⇨ 관료적 기업가형으로 나아갈수록 결정자보다 집행자가 정책과정을 지배한다.

고전적 기술자형	정책결정과 정책집행의 업무성질 및 담당주체 면에서 엄격한 분리에 입각하여 정책집행자는 정책결정자가 결정한 정책내용을 충실히 집행하는 유형을 말한다.
지시적 위임자형	고전적 기술자형보다 집행자가 보다 많은 재량권을 행사하는 경우로서 이 재량권은 정책수단의 선택에서 주로 행사된다.
협상가형	정책집행자가 정책수단만이 아니라, 정책목표에 대해서도 정책결정자(집행자가 많으면 집행자들 간에서도)와 협상·흥정을 하게 된다.
재량적 실험가형	정책결정자가 막연하고 추상적인 정책목표를 결정하고 정책집행자에게 정책목표와 수단 등의 구체적인 내용결정에서 광범위한 재량권을 위임하는 것으로, 바로 관료적 기업가형과 유사한 형태이다.
관료적 기업가형	정책집행자가 정책결정자의 결정권을 장악하고, 정책과정 전반을 완전히 통제하는 유형이다.

23 정책결정자와 정책집행자의 관계 유형에 대한 설명 중 적합하지 않은 것은?

❙ 경기 9급 2005

☑ 확인 Check!
○
△
×

① 고전적 기술자형 – 정책결정자는 정책목표와 세부정책내용까지 결정하며, 정책집행자는 이들을 실천하기 위한 활동을 한다.
② 협상가형 – 정책결정자들에 의해 목표가 수립되고 대체적인 방침만 정한 뒤 나머지는 집행자에게 위임된다.
③ 재량적 실험가형 – 정책결정자는 구체적인 정책이나 목표를 설정하지 못하고, 집행자들이 정책목표의 구체화, 수단선택, 정책시행을 자기책임 하에 관장한다.
④ 관료적 기업가형 – 정책집행 담당 관료들이 큰 권한을 소유하고 정책과정 전체를 좌지우지하며, 결정권까지 행사한다.

해설 콕

정책결정자들에 의해 목표가 수립되고 대체적인 방침만 정해진 뒤 나머지는 집행자에게 위임하는 것은 지시적 위임자형이다.

24 담뱃값 인상이 금연인구의 증가를 가져왔는지를 평가하는 정책평가 기준은?

❙ 서울시 9급 2015

☑ 확인 Check!
○
△
×

① 형평성　　② 능률성
③ 효과성　　④ 대응성

해설 콕

담배값 인상이라는 정책으로 금연인구의 증가라는 목표를 달성 여부를 평가하는 것이므로, 효과성에 대한 평가에 해당한다.

심화 Tip

정책평가의 유형

<table>
<tr><th>효과성 평가</th><td>• 정책의 효과성이란 정책목표의 달성 정도를 의미한다. 따라서 효과성 평가란 정책이 의도했던 목표의 달성 정도를 측정하는 것을 말한다.
• 효과성 평가는 다음과 같은 내용을 포함한다.
– 의도했던 효과가 나타났는지의 여부
– 의도했던 효과가 과연 그 정책 때문에 나왔는지의 여부
– 나타난 효과의 크기는 어느 정도이며, 통계적으로 유의미한 변화인지의 여부
– 나타난 효과의 크기가 정책목표와 대비하여 어느 정도인지의 판단
– 정책효과의 크기가 해결하고자 했던 원래의 정책문제의 해결에 충분한 정도인지의 판단(효과의 충분성)</td></tr>
<tr><th>능률성 평가</th><td>• 능률성이란 흔히 투입과 산출의 비율로서 표현된다. 그런데 산출 대신에 효과를 사용하게 되면 효율성이 되고, 넓은 의미의 능률성이라고 볼 수 있다.
• 능률성 평가를 하기 위해서는 먼저 효과성 평가를 통해 정책효과의 크기를 판단해야 하고, 아울러 실제의 정책비용(직접비용, 간접비용, 부작용)도 측정해야 할 것이다.</td></tr>
<tr><th>공평성 평가</th><td>정책효과와 비용의 사회집단 또는 지역 간의 배분 등이 공평한지를 평가하는 것이다.</td></tr>
<tr><th>대응성 평가</th><td>정책이 수혜자 집단의 욕구, 선호, 가치를 충족시키는 정도를 평가하는 것이다.</td></tr>
</table>

25 다음 중 정책이 특정집단의 요구와 선호를 얼마나 만족시켜주느냐의 정도를 평가하는 정책평가는?

❙ 울산시 9급 2014

☑ 확인 Check!
○
△
×

① 형평성　　② 능률성
③ 효과성　　④ 대응성

해설 콕

정책이 수혜자 집단의 욕구, 선호, 가치를 충족시키는 정도를 평가하는 것이므로, 대응성에 대한 설명이다.

정답 22 ② 23 ② 24 ③ 25 ④

CHAPTER 04

보건조직론

CHAPTER

04 보건조직론

학습목표

- ☐ 조직의 개념과 조직의 제 원리를 학습한다.
- ☐ 조직을 분류하는 방법을 알아보고, 특히 민츠베르크의 분류를 정확히 학습한다.
- ☐ 조직구조론, 조직행태론, 조직관리론, 리더십 이론 등을 학습한다.

01 조직의 기초이론

01 다른 산업조직과 비교하여 보건의료조직의 독특한 특성으로 옳지 않은 것은?

☑ 확인 Check! ○ △ ×

❙ 지방직 7급 2010

① 업무수행 과정에서 실수나 모호함을 허용할 여지가 상대적으로 작다.
② 조직의 전문화된 구성원들은 자신의 전문분야보다 조직에 더 충성적이다.
③ 조직활동의 산출(output)을 정의하고 측정하기 어렵다.
④ 많은 활동이 응급을 요하거나 미룰 수 없는 성질을 가진다.

해설 콕

보건의료조직의 특징

1. 복잡한 사회 시스템으로 많은 조직체 중에서 전문적인 인력과 시설로 구성된 가장 다양하고 복잡한 자본집약적이면서 노동집약적인 조직이다.
2. 산출을 정의하고 측정하기가 어렵다.
3. 작업이 다른 조직에 비해 더 가변적이고 복잡하다.
4. 많은 작업이 응급을 요하거나 미룰 수 없는 성질의 것이고, 작업이 모호함이나 실수를 허용할 여지가 없다.
5. 작업활동이 매우 상호의존적이며, 다양한 전문직업인들 사이의 높은 수준의 조화된 협동을 요구한다.
6. 작업은 아주 높은 수준의 전문성을 요구한다.
7. 조직의 구성원들은 전문화되어 있으며, 구성원들은 일차적으로 조직보다는 그들의 전문분야에 더 충성을 바친다.
8. 조직에서 일과 비용을 창출하는데 가장 책임이 큰 의사들에 대한 효과적인 조직·경영상의 통제수단이 거의 없다.
9. 조직에는 이중의 권위구조가 존재하기 때문에 조정과 책임소재의 문제를 야기하며, 역할의 혼돈을 가져온다.

02 조직의 일반적인 특성에 대한 설명으로 옳지 않은 것은?

☑ 확인 Check!
○
△
×

① 조직은 목표가 있어야 한다.
② 조직은 일정한 체계를 갖추어야 한다.
③ 조직은 일정 규모 이상의 재원이 있어야 한다.
④ 조직은 주변 환경과 끊임없이 교류한다.

해설 콕

조직의 일반적 특성
- **목표** : 조직은 목표가 있어야 한다.
- **구조** : 조직은 일정한 체계를 갖추고 있어야 한다.
- **구성원** : 일정한 규모의 구성원이 있어야 한다.
- **유기체** : 유기체적 성격으로 주변 환경과 끊임없이 교류한다.

03 〈보기〉의 설명에 해당하는 조직의 원리는?

서울시 9급 2018

☑ 확인 Check!
○
△
×

보기
- 조직의 공동 목표를 달성하기 위해 하위체계 간의 노력을 통일하기 위한 과정
- 협동의 실효를 거둘 수 있도록 집단적, 협동적 노력을 질서 있게 배열하는 것
- 자신이 소속된 기관의 이익만을 중심으로 생각하는 할거주의 해소에 필요함
- 조직의 목표를 설정하여 관리하는 것

① 전문화의 원리
② 조정의 원리
③ 계층제의 원리
④ 명령통일의 원리

해설 콕

① 전문화(분업화)의 원리는 조직원 개개인에게 동일 업무만 분담시킴으로써 업무의 전문성을 기할 수 있도록 하는 원리이다.
③ 계층제(계층화)의 원리는 권한과 책임의 정도에 따라 직무를 등급화 함으로써 상하계층 간의 직무상의 지휘, 복종관계가 이루어지도록 하는 원리이다.
④ 명령통일의 원리는 한 사람의 하위자는 오직 한 사람의 상관에 의해서만 지시나 명령을 받아야 한다는 원리이다.

정답 01 ② 02 ③ 03 ②

04 다음은 조직관리의 원칙 중 어떤 원리를 설명한 것인가?

ㅣ서울시 7급 2014

☑ 확인 Check! ○ △ ×

> 조직의 공동목표를 원활히 달성할 수 있도록 구성원 간의 업무수행을 질서정연하게 배정하고 불필요한 갈등을 사전에 예방하는 것

① 계층제의 원리
② 조정의 원리
③ 참모조직의 원리
④ 통솔범위의 원리
⑤ 전문화의 원리

해설 콕

조직관리의 원칙

계층제(계층화)의 원리	권한과 책임의 정도에 따라 직무를 등급화 함으로써 상하계층 간의 직무상의 지휘, 복종관계가 이루어지도록 하는 원리이다.
통솔범위의 원리	업무의 성질, 부하의 능력, 관리자의 능력 등을 고려하여 한 사람의 상급자가 효과적으로 감독할 수 있는 이상적인 부하의 수를 말한다.
명령통일의 원리	한 사람의 하위자는 오직 한 사람의 상관에 의해서만 지시나 명령을 받아야 한다는 원리이다.
분업화(전문화)의 원리	조직원 개개인에게 동일 업무만 분담시킴으로써 업무의 전문성을 기할 수 있도록 하는 원리이다.
조정의 원리	공동목표를 원활히 달성할 수 있도록 구성원 간의 업무수행을 질서정연하게 배정하는 원리이다.
참모조직의 원리	상위관리자의 관리능력을 보완하고 전문적인 감독을 촉진하기 위하여 참모조직을 따로 구성함으로써 계선조직과 구별해야 한다는 원리이다.
책임과 권한의 원리 (일치의 원칙)	조직구성원들이 직무를 분담함에 있어서 각 직무 사이의 상호관계를 명확히 해야 한다는 원리로서 직무의 분담에 관한 책임과 직무를 수행하는데 필요한 일정한 권한이 부여되어야 한다는 것을 의미한다.

05 〈보기〉에서 설명하는 조직의 원리로 가장 옳은 것은?

ㅣ서울시 9급 2020

☑ 확인 Check! ○ △ ×

> 보 기
> • 한 사람의 상관이 몇 사람의 부하를 직접 적절하게 감독할 수 있는가의 문제이다.
> • 직무의 성질, 시간적·공간적 요인, 인적 요인을 고려한다.

① 통솔범위의 원리
② 조정의 원리
③ 명령통일의 원리
④ 전문화의 원리

해설 콕

통솔범위의 원리
한 사람의 통솔자가 직접 감독할 수 있는 부하직원의 수 또는 조직단위의 수는 통솔자가 효과적으로 지도·감독할 수 있는 수를 초월해서는 안 된다는 원리이다. 이상적인 통솔범위의 결정에는 업무의 성질, 부하의 능력, 관리자의 능력 등을 고려하여야 한다.

② **조정의 원리** : 공동목표를 원활히 달성할 수 있도록 구성원 간의 업무수행을 질서정연하게 배정하는 원리이다.

③ **명령통일의 원리** : 한 사람의 하위자는 오직 한 사람의 상관에 의해서만 지시나 명령을 받아야 한다는 원리이다.

④ **전문화의 원리** : 조직원 개개인에게 동일 업무만 분담시킴으로써 업무의 전문성을 기할 수 있도록 하는 원리이다.

06 〈보기〉에서 계층제의 역기능에 대한 설명으로 옳은 것을 모두 고른 것은? ❙서울시 9급 2019

확인 Check! ○ △ ×

보 기

ㄱ. 내부통제수단
ㄴ. 서열주의 강조
ㄷ. 권한배분의 기준
ㄹ. 갈등 및 대립의 조정수단
ㅁ. 비민주적 관리
ㅂ. 의사소통의 왜곡

① ㄱ, ㅁ, ㅂ
② ㄴ, ㄷ, ㄹ
③ ㄹ, ㅁ, ㅂ
④ ㄴ, ㅁ, ㅂ

해설 콕

계층제의 역기능에 대한 설명은 ㄴ, ㅁ, ㅂ이다.
ㄱ·ㄹ. 조직 내의 분쟁이나 갈등의 조정과 내부통제의 확보수단이 된다. – 계층제의 순기능
ㄷ. 권한과 책임의 배분을 통하여 업무처리의 신중을 기할 수 있다. – 계층제의 순기능

07 다음 조직의 원리 중 통솔범위의 원리와 상반관계에 있는 것은? ❙서울시 9급 2016

확인 Check! ○ △ ×

① 조정의 원리
② 계층제의 원리
③ 전문화의 원리
④ 명령통일의 원리

해설 콕

계층제의 원리와 통솔범위의 원리는 상반관계에 있다. 즉, 통솔의 범위를 좁게 하면 계층이 늘어나고, 계층수를 적게 하면 통솔의 범위가 늘어난다.

정답 04 ② 05 ① 06 ④ 07 ②

08 보건행정조직의 원리에서 공동목표를 달성하기 위하여 각 부서의 기능과 업무 수행을 조화롭게 배열하는 집단적 노력에 해당하는 것은?

I 지방직 7급 2017

확인 Check! ○ △ ×

① 전문화의 원리　② 통솔범위의 원리
③ 명령통일의 원리　④ 조정・통합의 원리

해설 콕

공동목표를 원활히 달성할 수 있도록 구성원 간의 업무수행을 질서정연하게 배정하는 원리는 조정・통합의 원리이다.

09 조직의 원리와 그에 대한 설명으로 옳지 않은 것은?

I 지방직 9급 2014

확인 Check! ○ △ ×

① 계층이 늘어날수록 통솔범위는 줄어든다.
② 매트릭스 조직은 이원적 권한체계에 따른 갈등이 발생할 수 있다.
③ 계층제는 조직 내에서 구성원의 권한, 책임을 명확히 해준다.
④ 명령통일의 원리가 강조될수록 참모조직의 영향이 더욱 강화된다.

해설 콕

명령통일의 원리는 한 사람의 하위자가 오직 한 사람의 상관에 의해서만 지시나 명령을 받아야 한다는 원리이므로, 명령통일의 원리가 강조될수록 참모조직의 영향은 약화된다.

심화 Tip

조직의 특성과 통솔의 범위(Gulick, 1937 ; MeierandBohte, 2003)

- 규제기관일수록 조직의 통솔의 범위는 좁아지는데 반해, 생산기관일수록 조직의 통솔의 범위는 넓어질 가능성이 높다.
- 조직의 안정성이 높을수록 통솔의 범위가 넓어질 가능성이 높다.
- 조직의 규모(인원이나 예산)가 클수록 통솔의 범위는 넓어질 가능성이 높다.
- 조직이 지리적으로 분산되어 있을수록 통솔의 범위는 좁아질 가능성이 높다.
- 조직의 업무다양성이 높을수록 통솔의 범위는 좁아질 가능성이 높다.
- 조직의 계층적 특성이 강할수록, 계층이 늘어날수록 통솔의 범위는 좁아질 가능성이 높다.

10 구성원의 동기부여 및 비공식적 측면과 의사소통, 민주적 리더십, 참여의 중요성을 강조하는 조직이론은?

❙ 지방직 7급 2012

☑ 확인 Check! ○ △ ×

① 과학적 관리론 ② 상황이론
③ 인간관계론 ④ 체제이론

해설 콕

행정이론의 발전

고전적 관리론 (1910~1930)	과학적 관리론 (Taylor)	• 과학적 직무분석, 협동관리, 기능적 감독 • 개개의 노동자의 직무에 초점 • 인간이나 집단보다 과업을 중요시 • 거대조직에 적합한 관리적 기제 제공 • 비용－편익의 효율성 강조 • 인간의 심리적, 사회적 요인을 무시 : 동기저하 및 능률성 저하를 가져옴 • 생산성과 능률을 향상시키기 위해 인간을 수단화
	행정관리론 (Fayol)	• 분업과 조정의 문제에 관심 • 행정이란 몇 사람의 권위의식이나 책임의식에 이루어지는 것이 아니라 조직구성원 모두의 협력과 협조에 의해 이루어짐 • 행정의 과정을 과학적으로 체계화
	관료제 (Weber)	• 대규모 조직을 효율적으로 통제하기 위한 원리 • 조직의 능률과 합리성을 높일 수 있는 조직 • 비공식조직을 간과(관료제의 경직된 구조가 비공식조직을 형성하는 요인이 됨) • 특징 : 분업과 전문화, 몰인정성, 비정의성, 권위의 위계, 법규의 지배, 계층제, 집권화, 경력 지향성
인간관계론 (1930~1950)	Mayo	• 과학적 관리론의 인간 소외현상, 주체성 상실, 자주적 창의성 상실 등의 결함을 보완하여 작업능률을 향상 • 구성원의 동기부여 및 비공식적 측면과 의사소통, 민주적 리더십, 참여의 중요성을 강조 • Mayo의 호손실험
행동과학론 (1950~1970)	Barnard, Simon	과학적 관리론과 인간관계론 간의 갈등을 해소하면서 개인과 조직 간의 조화로운 관계를 이해(과업과 인간)
체제이론	Parsons	• 지역사회를 하나의 체제로 보고 그를 구성하고 있는 요소들과 그 구조와 기능을 밝힘으로써 지역사회를 체계적으로 이해하기 위한 접근방법 • 시스템을 구성하고 있는 모든 요소를 유기적으로 기능화하면 생산성이 향상됨
상황이론	Woodward Fiedler	개방체제로서의 조직은 상황이나 환경에 부합되도록 형성되고 관리될 때 효과적이라는 전제하에, 조직의 설계 및 관리방식에 있어서 유일 최선의 방법은 없으며, 상황적 조건에 적합할 때 효과적이라는 관점의 이론

정답 08 ④ 09 ④ 10 ③

11 계층제(hierarchy)의 특성으로 가장 옳지 않은 것은?

❙서울시 9급 2017

☑ 확인 Check! ○ △ ×

① 업무분담과 권한위임의 통로
② 집단의사결정에 기여
③ 의사소통의 통로
④ 조정과 해결의 기능

해설 콕

의사결정권이 최고층에 집중되어 주관적·독단적인 경향으로 흐를 수 있고 조직이 경직화되기 쉽다. 집단의사결정에 기여하는 것은 수평적 분권화(분업화)의 특성이다.

심화 Tip

계층제의 장단점

장 점	• 행정목표를 설정하고 업무분담의 통로가 된다. • 명령이나 지시 및 권한위임의 통로가 된다. • 조직 내의 분쟁이나 갈등의 조정과 내부통제의 확보수단이 된다. • 수직적인 상하의 명령복종관계를 특징으로 조직의 일체감과 통일성 유지에 기여한다. • 권한과 책임의 배분을 통하여 업무처리에 신중을 기할 수 있다. • 지속적인 승진의 기회를 제공함으로써 조직구성원의 사기를 앙양시킬 수 있다.
단 점	• 계층이 많아질수록 업무처리과정이 지연되고 관리비용을 증가시키며, 계층간 갈등의 원인이 되기도 한다. • 계층제는 조직의 경직성으로 인해 새로운 지식·기술 등의 도입 등 조직의 개혁이나 변화가 어려워진다. • 계층의 수가 많아짐에 따라 의사전달의 왜곡을 초래하기 쉽다. • 의사결정권이 최고층에 집중되어 주관적·독단적인 경향으로 발전할 수 있다.

12 하버드대학 메이오(Mayo) 교수의 호손 공장실험을 통한 조직관리에 대한 주장을 〈보기〉에서 모두 고른 것은?

❙서울시 9급 2019

☑ 확인 Check! ○ △ ×

보 기

ㄱ. 지나친 인간의 기계화, 작업 세분화는 오히려 작업의 능률 저하를 보였다.
ㄴ. 조직구성원의 감정과 대인관계의 중요성을 보여주었다.
ㄷ. 업무배분을 통한 전문화의 성과로 과학적 관리론의 중요성을 보여주었다.
ㄹ. 최소한의 비용과 노동으로 최대의 생산효과를 찾는 것을 거부하였다.

① ㄱ
② ㄱ, ㄴ
③ ㄱ, ㄴ, ㄷ
④ ㄱ, ㄴ, ㄷ, ㄹ

해설 콕

호손실험을 통한 조직관리에 대한 내용으로 옳은 것은 ㄱ, ㄴ이다.
ㄷ은 과학적 관리론에 대한 내용이며, ㄹ은 호손실험과 관련이 있는 내용으로 볼 수 없다.

13 다음 중 신고전적 조직이론에 대한 설명으로 옳지 않은 것은? | 지방직 9급 2014

확인 Check! ○ △ ×

① 조직과 내부환경의 상호관계를 중요시하였다.
② 효율성 중심의 고전적 조직이론에 대한 비판으로 나타났다.
③ 실험 초기에는 공장 내의 조명의 강도와 작업능률이 관계가 있을 것으로 예측했다.
④ 조직을 개방체계로 파악하고 조직과 사회적 관계를 강조하였다.

해설 콕

조직이론

고전적 조직이론 (과학적 관리론, 행정관리론, 관료제이론)	• 능률성 · 생산성 · 합리성이라는 단일가치 기준으로 삼았기 때문에 조직의 생산활동과 관련된 공식적 구조와 과정적 변수에 주로 관심을 두었다. • 연구대상인 조직을 환경과의 상호작용이 없는 폐쇄체제로 인식하였다. • 인간본질을 X론적 인간 혹은 경제적 · 합리적 인간모형으로 보았다. • 과학성을 추구하여 원리 · 원칙의 발견에 주력하였으나, 많은 조직의 원리가 비조직적이며 비경험적인 직관에 의해 전개되는 미숙성을 나타내고 있다. • 정치 · 행정 이원론적 입장이며, 행정행위를 가치가 아닌 관리 · 사무 · 사실의 행위로 파악하였다.
신고전적 조직이론 (인간관계론)	• E. Mayo 등의 호손실험(공장 내의 조명의 강도와 작업능률)에 이은 인간관계론이 대표적이다. • 조직 내의 비공식관계와 조직참여자의 사회적 · 심리적 측면을 중요시하였으며, 사회적 능률을 새로운 가치기준으로 삼았다. • 인간의 기계적인 측면이 아닌 사회적 · 정서적 · 심리적 측면을 중시하고 인간관계와 비공식적 요인 및 조직의 불확실한 요인을 중시하였다. • 외부환경적 요인은 경시하였으나, 내부환경의 상호관계를 중시하였다. • 인간의 비합리적 · 비공식적 측면을 중시하였으며, 인간을 사회적 인간모형에 입각하여 연구하였다. • 특히 행태이론은 고전이론의 허구적인 과학성과 원리주의를 공격하고 경험주의를 제창하였다.
현대적 조직이론 (행동과학론, 상황이론, 체제이론)	• 조직의 외부환경을 복잡하고 다양한 것으로 이해하고 조직과 환경과의 동태적 · 개방적 · 유기적 관계를 중시한다. • 조직의 변수 중에서 구조보다는 인간행태나 발전적 · 쇄신적 가치관을 중요시하며, 인간관은 Y론적 인간 내지 복합인으로 가정한다. • 단순한 능률성보다는 이를 바탕으로 한 효과성 · 생산성 · 민주성 · 사회적 적실성 · 대응성을 중시한다. • 정치 · 행정일원론의 입장과 가치 · 목적을 수단 · 현실보다 더 중요시한다. • 조직의 복잡한 체제로 보기 때문에 무모한 획일화를 피하고 분화 · 가변성 · 통합적 노력을 시도하고 있다.

정답 11 ② 12 ② 13 ④

14 조직의 체제이론의 구성요소에 해당하지 않는 것은?

확인 Check! ○ △ ×

① 투입물 ② 상 황
③ 산출물 ④ 전환과정

해설 콕

조직의 체제이론
조직은 외부로부터 자원이나 에너지 등 투입물을 받아들이며 전환과정을 거쳐 제품 또는 정책 등의 산출물이 나온다. 산출물은 환경에 적용된 후 다시 투입물이 되는 환류과정을 겪게 된다는 이론이다.

환 경	체제에 대한 요구나 지지를 발생시키며 체제로부터의 산출을 받아들이는 에너지의 근원이 되는 체제 밖의 모든 영역으로 정치, 경제, 사회적 현상(고객, 수혜자, 이익집단, 경쟁조직)
투 입	환경으로부터 행정체제의 전환과정에 투입되는 요구, 희망, 지지, 자원(Resources : 인적, 물적, 자금, 정보 등). 이에는 국민의 지지나 반대 등의 적극적 투입과 소극적 투입(무관심)이 있음
전 환	환경요소로부터의 투입을 받아 그 결과로서 어떤 산출을 내기 위한 체제 내의 작업절차로서 목표를 설정하고 필요한 정책을 결정하는 일련의 내부과정(행정조직이나 결정과정 등)
산 출	환경으로부터의 투입을 받아 전화과정을 거쳐 다시 환경에 응답하는 결과물로서 정책, 법령, 재화, 규제, 용역(서비스), 기타 모든 형식적인 응답
환 류	투입에 대한 산출의 결과가 다음 단계의 투입요소에 연결되는 과정으로 기존의 투입물을 수정하거나 새로운 투입물을 형성하는 단계, 일종의 시정조치단계(Feedback)로서 행정책임이나 행정개혁 등 보다 개선된 체제의 흐름을 말한다. • 적극적, 긍정적 피드백 : 목표의 변화나 수정 • 소극적, 부정적 피드백 : 목표달성과정에서 나타나는 오차의 수정(평가, 통제 등)

15 작업의 과학화를 통해 표준화된 작업을 관리하여 생산성 향상을 도모하려 했던 조직이론은?

| 경남 9급 2014

확인 Check! ○ △ ×

① 과학적 관리론 ② 인간관계론
③ 체제이론 ④ 상황이론

해설 콕

테일러의 과학적 관리론은 조직관리에 과학적 관리의 이론을 도입한 것으로 공정관리론, 시간과 동작의 연구, 과학적 관리법의 원리 등이 포함된다. 테일러는 생산공정에 있어서의 개개의 작업을 요소동작으로 분리하고, 각 요소동작의 형태·순서·소요시간을 시간연구와 동작연구에 의하여 표준화함으로써 1일의 작업량을 설정하고 그 과업을 기준으로 관리의 과학화를 시도함으로써 생산성 향상을 도모하려 하였다.

16 피들러의 리더십 상황모델(contingency model)에서 강조하는 중요 상황요인을 모두 고른 것은?

확인 Check! ○ △ ×

| 지방직 7급 2010

㉠ 리더와 구성원의 관계	㉡ 과업구조
㉢ 리더의 직위권력	㉣ 리더의 성격

① ㉡, ㉢
② ㉠, ㉡, ㉢
③ ㉠, ㉢, ㉣
④ ㉠, ㉡, ㉢, ㉣

해설 콕

피들러의 리더십 상황모델

리더에게 호의적인가를 결정하는 리더십 상황은 3가지 요소로 결정되며, 여기서 의미하는 '상황의 호의성'은 그 상황이 리더로 하여금 영향력을 행사할 수 있게 하는 정도를 말한다.

상황요인	내 용
리더와 구성원의 관계	리더에 대해 부하가 가지고 있는 신뢰나 존경의 정도, 즉 부하가 리더를 받아들이는 정도를 말한다.
과업구조	과업의 일상성 또는 복잡성을 뜻하는 것으로, 과업의 내용이 명백하고 목표가 뚜렷하거나 수행절차가 항상 반복되면 과업의 구조화 정도가 높다고 할 수 있다.
리더의 직위권력	리더의 지위가 구성원들로 하여금 명령을 받아들이도록 만들 수 있는 정도를 말하며, 권한과 상벌에 대한 결정권이 클수록 강하게 나타난다.

17 피들러가 주장한 상황모델에서 중요한 상황변수가 아닌 것은?

| 전북 9급 2014

확인 Check! ○ △ ×

① 과업구조
② 리더의 직위권력
③ 리더와 구성원 간의 관계
④ 구성원의 성숙도

해설 콕

피들러가 주장한 3대 상황모델

과업구조, 리더의 직위권력, 리더와 구성원 간의 관계

정답 14 ② 15 ① 16 ② 17 ④

18 다음 중 공식조직의 특징으로 옳은 것은? | 서울시 9급 2016

☑ 확인 Check! ○ △ ×

① 감정의 차원 존중
② 자연발생적인 관계
③ 인위적으로 계획된 조직구조
④ 조직기구표에 나타나 있지 않은 소집단

해설 콕

공식조직과 비공식조직

구 분	공식조직	비공식조직
발 생	공적인 목표를 추구하기 위한 인위적 조직으로서 제도화된 공식규범의 바탕 위에 성립	• 구성원 상호 간의 상호작용에 의하여 자연발생적으로 성립 • 혈연, 지연, 학연, 취미, 종교, 이해관계 등의 기초 위에 성립
특 징	• 외면적이고 가시적 • 능률이나 비용의 논리를 중시 • 계속 확대되는 경향이 있음 • 권한의 계층, 명료한 책임분담, 표준화된 업무수행, 몰인정적인 인간관계	• 내면적이고 비가시적 • 감정의 차원을 중시 • 친숙한 인간관계를 요건으로 하므로 항상 소집단의 상태를 유지

19 비공식조직의 순기능으로 옳지 않은 것은? | 지방직 9급 2009

☑ 확인 Check! ○ △ ×

① 공식조직의 경직성을 완화한다.
② 공식적 리더십을 보완한다.
③ 합리적인 의사결정을 한다.
④ 쇄신적 분위기를 조성한다.

해설 콕

비공식조직은 감정의 차원을 중시하는 비합리적인 의사결정을 특징으로 하며, 순기능으로 작용할 때는 집단의 단결력이 생겨서 의사소통이 쉬워지고, 개인의 정체감과 자존심을 높여줌으로써 조직의 활력소가 된다.

20 비공식조직의 특성에 대한 설명으로 가장 옳은 것은?

| 서울시 9급 2021

☑ 확인 Check!
○
△
×

① 감정의 원리가 지배한다.
② 과학적 관리기법을 중시한다.
③ 능률의 원리가 지배한다.
④ 공적 목적을 추구하고, 인위적이며 제도적이다.

해설 콕

비공식조직은 혈연, 지연, 학연, 취미, 종교, 이해관계 등의 기초 위에 성립하기 때문에 감정의 원리가 지배한다.
②, ③, ④는 모두 공식조직의 특성에 해당한다.

21 비공식조직의 특성에 해당되는 것은?

| 행안부 9급 2006

☑ 확인 Check!
○
△
×

① 명분성
② 합리성
③ 전체 질서 강조
④ 감정의 논리
⑤ 외면적 조직

해설 콕

②·④ 공식조직은 행정목적의 능률적 수행을 위해 합리적, 관료제적, 인위적 측면에 중점을 둔 법에 근거한 조직이며, 비공식조직은 혈연, 지연, 학연 등 인간관계를 기초로 비합리적, 감정적, 대면적 측면에 중점을 둔 자생적 조직이다.
① 비공식조직은 명분보다 실리에 따르는 조직이다.
③ 공식조직은 전체적인 질서인데 반하여 비공식조직은 그 전체적인 조직 속의 각 계층, 각 단위에서 자연발생적인 소집단으로 성립하는 부분적 질서이다.
⑤ 공식조직은 외면적 또는 외재적인데 비하여 비공식조직은 내면적 또는 내재적이다.

22 민츠버그(Mintzberg)의 조직유형 분류에서 전문적 관료제에서의 조정기제는?

| 서울시 9급 2015

☑ 확인 Check!
○
△
×

① 직접감독
② 기술표준화
③ 산출표준화
④ 상호조절

해설 콕

① 단순구조, ③ 사업부제, ④ 애드호크라시

정답 18 ③ 19 ③ 20 ① 21 ④ 22 ②

| 심화 Tip |

민츠버그(Mintzberg)의 분류(조직특징에 의한 분류)

민츠버그는 조직을 의도적으로 설계된 실체로 파악하고 조직구조와 환경의 관계를 중시하면서 조직의 특징 그 자체를 기준으로 다차원적으로 분류하고 있다.

구 분	특 징	조직규모 및 존속기간	조정기제 (통제수단)	예 시
단순조직	• 전략정점(최고관리층)과 운영핵심(작업계층)의 2계층으로 구성된 조직이다. • 기술과 환경은 단순하고, 권력적이다. • 조직환경이 매우 동태적이며, 조직기술은 정교하지 않다.	조직의 존속기간은 짧고, 규모는 작다.	직접적 감독 (최고관리자에게 집중)	엄격한 통제가 요구되는 신생조직 · 독재조직 · 위기에 처한 조직 등
기계적 관료제	• 전략정점에서 중요한 의사결정을 하고, 일상적인 업무는 중간관리자의 감독하에 운영핵심(작업계층)에서 공식적 규정과 규칙에 따라 수행된다. • 기술구조가 가장 중요하고, 최고관리층도 높은 수준의 권력을 행사하며, 지원참모의 규모도 높은 수준이다. • 조직환경이 안정되어 있으며, 표준화된 절차에 의하여 업무가 수행된다.	조직의 존속기간은 길고, 규모는 크다.	조직적 분화 (작업의 표준화)	은행 · 우체국 · 대량생산제조업체 · 항공회사 등
전문관료제	• 전문적 · 기술적 훈련을 받은 조직구성원에 의하여 표준화된 업무가 수행된다. • 전문가 중심의 분권화된 조직이며, 조직환경이 상대적으로 안정되고 외부통제가 없다.	조직의 존속기간과 규모는 다양하다.	수평적 분화 (기술표준화)	대학 · 종합병원 · 사회복지기관 · 컨설팅회사 등
분립구조 · 사업부제구조	• 상층부인 본부의 규모는 낮은 수준이고, 작업계층의 규모는 높은 수준이다. • 독자적 구조를 가진 분립된 조직이며, 중간관리층이 핵심적 역할을 한다.	조직의 존속기간은 길고, 규모는 크다.	하부단위 준자율적 (산출표준화)	대기업 · 대학분교 · 지역병원을 가진 병원조직 등
애드호크라시 · 임시체제	고정된 계층구조를 갖지 않고 공식화된 규칙이나 표준적 운영절차가 없는 조직이며, 환경도 동태적이다.	조직의 존속기간은 짧고, 조직구조가 매우 유동적이다.	수평적 분화 (상호조절)	첨단기술연구소 · 우주센터 등

23 민츠버그(H. Mintzberg)가 제시한 조직구조 유형에 대한 설명으로 옳은 것은?

☑ 확인 Check!
○
△
×

① 기계적 관료제는 막스 베버의 관료제와 유사하다.
② 임시조직은 대개 단순하고 반복적인 문제를 해결하기 위해 생성된다.
③ 폐쇄체계적 관점에서 조직이 수행하는 기능을 기준으로 유형을 분류하였다.
④ 사업부조직은 기능별, 서비스별 독립성으로 인해 조직 전체의 공통관리비 감소효과가 크다.

해설 콕

기계적 관료제는 일반적으로 조직규모가 크고 조직환경이 안정되어 있으며, 표준화된 절차에 의하여 업무가 수행되는 조직으로 막스 베버의 관료제와 유사하다.
② 단순하고 반복적인 문제를 해결하기 위해 생성되는 조직은 기계적 관료제이고, 임시조직은 복잡하고 비정형적인 과제에 적합하다.
③ 민츠버그의 조직유형 분류의 기준은 조직이 수행하는 기능이 아니라, 조직의 핵심구성부문, 조정기제, 상황요인 3가지를 기준으로 한다. 또한 환경을 중시하는 개방체제적 관점에 근거한다.
④ 사업부조직은 독립성으로 인한 중복적인 기능수행으로 규모의 경제를 실현하기 힘들기 때문에 조직 전체의 공통관리비를 절감하기 힘들다.

24 애드호크라시에 대한 설명으로 잘못된 것은?

☑ 확인 Check!
○
△
×

① 전문적 지식과 기술을 가진 동질적 집단으로 조직된다.
② 관료제 조직에 비하면 계층의 수가 적은 낮은 계층성을 보인다.
③ 칼리지아(collegia) 구조 형태를 띤다.
④ 애드호크라시 조직형태로는 프로젝트팀, 매트릭스 조직, 태스크포스, 망상구조(네트워크 구조) 등이 있다.

해설 콕

전문적 지식과 기술을 가진 동질적 집단으로 조직되는 것은 전통적인 기능별 조직이다. 애드호크라시 조직은 고도의 수평적 분화가 이루어져 복잡하지 않으며, 계층제적 수평적 분화가 낮고, 조직구조의 공식화가 낮은 조직이다. 또한 형식주의나 공식성에 얽매이지 않으며, 모든 의사결정권이 전문가로 구성된 팀에 의해 이루어져 융통성과 신속성이 있고 의사결정권이 분권화 되어 있는 조직이다.
③의 칼리지아 조직이란 대학, 병원, 연구소 등 민주적이고 자치적 결정이 이루어지는 동료 조직형태를 말한다.

정답 23 ① 24 ①

25 조직유형 중 파슨스(Talcott Parsons)의 분류에 해당하는 것은?

| 서울시 7급 2014

☑ 확인 Check!
○
△
×

① 경제조직 - 경제적 재화의 생산과 분배에 종사하는 조직
② 기업조직 - 소유주가 조직의 수혜자인 조직, 능률성 강조
③ 강제적 조직 - 조직의 통제수단이 강제적이고 구성원들이 고도의 소외의식을 가짐
④ 공리적 조직 - 조직이 구성원에 대하여 임금을 제공하고 구성원은 조직으로부터 지급되는 보상만큼 일한다는 입장
⑤ 호혜적 조직 - 조직구성원 일반을 위한 상호이익이 가장 중요한 목표인 조직

해설 콕

파슨즈(Parsons)의 분류(사회적 시스템에 의한 분류)

파슨즈는 사회적 시스템으로 4가지 기능(적응 및 목표달성, 통합, 유형유지 등)에 따라, 경제조직, 정치조직, 통합조직, 유형유지조직으로 분류하였다.

조직 유형	사회적 기능	특 징	예 시
경제조직	적응 (충분한 인적·물적 자원의 확보와 환경에의 대처)	사회가 소비하는 재화와 용역을 생산	기업체, 공기업 등
정치조직	목표달성 (사회의 공동목표 수립과 성취)	사회 내의 권력을 창출 · 분배하며, 사회가 바람직한 목표를 달성할 수 있도록 보장	행정기관, 정당 등
통합조직	통합 (조직 내의 응집력·결속력의 유지)	사회내 갈등을 해결하고, 사회의 구성 부분들간 공존과 협동조정	법원, 정당, 사회통제기관 등
유형유지조직	유형유지 (조직 고유의 독특한 가치체계의 창조와 유지)	교육·문화 등을 통해 사회의 지속성 유지	문화, 학교, 교회, 박물관 등

③·④ 에치오니(Etzioni)의 분류(복종관계에 의한 분류)
②·⑤ 블라우(Blau)와 스코트(Scott)의 분류(조직의 수혜자에 의한 분류)

02 조직구조론

01 다음 글에서 설명하는 조직구조로 옳은 것은? ❙서울시 9급 2017

☑ 확인 Check!
○
△
×

> • 전통적인 기능 조직과 프로젝트 조직의 장점을 혼합한 조직이다.
> • 의사결정의 어려움 및 권력 투쟁의 발생가능성이 단점이다.
> • 관련 분야간 상호협력 및 조직의 유연성 제고가 장점이다.

① 라인스탭 조직
② 프로젝트 조직
③ 라인 조직
④ 매트릭스 조직

해설 콕

매트릭스 조직
• 전통적인 기능 조직과 프로젝트 조직의 장점을 혼합한 조직이다.
• 프로젝트별 또는 제품별 독립성을 유지하면서 기능별 효율성도 유지할 수 있다.
• 한 사람의 업무담당자가 기능부문과 제품부문의 관리자로부터 동시에 통제를 받는 이중 권한구조를 형성하고 있다.

❙ 심화 Tip ❙

매트릭스 조직의 장 · 단점

장 점	• 기술의 전문성 제고 및 제품라인 혁신 모두 만족할 수 있다. • 조직의 내부자원을 각 제품라인에 효율적으로 사용할 수 있다. • 외부환경에 신속하게 대응할 수 있다. • 다양한 업무를 처리함으로써 규모의 경제로부터 오는 이익을 추구할 수 있다. • 조직구성원들에게 관리기술을 습득할 기회를 제공한다. • 다수의 복잡한 상호의존적인 활동 수행시 활동들 간의 조정이 용이하다. • 기업내부의 배치관리를 유연하게 할 수 있어 신규인력을 충원할 필요성이 감소한다.
단 점	• 두 명의 상사를 갖는 구조로 역할갈등의 문제점이 생길 가능성이 있고, 권력투쟁이 발생할 가능성도 있다. • 두 라인간 의사소통 및 결정에 많은 시간이 필요하다. • 조직내 구성원들이 정보와 권한의 공유에 대하여 적응하지 못할 때에는 조직 기능이 발휘되지 못할 수 있다. • 규모가 작은 조직에서는 부담이 될 수가 있다. • 안정성과 보안이 중시되는 조직에서는 실시되기 어렵다.

02 매트릭스 조직에 대한 설명으로 옳지 않은 것은?

| 지방직 7급 2016

☑ 확인 Check! ○ △ ×

① 전통적인 기능적 구조와 프로젝트 조직의 결합이다.
② 환경변화에 대한 복잡한 의사결정에 효과적이다.
③ 명령통일의 원칙이 적용되어 의사결정과정이 신속하다.
④ 두 관리자 사이의 균형적인 권한 배분 및 조정이 요구된다.

해설 콕

두 명의 상사를 갖는 구조이므로 명령통일의 원칙이 적용되지 않으며, 두 라인 간의 의사소통 및 결정에 많은 시간이 필요하다. 또한, 역할갈등의 문제점이 생길 가능성이 있고, 권력투쟁이 발생할 가능성도 있다.

03 매트릭스 조직에 대한 설명으로 가장 옳지 않은 것은?

| 서울시 9급 2019

☑ 확인 Check! ○ △ ×

① 구성원의 능력과 재능을 최대한 활용할 수 있다.
② 강력한 추진력으로 의사결정을 신속하게 할 수 있다.
③ 고객의 요구나 시장의 변화에 신속하게 대응할 수 있다.
④ 구성원들의 역할과 관련된 갈등이나 모호성이 발생할 수 있다.

해설 콕

매트릭스 조직은 한 사람의 업무담당자가 기능부문과 제품부문의 관리자로부터 동시에 통제를 받는 이중 권한구조를 형성하고 있는 조직을 말한다. 두 명의 상사를 갖는 구조이기 때문에 역할갈등 및 권력투쟁이 발생할 가능성이 있으며, 두 라인 간의 의사소통 및 결정에 많은 시간이 필요하다.
②는 라인 조직에 대한 설명이다.

04 매트릭스 조직에 대한 다음 설명 중 옳은 것은?

☑ 확인 Check! ○ △ ×

① 상하의 명령조직을 지원・조성・촉진하기 위해 만들어진 기구이다.
② 규모가 작은 조직일수록 유리하다.
③ 외부환경에 신속하게 적응하기 곤란하다.
④ 두 사람의 상사가 있어 명령통일의 원칙이 적용되기 곤란하다.
⑤ 복합조직으로 인적자원의 활용을 어렵게 한다.

해설 콕

매트릭스 조직은 한 사람의 업무담당자가 기능부문과 사업부문의 관리자로부터 동시에 통제를 받는 이중 권한구조를 형성하고 있으므로, 명령통일의 원칙이 적용되기 곤란하다.
① 참모조직에 대한 설명이다.
② 규모가 작은 조직에서는 부담이 될 수가 있다.
③ 외부환경에 신속하게 대응할 수 있다.
⑤ 인적자원의 활용에 용이하다.

05 〈보기〉에서 명령통일의 원리가 가장 잘 적용된 조직은? ㅣ서울시 9급 2022

확인 Check! ○ △ ×

보 기

ㄱ. 참모조직　　ㄴ. 계선조직
ㄷ. 막료조직　　ㄹ. 비공식조직

① ㄱ　　② ㄴ
③ ㄷ　　④ ㄹ

해설 콕

계선(라인)조직은 조직체 내에서 상하의 명령·복종관계를 지닌 수직적 계층구조를 형성하여 조직의 목표달성을 직접적으로 운영하는 조직으로 명령통일의 원리가 가장 잘 적용된 조직이라 할 수 있다.

명령통일의 원리
한 사람의 하위자는 오직 한 사람의 상관에 의해서만 지시나 명령을 받아야 한다는 원리이다.

06 라인-스탭 조직에 대한 설명으로 올바르지 않은 것은? ㅣ서울시 7급 2014

확인 Check! ○ △ ×

① 라인은 수평조직을, 스탭은 수직조직을 의미한다.
② 라인은 스탭으로부터 유익한 조언과 권고를 받을 수 있다.
③ 업무 수행이 능률적이고 신속하며 강력한 통솔력과 안정성을 확보할 수 있다.
④ 라인과 스탭 간의 갈등과 알력이 커지며 의사소통의 혼란이 초래될 수 있다.
⑤ 라인-스탭 조직은 조직이 대규모화되는 초기 상황에 효과적인 조직형태이다.

해설 콕

라인은 수직조직을, 스탭은 수평조직을 의미한다.
• **라인 조직** : 최고경영자의 권한과 명령이 직선적으로 하급자 또는 일선관리자까지 내려가는 구조이므로, 명령일원화의 원칙이 유지되는 명령식 구조이다.
• **스탭 조직** : 라인 조직을 도와서 전문적 지식과 기술, 경험으로 목표달성을 위한 활동이 원활하도록 간접적으로 지원하는 역할을 한다.

정답 02 ③ 03 ② 04 ④ 05 ② 06 ①

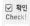

07 라인 – 스탭 조직에 대한 설명으로 가장 옳지 않은 것은?

❙서울시 9급 2020

☑ 확인 Check!
○
△
×

① 스탭 조직은 실질적인 집행권이나 명령권을 가진다.
② 조직이 대규모화 되면서 업무 조언을 위한 기능이 설치된 조직이다.
③ 스탭은 라인의 합리적인 의사결정을 도울 수 있다.
④ 라인과 스탭 간의 권한과 책임의 소재가 불분명할 수 있다.

해설 콕

라인 – 스탭 조직은 기업목표 달성에 필요한 핵심적 활동을 수행하는 라인 조직에 전문적 지식이나 기술을 가지고 라인의 활동을 도와주는 스탭을 결합한 조직이다.
스탭 조직은 실질적인 집행권이나 명령권은 없으나, 라인관리자가 의사결정을 할 때 조언, 지원 조성, 촉진, 협조 등을 하는 조직으로 목표 달성에 간접적으로 기여한다.

08 조직이 대규모화되는 초기상황, 경영환경이 안정적이고 확실성이 높은 상황에 효과적인 조직 형태는?

❙서울시 9급 2018

☑ 확인 Check!
○
△
×

① 라인스탭 조직
② 라인 조직
③ 프로젝트 조직
④ 매트릭스 조직

해설 콕

주요 조직의 형태별 특징

라인 조직	최고경영자의 권한과 명령이 직선적으로 하급자 또는 일선 관리자까지 내려가는 명령식 구조이다. 창업단계 혹은 중 · 소규모의 조직에 효과적이다.
라인스탭 조직	• 라인 조직에 전문적 지식이나 기술을 가지고 라인의 활동을 도와주는 스탭을 결합한 조직이다. • 조직이 대규모화되는 초기상황, 경영환경이 안정적이고 확실성이 높은 상황에 효과적이다.
프로젝트 조직	다양한 분야의 전문가집단으로 이루어진, 특수목표를 위한 비일상적 업무달성을 위한 임시조직이다. 과업이 완수되면 해산하고 새로운 사업에는 새로운 팀이 구성된다.
매트릭스 조직	• 전통적인 기능 조직과 프로젝트 조직의 장점을 혼합한 조직이다. • 인적자원을 효율적으로 활용할 수 있으며, 시장 변화에 대해 빠른 대처가 가능하다.

09 특정 분야의 우수한 경영사례를 표적으로 삼아 그들의 뛰어난 운영 방식을 도입하여 조직의 경쟁력을 높이고 혁신을 추구하는 기법은? ❙ 지방직 9급 2009

☑ 확인 Check! ○ △ ×

① Re-structuring(리스트럭처링)
② Bench-marking(벤치마킹)
③ Total Quality Management(총체적 품질관리)
④ Re-engineering(리엔지니어링)

해설 콕

미국의 제록스(Xerox) 사가 일본의 경쟁 기업들의 경영 노하우를 분석하고 그 결과를 경영에 활용하여 다시 기업경쟁력을 회복한 경영전략인 벤치마킹에 대한 설명이다.
① 리스트럭처링은 비전이나 미래목표에 도달하기 위해서 조직구조를 혁신적으로 재구축하는 것을 말한다.
③ TQM은 궁극적 목적인 고객만족과 관리개선을 위하여 고객지향적인 서비스 품질에 초점을 두고 전직원의 참여를 통하여 지속적 서비스 개선을 도모해 나가는 통합관리체계이다.
④ 기업의 활동이나 업무의 전반적인 흐름을 분석하고, 경영목표에 맞도록 조직과 사업을 최적으로 다시 설계하여 구성하는 것이다.

10 최근 다문화가족의 이혼이 증가함에 따라 해당 문제에 대처하기 위해 보건복지부, 법무부, 여성가족부 등을 포함하여 한시적으로 '다문화가족정책위원회'를 운영하기로 했다. 이 조직구조의 장점에 해당하지 않는 것은? ❙ 서울시 9급 2021

☑ 확인 Check! ○ △ ×

① 인력 구성의 탄력성을 보인다.
② 목적 달성을 위해 자원을 집중할 수 있다.
③ 환경변화에 적응성이 높은 편이다.
④ 최고관리자가 지속적으로 장기계획에 집중할 수 있다.

해설 콕

한시적으로 '다문화가족정책위원회'를 운영하기로 했기 때문에 최고관리자가 지속적으로 장기계획에 집중할 수 없다.

❙ 심화 Tip ❙

다문화가족정책위원회
다문화가족정책위원회는 「다문화가족지원법」 제3조의4의 규정에 따라 다문화가족의 삶의 질 향상과 사회통합에 관한 중요사항을 심의·조정하기 위하여 설치한 국무총리 소속 위원회로 관계 중앙행정기관의 장(12명)과 국무총리가 위촉하는 7명 이내의 민간인 등 위원장을 포함한 20명 이내의 위원으로 구성되며, 다문화가족지원을 위한 기본계획 및 시행계획의 수립·시행, 추진실적 점검 및 평가 그리고 각종 다문화가족 지원사업의 조정·협력 등에 관한 사항을 심의·조정한다.

정답 07 ① 08 ① 09 ② 10 ④

01 매슬로우(Maslow)의 욕구이론 중 자신의 잠재력을 극대화 시키려는 욕구단계는?

❙ 서울시 9급 2015

☑ 확인 Check! ○ △ ×

① 사회적 욕구 ② 자아실현의 욕구
③ 존경의 욕구 ④ 생리적 욕구

해설 콕

매슬로우(Maslow)의 욕구이론

존경의 욕구가 어느 정도 충족되면 다음에는 최상위 욕구인 자아실현의 욕구가 발생하게 된다. 자아실현의 욕구는 자신의 잠재능력을 최대한으로 발휘하여 최상의 인간으로서 자기완성을 이루려는 욕구이다.

생리적 욕구	음식, 물 등 인간의 가장 기본적인 생존을 위한 욕구를 말한다.
안전 욕구	일단 생존의 욕구가 충족되면 신체적인 피해와 상실에 대하여 자신을 보호함으로써 지속적인 생존을 도모한다.
사회적 욕구	사회적 및 사교적인 본질과 관계되는 것으로 동료의식, 소속감, 우정, 애정 등의 욕구를 말한다.
존경의 욕구	자신의 중요성을 다른 사람에게 인식시키고자 하는 욕구로 그로 인해 자기 자신에 대한 존경의 욕구를 말한다.
자아실현의 욕구	• 인간의 욕구 중 가장 상위의 욕구로 개인의 잠재력을 충분히 개발하려는 욕구를 말한다. • 창조적이고 자기표현의 기회를 갖는 욕구를 말한다.

02 Maslow의 욕구단계설 중에서 집단에 소속되고 싶어하고 우정 및 애정을 갖고자 하는 욕구는?

☑ 확인 Check! ○ △ ×

① 생리적 욕구 ② 존경의 욕구
③ 사회적 욕구 ④ 자아실현의 욕구
⑤ 안전 욕구

해설 콕

사회적 욕구에 대한 설명이다.

03 ERG이론에 대한 설명으로 옳지 않은 것은?

| 지방직 7급 2012

☑ 확인 Check!
○
△
×

① 인간의 욕구를 생존(Existence), 관계(Relatedness), 성장(Growth)이라는 3요소로 설명하였다.
② 하위욕구가 반드시 충족되어야 상위욕구로 이행된다는 가정을 수용한다.
③ 욕구구조가 신축적이며 개인 차이를 인정하고 있다.
④ 동기이론 중 앨더퍼(Alderfer)가 주장한 욕구이론이다.

해설 콕

앨더퍼의 ERG이론은 하위욕구가 충족될수록 상위욕구에 대한 욕망이 커진다는 점에서 매슬로우의 이론과 공통점이 있다. 그러나 다음과 같은 세가지 중요한 차이점이 존재한다.

1. 만족 – 진행접근법으로 저차원 욕구 만족시 고차원 욕구로 진행된다는 매슬로우의 욕구계층이론에 비해 ERG이론은 여기에 좌절 – 퇴행(frustration – regression)요소를 새롭게 추가시켰다. 좌절 – 퇴행은 고차욕구가 충족되지 않았을 때 오히려 저차원 욕구의 중요성이 커지고 그에 따라 바라는 바도 커진다는 주장이다.
2. 욕구계층이론과 달리 ERG이론은 인간의 행위에 한 가지 이상의 욕구가 동시에 작용할 수 있다고 가정하였다.
3. ERG이론은 욕구계층이론에서 가장 비판을 받았던 '저차원 욕구가 반드시 충족되어야 고차욕구로 진행한다'는 매슬로우의 가정을 배제하고 있다. 오히려 고차원 욕구에 대한 만족의 결핍이 저차원 욕구를 사람들에게 보다 중요하게 만든다는 가정 하에 정립된 이론이다.

04 조직에서 인간의 동기를 설명하는 허즈버그(Herzberg)의 이론에 대한 설명으로 가장 옳지 않은 것은?

| 서울시 9급 2019

☑ 확인 Check!
○
△
×

① 사람의 욕구를 만족과 불만족의 2요인으로 설명하고 있다.
② 욕구를 단계적으로 보고 하위욕구가 충족되면 다음 단계의 욕구가 동기부여를 할 수 있다.
③ 임금에 대한 불만족을 제거하여야 하지만 이를 통해 동기가 부여되는 것은 아니다.
④ 성취감, 승진 등의 동기요인이 만족되면 적극적인 태도로 유도될 수 있다.

해설 콕

허즈버그의 2요인이론은 인간의 욕구가 단계별(욕구단계설, ERG이론)로 계층을 이루는 것이 아니라 부정적 행동을 방지하는 요인과 긍정적 행동을 유발하는 요인이라는 별개의 요인으로 이루어져 있고, 이 중 긍정적 행동을 유발하는 요인만이 동기부여요인으로 작용한다고 설명하는 이론이다.
②는 매슬로우(Maslow)의 욕구계층이론에 대한 설명이다.

정답 01 ② 02 ③ 03 ② 04 ②

05 동기부여이론 중 사람들의 욕구는 단계적으로 이루어져 있지 않으며, 불만족과 만족 증진은 서로 별개의 차원으로 이루어져 있다고 주장한 학자는?

▌서울시 9급 2015

☑ 확인 Check! ○ △ ×

① 맥그리거(McGregor)　② 아지리스(Argyris)
③ 브룸(Vroom)　④ 허즈버그(Hezberg)

해설 콕

허즈버그(Herzberg)의 2요인이론

2요인이론은 인간의 욕구가 단계별(욕구단계설, ERG이론)로 계층을 이루는 것이 아니라, 부정적 행동을 방지하는 요인과 긍정적 행동을 유발하는 요인이라는 별개의 요인으로 이루어져 있고, 이 중 긍정적 행동을 유발하는 요인만이 동기부여요인으로 작용한다는 이론이다. 위생요인이 충족되는 것은 단지 직무불만족 요인을 제거하는 것일 뿐이며, 직무만족에 영향을 주려면 동기요인을 강화해야 한다고 주장하였다.

동기부여요인 (만족요인)	성취감, 인정, 책임감, 성장, 발전, 존경, 자아실현 등 주로 직무내재적 성격의 요인
위생요인 (불만족요인)	• 개인의 생리적 욕구와 안전욕구, 애정욕구 등 개인의 직무환경과 관련된 직무외재적 성격의 요인 • 개선하면 불만을 감소시키지만 적극적인 만족을 가져오지 않는 요인

06 다음 중 허즈버그가 주장한 2요인이론의 동기부여요인에 해당하는 것을 조합한 것으로 옳은 것은?

▌경기 9급 2014

☑ 확인 Check! ○ △ ×

가. 성취감	나. 회사정책
다. 승 진	라. 책임감
마. 대인관계	바. 작업환경

① 가, 나, 마　② 가, 다, 라
③ 가, 라, 바　④ 가, 라, 마

해설 콕

위생요인과 동기요인

위생요인(불만족요인)	동기부여요인(만족요인)
개인의 직무환경과 관련된 직무외재적 성격의 요인 : 임금, 기술적 감독, 작업환경, 대인관계, 회사의 정책과 관리	**주로 직무내재적 성격의 요인(직무내용상의 관심)** : 성취감, 책임감, 존경, 자아실현, 인정, 승진, 성장 가능성, 업적

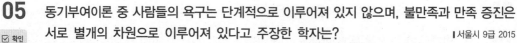

07 맥그리거(McGregor)의 X이론에 입각한 인간의 가정에 해당하는 것은?

☑ 확인 Check! ○ △ ×

① 인간은 본래 변화에 대하여 저항적으로 대응한다.
② 인간의 자기지휘나 자기통제력이 있다.
③ 인간은 조직문제를 해결하기 위한 창의력을 가지고 있다.
④ 인간은 적절한 동기부여가 되면 맡은 일에 자율적이다.

해설 콕

맥그리거는 인적자원을 관리하는 이론적 가정의 근거로 X이론과 Y이론을 제시하였다.

X이론(부정적 인간관)	• 인간은 본래 태만하고 일하기 싫어한다. • 책임지기를 싫어하며 지도받기를 원한다. • 인간은 이기적이며 조직에 무관심하다. • 변화에 대하여 저항적이다. • 조직문제 해결에 창의적이지 못하다.
Y이론(긍정적 인간관)	• 인간은 책임지고 업무를 수행하려 한다. • 자기통제력이 있다. • 인간은 조직문제 해결에 창의적이다. • 동기부여가 되면 맡은 일에 자율적이다.

08 인간을 긍정적, 부정적으로 보는 동기부여이론에 해당하는 것은?

▎서울시 9급 2006

☑ 확인 Check! ○ △ ×

① 맥그리거의 XY이론
② 맥클리랜드의 성취이론
③ 알더퍼의 ERG이론
④ 브룸의 기대이론
⑤ 허즈버그의 2요인이론

해설 콕

인간을 긍정적, 부정적으로 보는 동기부여이론은 맥그리거의 XY이론이다.

09 맥그리거(McGregor)의 Y이론에 대한 설명으로 가장 옳은 것은?

▎서울시 9급 2018

☑ 확인 Check! ○ △ ×

① 구성원은 처벌과 통제를 해야 한다.
② 조직구성원들의 경제적 욕구 추구에 대응한 경제적 보상 체계가 확립되어야 한다.
③ 자기통제와 자기지시를 행할 수 있다.
④ 인간은 자기중심적이고 책임지는 것을 싫어한다.

정답 05 ④ 06 ② 07 ① 08 ① 09 ③

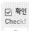

해설 콕

맥그리거(McGregor)의 XY이론

X이론 인간관	• 인간은 본래 일을 싫어하고, 가급적이면 일을 기피하려고 한다. • 인간이 일을 싫어하기 때문에 조직의 목적 지향적인 노력을 조성하기 위해서는 강압, 통제, 지시, 벌칙에 의한 위협 등이 필요하다. • 보통 인간은 지시받는 것을 좋아하고, 책임을 회피하려고 하며, 야심이 적고, 그 무엇보다도 안전만을 추구하려고 한다. • 강제·명령·통제·금전에 의한 유인·위협·벌칙 등을 강조한다.
Y이론 인간관	• 인간은 원천적으로 일을 싫어하지 않으며, 조건만 맞으면 일을 자연스럽게 받아들인다. • 인간은 자기가 실행하려는 목표의 달성을 위하여 자기지시와 자기통제를 한다. • 보통의 사람은 적당한 조건 하에서는 책임을 지려고 할 뿐만 아니라 추구하기까지 한다. • 조직 문제를 해결하는데 있어서 상상력, 재간, 창조성을 고도로 활용하려는 능력은 모든 사람에게 고루 퍼져 있다. • 명령·통제를 줄이고, 개개인의 자발적 근무의욕과 동기가 발생하도록 유인한다.

10 맥클리랜드(McClelland)의 동기이론이 제시하는 욕구가 아닌 것은?

❙지방직 7급 2013

☑ 확인 Check! ○ △ ×

① 성취 욕구(need for achievement)
② 안전 욕구(need for safety)
③ 친화 욕구(need for affiliation)
④ 권력 욕구(need for power)

해설 콕

맥클리랜드(McClelland)의 성취동기이론

인간은 성취 욕구, 소속(친화) 욕구, 권력(지배) 욕구가 있는데, 개인 및 사회의 발전은 성취 욕구와 밀접한 상관관계를 갖는다는 이론을 말한다.

성취 욕구	무엇을 이루어내고 싶은 욕구
소속(친화) 욕구	남들과 사이좋게 잘 지내고 싶은 욕구
권력(지배) 욕구	다른 사람에게 영향을 미치고 영향력을 행사하며, 그를 통제하고 싶은 욕구

11 동기부여이론 중 내용이론이 아닌 것으로 가장 옳은 것은?

❙서울시 9급 2020

☑ 확인 Check! ○ △ ×

① 매슬로우(Maslow)의 욕구단계이론
② 아지리스(Argyris)의 미성숙 – 성숙이론
③ 브룸(Vroom)의 기대이론
④ 허즈버그(Herzberg)의 2요인이론

해설 콕

동기부여이론의 구분

구 분	특 징	대표적인 이론
내용이론	인간행동의 원동력은 '무엇'이며, 사람들이 무엇을 원하고 필요로 하는 지를 연구하는 이론	• 매슬로우(A. Maslow)의 욕구계층이론 • 알더퍼(C. Alderfer)의 ERG이론 • 허즈버그(F. Herzberg)의 2요인이론 • 맥클리랜드(D. C. McClelland)의 성취동기이론 • 맥그리거(D. McGregor)의 XY이론 • 아지리스(C. Argyris)의 미성숙 – 성숙이론
과정이론	동기부여가 '어떤 과정'을 통해 일어나는가에 관한 이론	• 브룸(V. Vroom)의 기대이론 • 아담스(J. S. Adams)의 공정성이론 • 로크(E. A. Locke)의 목표설정이론 • 데시(E. Deci)의 인지평가이론 • 포터(L. Porter)와 롤러(E. Lawler)의 동기유발모형 (EPRS 모형)

12 브룸(Vroom)의 기대이론(Expectancy Theory)에 대한 설명으로 옳지 않은 것은?

❙ 서울시 9급 2017

☑ 확인 Check!
○
△
×

① 유의성은 보상에 대한 객관적 선호의 정도이다.
② 전체 동기부여 수준은 0의 값을 가질 수 있다.
③ 수단성은 성과가 보상을 가져올 것이라는 믿음이다.
④ 기대감은 자신의 노력이 일정한 성과를 달성한다는 기대이다.

해설 콕

브룸(Vroom)의 기대이론
• 유의성은 보상에 대한 주관적 선호의 정도이다.
• 기대이론은 다음의 내용을 믿는 신념이 있을 때 동기부여가 잘 될 것이라고 설명한다.

노력 – 성과 관계	노력하면 좋은 성과를 낼 수 있을 것이다.
성과 – 보상 관계	좋은 성과는 조직에서의 보상(보너스, 임금인상 또는 승진)을 가져올 것이다.
보상 – 개인목표 관계	보상은 종업원들의 개인목표를 충족시킬 것이다.

• 동기력은 기대, 수단성, 유의성을 곱하여 결정되는데 세 가지 요소 중 한 가지 요소라도 0이면 전체가 0이 된다.

동기부여(M) = Σ기대 × Σ(수단성 × 유의성)

정답 10 ② 11 ③ 12 ①

13 V. Vroom의 기대이론에 대한 설명으로 옳지 않은 것은? ❙ 지방직 9급 2012

☑ 확인 Check! ○ △ ×

① 어떤 방법으로 동기를 불러일으킬 수 있는가에 초점을 둔 과정이론이다.
② 수단성(instrumentality)은 개인 활동의 성과와 그에 따른 보상의 관계를 나타낸다.
③ 기대감(expectancy)은 특정 행위를 통해 달성될 성과의 객관적 확률이다.
④ 유의성(valence)은 특정한 보상에 대한 한 개인의 선호도이다.

해설 콕

결과 또는 보상과 기대감

결과 또는 보상 (outcome or reward)	행동의 산물로서 개인행동의 성과와 같은 1차적 결과(first – level outcome)와 성과에 따른 보상과 승진 등 2차적 결과(second – level outcome)로 구분된다.
기대감 (expectancy)	자신의 노력이 일정한 성과(1차적 결과)를 달성할 가능성에 대한 개인의 주관적 확률을 말한다. 이것은 수치로 표현할 때 행동과 결과 간에 전혀 관계가 없는 0의 상태로부터 시작하여 행동과 결과 간의 관계가 확실한 1의 사이에 존재한다.

14 다음 중 동기부여이론의 제안자와 이론 및 그 특성을 바르게 조합한 것은? ❙ 서울시 9급 2016

☑ 확인 Check! ○ △ ×

① 허즈버그(Herzberg) – 2요인이론 – 불만족요인의 해소가 만족요인을 증대시킴
② 브룸(Vroom) – 기대이론 – 동기수준은 달성가능성과 욕구의 크기 등에 의해 결정됨
③ 맥그리거(McGregor) – XY이론 – X이론에서 인간은 조직 문제 해결에 창의적임
④ 매슬로우(Maslow) – ERG이론 – 인간의 욕구를 존재 욕구, 안전 욕구, 성장 욕구로 구분함

해설 콕

① 허즈버그는 만족요인에 영향을 주는 요인을 "동기요인"이라 하고, 불만족요인을 "위생요인"이라고 명명하였다. 위생요인이 충족되는 것은 단지 불만족요인을 제거하는 것일 뿐이며, 만족요인에는 영향을 주지 못하므로, 직무만족에 영향을 주려면 동기요인을 강화해야 한다고 주장하였다.
③ 조직 문제 해결에 창의적인 이론은 Y이론이다.
④ ERG이론은 알더퍼(Alderfer)가 주장하였다.

15 아담스(Adams)의 공정성(공평성)이론에 대한 설명으로 옳지 않은 것은? ❙서울시 9급 2017

☑ 확인 Check!
○
△
×

① 비교집단과 투입−산출의 비율에 대한 비교를 통해 공정하다고 느낄 때 인간은 행동한다.
② 형평성의 비교과정을 투입에 대한 산출의 비율로 설명한다.
③ 투입에는 직무수행에 동원한 노력, 기술, 교육수준, 사회적 지위 등이 포함된다.
④ 산출에는 개인이 받게 되는 보수, 승진, 직업안정성, 사회적 상징, 책임 등이 포함된다.

해설 콕

아담스(Adams)의 공정성(공평성)이론

- 아담스는 투입과 산출의 비교가 동기부여에 영향을 미친다고 주장하였다. 자신의 투입 대 산출의 비율이 타인의 그것과 비교하여 같으면 공정하다고 느끼고 조직과 공정한 관계가 이루어졌다고 생각하지만, 작거나 크면 불공정성을 지각하게 되어 불쾌감과 긴장감을 느끼고 불공정성 회복을 위해 행동하게 된다는 이론이다.
- 투입과 산출

투 입	개인이 직무에 투여하는 개인적인 특성 • 개인이 습득한 것 : 기술, 노력, 경험, 교육수준, 사회적 지위 등 • 개인의 속성 : 나이, 성별, 인종 등
산 출	개인이 직무수행의 결과로 받는 것 예 보수, 승진, 직업안정성, 사회적 상징, 책임 등

16 보건의료인력은 보건의료서비스를 제공하는데 필요한 인력자원이다. 인력자원의 동기부여에 관한 이론과 그 설명이 옳지 않은 것은? ❙지방직 9급 2010

☑ 확인 Check!
○
△
×

① 욕구단계이론 : 인간의 욕구 중 사회적 욕구는 기본적인 의식주 및 안전의 욕구가 충족되었을 경우 비로소 실현하고자 하는 욕구를 가지게 된다.
② X・Y이론 : 일을 싫어하고 수동적인 인간형의 경우는 보상과 제재에 의한 관리가 가장 적합하며, 일을 좋아하고 적극적인 인간형의 경우는 민주적 리더십과 권한의 위임 등이 적합하다.
③ 2요인이론 : 불만요인과 만족요인은 별개의 차원으로 구성되지 않으며, 불만요인이 사라지면 바로 만족을 하게 된다.
④ 미성숙−성숙이론 : 인간은 미성숙 단계에서 성숙한 단계로 나아가며, 조직의 관리방법은 이러한 과정에 영향을 끼치게 된다.

정답 13 ③ 14 ② 15 ① 16 ③

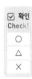

해설 콕

허즈버그(Herzberg)의 2요인이론은 인간의 욕구가 단계별(욕구단계설, ERG이론)로 계층을 이루는 것이 아니라, 부정적 행동을 방지하는 요인과 긍정적 행동을 유발하는 요인이라는 별개의 요인으로 이루어져 있고, 이중 긍정적 행동을 유발하는 요인만이 동기부여요인으로 작용한다는 이론이다. <u>위생요인이 충족되는 것은 단지 직무불만족요인을 제거하는 것일 뿐이며, 직무만족에 영향을 주려면 동기요인을 강화해야 한다고 주장하였다.</u>

심화 Tip

동기부여의 내용(욕구)이론

구 분	생리적 욕구		정신적 욕구		
Maslow	생리적 욕구	안전 욕구	사회적 욕구	존경 욕구	자아실현 욕구
Alderfer	생존 욕구		관계 욕구		성장 욕구
McClelland	–		친화 욕구	성취 욕구	권력 욕구
McGregor	X이론			Y이론	
Herzberg	위생요인(불만족요인)			동기요인(만족요인)	
Argyris	미성숙이론			성숙이론	

17 동기이론에 대한 설명으로 옳지 않은 것은? ❙ 지방직 7급 2015

확인 Check! ○ △ ×

① 아담스(Adams)의 공정성이론에 따르면 사람이 다른 사람과 비교해서 과소보상을 느끼면 직무에 시간과 노력을 더 많이 투입한다.

② 로크(Locke)의 목표설정이론에서는 대부분의 인간행동은 유목적적이며, 행위는 목표와 의도에 따라 통제되고 유지된다고 본다.

③ 브룸(Vroom)의 기대이론에서 유인가(valence)는 목표, 결과, 보상 등에 대해서 개인이 갖는 선호도를 말한다.

④ 허즈버그(Herzberg)의 동기-위생이론에 따르면 동기추구자는 욕구체계에서 주로 성취, 인정, 발전 등 상위욕구에 관심을 둔다.

해설 콕

아담스(Adams)의 공정성이론의 기본전제는 동기란 개인이 자기가 작업상황에서 지각한 공정성 정도에 따라 영향을 받는다. 여기서 공정성 정도는 자기와 타인의 투입과 노력에 대한 성과, 즉 급료의 비율을 비교하여 같으면 공정하게 느끼지만 불균등하면 불공정하다고 느낀다. 따라서 <u>사람이 다른 사람과 비교해서 과소보상을 느끼면 직무에 시간과 노력을 덜 투입하게 된다</u>(동기가 떨어짐).

18 조직변화를 설명하는 레윈(Lewin)의 이론에 대한 설명으로 가장 옳지 않은 것은?

확인 Check! ○ △ ×

ㅣ서울시 9급 2018

① 조직변화를 위한 준비단계를 해빙기라고 한다.
② 변화기에는 문제해결을 통해 변화하고자 하는 동기를 갖는다.
③ 변화 영역에 변화를 주고자 하는 단계를 변화기라고 한다.
④ 재결빙기가 있으면 안정화된다.

해설 콕

레윈(Lewin)의 3단계 변화관리 모델

해빙기	• 조직변화를 위한 준비단계를 말한다. • 문제해결을 통해 변화하고자 하는 필요성과 동기를 갖는 단계이다.
변화기	• 구체적으로 변화하는 단계이다. • 다양한 방법으로 변화를 시도하는 단계이다.
재결빙기	• 변화를 지속시키기 위한 단계이다. • 변화가 조직 내에 자리 잡게 하여 안정화시키는 단계이다.

CHAPTER 4 보건조직론

정답 17 ① 18 ②

01 조직구성원들의 참여 속에 목표를 명확하게 설정하여 활동하고, 그 결과를 측정 및 평가하는 '생산성 향상 기법'은?

확인 Check! ○ △ ×

① TQM
② QC
③ QWL
④ MBO

해설 콕

설문은 목표관리(MBO)에 대한 설명이다. MBO란 상하조직구성원의 참여과정을 통해서 조직의 공동목표를 명확히 하고 체계적으로 조직구성원들의 개개목표 내지 책임을 합의하에 부과하여 수행결과를 사후에 공동으로 평가하고 환류시켜 궁극적으로 조직의 효과성 향상에 기여하고자 하는 동태적·민주적 관리체제를 말한다.

02 보건조직의 목표관리(MBO, management by objective)에 관한 설명으로 가장 옳지 않은 것은?

| 서울시 9급 2017

확인 Check! ○ △ ×

① 직무만족도와 생산성의 동시 향상
② 객관적 업무 평가 기준 제공
③ 역할의 모호성과 갈등 감소
④ 조직의 장기적 목표 설정

해설 콕

목표관리(MBO)

- 목표를 달성하기 위해서 경영자와 종업원들이 설정된 목표에 동의하고 그들이 조직 내에서 무엇을 해야 할지를 이해해 가는 일련의 과정을 뜻한다.
- 이러한 과정이 제대로 진행되기 위해서는 회사의 신념과 가치가 조직내 모든 부문을 고루 거쳐 흐르며 구성원 개개인에게까지 온전히 전달되어야 한다. 또한 전달된 이해의 차이가 최소화되도록 노력할 필요가 있다.
- 경영 환경에 적합한 평가 주기를 결정하고, 성과를 평가하는 단계가 필요하다. 하급자는 자신의 성과를 스스로 평가하고, 상급자는 하급자의 업적을 평가한다. 이때 하급자의 능력과 태도는 평가의 대상이 아니다. 평가기간 내에 달성한 성과만을 객관적으로 평가하는 것이 MBO이다. 따라서 MBO의 목표가 장기적이어서는 곤란하다.

03 MBO에 대한 설명으로 옳지 않은 것은?

☑ 확인 Check!
○
△
×

① 조직과 개인의 목표 통합
② 자원의 효율적 운영
③ 유동적 상황에 적합
④ 복잡한 절차

해설 콕

MBO는 체제모형이 아니라 목표모형(폐쇄모형)이므로 외부환경이 유동적인 곳에서는 큰 힘을 발휘하기 힘들고, 절차가 복잡하다는 것이 단점이다.

심화 Tip

MBO의 장·단점

장 점	단 점
• 조직과 개인의 목표 통합에 의한 사기 증가 • 갈등·대립의 감소 • 협동적 노력의 향상 • 수직적 의사소통 개선 • 관리의 융통성 • 다면평정의 기초 • 자원의 효율적 운영	• 유동적 환경에 부적합 • Y이론의 편견 • 운영절차의 복잡 • 목표의 전환소지 • 전체적 생산성 저하 • 단기적·미시적 목표에의 치중

CHAPTER 4 보건조직론

04 총체적 품질관리(TQM)에 대한 설명으로 옳지 않은 것은?

☑ 확인 Check!
○
△
×

① 모든 조직구성원들은 한편으로 공급자이면서 다른 한편으로는 고객인 이중적 역할을 수행하는 것으로 본다.
② 환경의 불확실성을 통제하기 위하여 단기적 전략과 교정적·사후적 통제에 치중한다.
③ 목표관리제(MBO)와 달리 TQM의 관심은 외향적이어서 고객의 필요에 따라 목표를 설정하는 것을 강조한다.
④ 하급직원들에게 힘을 실어주는 일과 분권화를 촉구하지만 계층제의 완전한 폐지를 주장하지는 않는다.

해설 콕

TQM은 환경의 불확실성을 통제하기 위하여 장기적 전략과 예방적·사전적 통제에 치중한다.

정답 01 ④ 02 ④ 03 ③ 04 ②

| 심화 Tip |

총체적 품질관리(TQM)

의 의	품질에 중점을 두고, 조직구성원 전원참여에 의해 고객만족과 조직구성원 및 사회에 대한 이익창출로 장기적인 성공에 목표를 두는 조직 전체의 체계적 노력을 의미한다.
목 표	고객만족
전 략	사전적 · 예방적 통제(프로세스를 통해 오류를 사전에 방지)
속 도	업무과정을 지속적 · 장기적 · 점증적 개선
방 식	과정과 절차의 표준화(서비스의 가변성 방지)

05 MBO(목표관리)와 TQM(총체적 품질관리)의 내용 중 가장 부적절한 것은?

☑ 확인 Check!
○
△
×

① MBO는 인간의 자율능력을 믿는 자기실현적 인간관의 영향을 많이 받았다.
② TQM의 시간관은 장기적이며, 통제유형은 예방적 · 사전적 통제이다.
③ MBO는 역할 모호성 · 역할갈등을 감소시키고 일과 사람의 조화수준을 높인다.
④ TQM의 기본 구성요소는 목표설정, 참여, 환류이다.
⑤ MBO는 도입하는데 시간이 많이 걸리고 운영절차가 번잡하다.

해설 콕

목표설정, 참여, 환류는 MBO의 기본적 구성요소이다.

| 심화 Tip |

MBO(목표관리)와 TQM(총체적 품질관리)

구 분	MBO(목표관리)	TQM(총체적 품질관리)
인간관	성장형 인간관 : 자아실현적 인간관과 Y이론적 인간관을 전제	Y이론적 인간관
개 념	특별한 산출 목표를 설정하고 그 목표를 중심으로 운영하는 관리체계	고객이 요구하는 전 조직의 품질 혁신
구 조	분권적, 계선조직	분권적, 참모조직
안 목	단기적, 미시적, 양적(정량적)	장기적, 거시적, 질적(정질적)
지 향	효과지향(대내지향)	고객지향(대외지향)
성 격	관리전략, 평가 및 환류중시(사후적 관리)	사전적 관리(예방적 통제)
초 점	결과중시	과정 · 절차중시

06 총체적 품질관리(TQM)와 목표관리(MBO)에 대한 설명으로 가장 옳은 것은?

☑ 확인 Check!
○
△
×

① TQM이 X이론적 인간관에 기반하고 있다면, MBO는 Y이론적 인간관에 기반하고 있다.
② TQM이 분권화된 조직관리 방식이라고 하면, MBO는 집권화된 조직관리 방식이다.
③ TQM이 조직내부 성과의 효율성에 초점을 둔다면, MBO는 고객만족도 중심의 대응성에 초점을 둔다.
④ TQM이 팀 단위의 활동을 바탕으로 한다면, MBO는 개별 구성원의 활동을 바탕으로 한다.

해설 콕

MBO는 개인별 또는 세부 조직 단위별 활동 중심이라면 TQM은 집단과 팀 단위의 활동을 중심으로 한다.
① TQM과 MBO 모두 Y이론적 인간관에 기반하고 있다.
② TQM과 MBO 모두 분권화된 조직관리 방식이다.
③ TQM이 고객만족도 중심의 대응성에 초점을 둔다면, MBO는 조직내부 성과의 효율성에 초점을 둔다.

07 다음 중 조직에서 갈등이 발생할 수 있는 소지가 가장 적은 경우는?

☑ 확인 Check!
○
△
×

① 자원의 희소성이 강할 때
② 업무의 일방향 집중형 상호의존성이 강할 때
③ 개인 사이의 가치관 격차가 클 때
④ 분업구조의 성격이 강할 때

해설 콕

집합적 상호의존성(일방향 집중형)에서는 부서 간의 교류가 가장 불필요하기 때문에 갈등의 소지도 그만큼 적게 되나, 순차적 상호의존성(연쇄고리형)이나 교호적 상호의존성(쌍방향 의존형)의 경우에는 타 부서로부터 영향을 받기 때문에 갈등의 가능성이 높아진다.

심화 Tip

조직구조상의 갈등요인

- **수평적 분화와 업무의 상호의존성** : 하위체제 및 역할분화의 고도화와 업무 상호 간의 의존성이 증대하는 경우 갈등 발생의 소지는 커진다. 즉, 서로 연계되어 있어 다른 사람의 협조가 필요할수록 갈등의 가능성은 높아진다.
- **순차적 · 교호적 상호의존성** : 집합적 상호의존성(일방향 집중형)에서는 부서 간의 교류가 가장 불필요하기 때문에 갈등의 소지도 그만큼 적게 되나, 순차적 상호의존성(연쇄고리형)이나 교호적 상호의존성(쌍방향 의존형)의 경우에는 타 부서로부터 영향을 받기 때문에 갈등의 가능성이 높아진다.
- **제로 섬(zero sum) 상황** : 자원들에 대해 타인들과 경합 상태에 있을 때 갈등이 높아진다.
- **역할이나 관할 영역의 모호성** : 권한과 책임의 범위가 명확하지 않을 경우 갈등이 높아진다.
- **평가기준과 보상체계에서의 상이성** : 고객에 대한 빠른 서비스 제공에 의해 평가받는 판매관리자와 비용의 극소화에 의해 평가받는 생산부서 관리자 간의 갈등이 발생한다.

정답 05 ④ 06 ④ 07 ②

- **참여적 의사결정 체제** : 참여적 의사결정 과정에서 논쟁의 기회가 허용됨에 따라 갈등이 증폭될 수 있다.
- **지위 · 신분상의 불일치(지위의 부조화)** : 지위와 능력이 일치하지 않을 경우 갈등이 발생할 수 있다.
- **전문화** : 인간의 전문화와 작업의 전문화는 편협한 시각을 초래하여 갈등을 유발한다.
- **비공식적 조직의 공존** : 비공식적 조직은 배타적인 멤버십으로 인해 갈등을 유발한다.

08 다음의 상황에서 필요한 갈등해결 방법은?

I 서울시 9급 2016

확인 Check! ○ △ ×

- 양보할 수 없는 중요한 문제
- 신속하게 결정을 해야 하는 상황
- 조직의 질서유지에 필수적인 법규 시행

① 강요형(forcing)
② 회피형(avoiding)
③ 협동형(collaborating)
④ 타협형(compromising)

해설 콕

양보할 수 없는 중요한 문제, 조직의 질서유지에 필수적인 법규 시행 등의 경우에는 대립하고 경쟁해서라도 상대방에게 수긍하도록 강요해야 한다.

심화 Tip

갈등에 대응하는 5가지 방식

구 분	의 의	적응 상황
경 쟁 (강요, 대립, 압박)	• 자신의 관심사를 충족시키기 위해 상대방을 압도해 버림으로써 갈등을 처리하는 기법 • 고도의 경쟁적이고 고도의 비협조적인 지향성	• 양보할 수 없는 대단히 중요한 문제일 때 • 신속하게 단호한 결정을 해야 하는 비상시 • 경비 삭감과 같이 중요한 문제로서 평판이 나쁜 행동이 요구되는 경우 • 부당하게 남의 이익을 침해하는 사람과 대항할 때 • 양자의 관심이 다 중요하기 때문에 통합적인 해결을 수락하지 않을 수 없을 때
양 보 (순 응)	• 자신의 관심사는 버려두고 상대방의 관심사를 충족시키는데 주력하는 기법 • 고도의 협동성	• 상대에게 압도되어 손실을 극소화할 필요가 있을 때 • 화합과 안정이 특히 중요할 때 • 상대자가 잘못을 알게 하여 발전시킬 필요가 있을 때

타 협	당사자들 간의 상호교환과 희생을 통해 해결 양 당사자의 관심을 충분히 만족시키려고 노력하여 양쪽의 욕구를 통합하는 기법	• 세력이 비슷한 쌍방이 상호 배타적인 목표 달성에 종사하게 될 때 • 복잡한 문제를 임시로 해결하려 할 때 • 시간에 쫓기어 편법을 강구할 때
협 력	• 양측의 관심사를 모두 만족시키는 가장 이상적인 기법 • 온건한 자기주장과 온건한 협조	• 여러 사람의 견해와 통찰력을 모아야 할 때 • 의견을 통합함으로써 관계자들의 협력을 얻을 수 있을 때 • 쌍방의 관심사가 모두 고려되어야 할 정도로 중요하여 통합의 해결책을 마련해야 할 때
회 피	• 양 당사자들이 갈등문제를 다루지 않겠다는 기법 • 냉담, 퇴행, 무관심	• 다른 사람의 관심을 이해할 기회가 없을 때 • 문제가 시시할 때 • 갈등 해소의 이득보다 비용이 더 들 때 • 사태를 진정시키기 위해서 • 더 많은 정보 획득이 긴박할 때 • 다른 사람이 문제를 더 효과적으로 해결할 수 있을 때 • 문제가 다른 문제들의 해결로부터 해결될 수 있는 하위갈등일 때

09 다음 상황에 적합한 갈등관리 유형으로 옳은 것은?

| 지방직 9급 2012

☑ 확인 Check! ○ △ ×

- 사안이 매우 중요하여 양보할 수 없다.
- 비상상황에서 신속하고 단호한 결정을 해야 한다.
- 조직의 질서 유지에 필수적인 법규를 시행해야 한다.

① 회피형(avoiding) ② 협동형(collaborating)
③ 타협형(compromising) ④ 압박형(forcing)

해설 콕

사안이 매우 중요하여 양보할 수 없는 경우에는 압박해서라도 관철시켜야 한다.

정답 08 ① 09 ④

10

개인간 갈등의 관리방식 중 갈등상태에 있는 당사자들 간의 상호교환과 희생을 통해 부분적인 만족을 취하는 것은? ❙ 지방직 7급 2013

☑ 확인 Check!
○
△
×

① 수용형(accommodating)
② 타협형(compromising)
③ 회피형(avoiding)
④ 협조형(collaborating)

해설 콕

타협형에 대한 설명이다.

11

직장내 교육훈련(OJT : On the Job Training)에 대한 설명으로 가장 옳지 않은 것은?
❙ 서울시 9급 2019

☑ 확인 Check!
○
△
×

① 교육훈련이 실제적이다.
② 다수의 직원을 일시에 교육할 수 있다.
③ 직원의 습득도와 능력에 따라 교육할 수 있다.
④ 상사나 동료간 이해와 협동정신을 강화시킨다.

해설 콕

OJT(On the Job Training)
직장 상사가 강사가 되어 실시하는 개별교육의 한 종류이며, 주로 사업장 내에서 실시한다.

장 점	• 개개인에 대한 효율적인 지도훈련이 가능하다. • 추상적이지 않고 직장의 실정에 맞는 실제적 훈련이 가능하다. • 즉시 업무에 연결될 수 있고, 효과가 즉각적으로 나타난다. • 교육을 통하여 상사와 부하 간의 의사소통과 신뢰감이 깊어진다.
단 점	• 전문적인 강사가 아니어서 교육이 원만하지 않을 수 있다. • 다수의 대상을 한 번에 통일적인 내용 및 수준으로 교육시킬 수 없다. • 전문적인 고도의 지식 및 기능을 교육하기 힘들다. • 업무와 교육이 병행되는 관계로 훈련에만 전념할 수 없다.

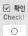

12 SWOT 분석에서 위협을 회피하고 약점을 최소화하기 위한 전략은? ❙지방직 7급 2012

☑ 확인 Check!
○
△
×

① SO전략
② WT전략
③ WO전략
④ ST전략

해설 콕

SWOT 전략

내적 요소 / 외적 요소	강점(Strength)	약점(Weakness)
기회(Opportunity)	**SO전략** 자사의 강점과 시장의 기회를 결합하여 사업영역이나 시장, 사업포트폴리오 등을 확장하는 공격적인 전략을 구사하는 전략	**WO전략** 약점을 보완하여 기회를 살리는 전략
위협(Threat)	**ST전략** 강점을 가지고 시장의 위협을 회피하거나 최소화하는 전략	**WT전략** 위협을 회피하고 조직의 약점을 최소화하기 위한 전략

13 〈보기〉의 보건의료분야 SWOT 분석에 따른 대응전략으로 가장 옳은 것은? ❙서울시 9급 2022

☑ 확인 Check!
○
△
×

보 기

- 최첨단 의료시설과 장비, 최고의 의료진
- 정부의 통제와 규제, 새로운 경쟁자의 등장

① SO전략
② WO전략
③ ST전략
④ WT전략

해설 콕

ST전략은 위협(정부의 통제와 규제, 새로운 경쟁자의 등장)을 회피하고, 강점(최첨단 의료시설과 장비, 최고의 의료진)을 사용하는 전략이다.

CHAPTER 4 보건조직론

정답 10 ② 11 ② 12 ② 13 ③

05 리더십 이론

01 리더십의 특성에 대한 설명으로 옳지 않은 것은?

☑ 확인 Check! ○ △ ×

① 리더십은 조직에 의해서 만들어지는 활동이다.
② 리더십은 과정으로서의 특성을 갖는다.
③ 리더십은 사람에게 영향력을 주기 위한 활동이다.
④ 리더십의 가장 중요한 요인은 '영향력'이다.
⑤ 리더십의 목표는 목적 달성이다.

해설 콕

리더십의 특성(Shortell & Kaluzuy, 1994)

- 리더십은 사람에 의해서 만들어지는 활동이다. 즉, 리더십의 활동 중심(locus of leadership)은 개인이다.
- 리더십은 과정으로서의 특성을 갖는다. 즉, 리더십은 정적인 것이 아니라 역동적인 행위이다.
- 리더십은 사람에게 영향력을 주기 위한 활동이다. 즉, 리더십의 초점(focus of leadership)은 개인이나 집단과 같은 추종자들이다.
- 리더십의 가장 중요한 요인은 '영향력'이다. 영향력을 받는 대상은 추종자들이며, 그들의 감정 및 행동에 대한 영향력을 만들어 내기 위한 활동이 리더십이다.
- 리더십의 목표는 목적 달성이다.
- 리더십은 의도적인 것이다. 리더십 행위는 우발적 행위가 아닌 특정한 목적의 달성을 위해 한 개인이 시도하는 노력이다.

02 리더십 이론의 발전과정을 초기부터 순서대로 제시한 것은?

☑ 확인 Check! ○ △ ×

① 상황이론 – 특성이론 – 행동이론
② 행동이론 – 특성이론 – 상황이론
③ 특성이론 – 행동이론 – 상황이론
④ 특성이론 – 상황이론 – 행동이론
⑤ 행동이론 – 상황이론 – 특성이론

해설 콕

- **특성이론** : 1940 ~ 1950년
- **행동이론** : 1950 ~ 1960년
- **상황이론** : 1960 ~ 1970년

03 다음 중 리더의 자질에 기초를 둔 리더십 이론은?

☑ 확인 Check! ○ △ ×

① 특성이론
② 행동이론
③ 상황이론
④ 코칭 리더십 이론
⑤ 서번트 리더십 이론

해설 콕

리더십과 관련된 이론

특성이론	• 리더의 자질, 용모와 같은 신체적 특성과 판단력, 언어능력, 지능, 성격, 학력과 경력 등의 사회적인 배경 등과 같은 리더의 특성에 초점을 둔 이론 • 특정한 특성을 갖게 되면 효과적인 리더가 될 수 있다는 이론
행동이론	리더의 행동에 관심을 둔 이론으로 성공적인 리더와 비성공적인 리더의 차이점은 리더십의 행동유형에 따라 구별된다는 이론
상황이론	효과적인 리더의 행동이나 특성은 상황변수에 따라 다름을 강조하여 리더의 권한, 리더가 수행하는 과제의 성격, 부하의 능력과 동기, 외부환경의 속성 등에 따라 효과적인 리더십이 변한다고 주장
변혁적 리더십	조직의 노선과 문화를 변동시키려고 노력하는 변화 추구적·개혁적 리더십
코칭 리더십	조직에서 개인보다 팀을 강조하고 팀의 필요성이 점차 높아지고 있기 때문에 구성원 개개인의 능력향상보다는 팀원들의 상호교류와 네트워크, 그리고 구성원의 능력개발을 이끌어내는 리더십
서번트 리더십	최고관리자가 조직에서 군림하지 않고 구성원들을 섬기며, 그들이 일을 잘 수행할 수 있도록 적극적으로 동기부여를 하는 리더십

04 리더십 이론의 하나인 특성이론의 문제점에 대한 설명으로 옳지 않은 것은?

☑ 확인 Check! ○ △ ×

① 하위자들의 욕구를 무시하고 있다.
② 여러 가지 특성들의 상대적 중요성을 밝히는데 실패하고 있다.
③ 상황적 요소들을 중시하고 있다.
④ 모든 리더가 보편적으로 소유하고 있는 구체적인 특성 발견에 실패하였다.
⑤ 리더가 하위자의 행동에 영향을 미치기 위하여 보여줄 행동 유형을 알려주지 못했다.

해설 콕

상황적 요소들을 중시하는 이론은 상황이론이다.

정답 01 ① 02 ③ 03 ① 04 ③

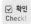

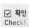

05 리더로서의 역할을 수행하기 위하여 구성원들에게 보여주는 행동에 따라 효과가 결정된다는 리더십 이론은?

확인 Check! ○ △ ×

① 상황이론
② 변혁적 리더십 이론
③ 특성이론
④ 행동이론

해설 콕

행동이론은 리더의 행동에 관심을 둔 이론으로, 성공적인 리더와 비성공적인 리더의 차이점은 리더십의 행동유형에 따라 구별된다는 이론이다.

06 다음 〈보기〉의 (　　) 안에 들어갈 알맞은 용어는?

확인 Check! ○ △ ×

보기

행동이론 중 오하이오 이론에서는 (　　)와(과) (　　)이 모두 높을 때 때 가장 효과적인 리더십 유형이 나온다고 하였다.

① 직무만족, 직무중심성
② 구조주도행동, 배려행동
③ 직무중심, 구성원중심
④ 구성원중심, 구조주도행동
⑤ 인간중심, 생산지형

해설 콕

행동이론

오하이오 연구이론	• '리더행동기술 질문지'(LBDQ)를 개발하여 리더의 행동을 구조주도행동과 배려행동의 두 가지 차원에서 5가지 리더십 유형을 설명하였다. • 실험결과 구조주도행동과 배려행동이 모두 높은 리더가 높은 성과와 만족을 가지고 오는 결과가 나타났다.
미시간 연구이론	• 리더의 행동유형에 따라 업무성과와 만족도가 높아지는가에 대해 연구한 것으로 직무중심적 리더십과 구성원중심적 리더십 유형을 찾아냈다. • 실험결과 구성원중심적 리더십이 상대적으로 높은 생산성을 나타냈다.
관리격자이론	• 리더십행동을 인간에 대한 관심과 생산에 대한 관심의 2가지 차원에 기초하여 무기력형, 컨트리 클럽형, 과업형, 중도형, 팀형의 5가지 리더십 유형을 제시하였다. • 연구결과 팀형 리더유형이 가장 높은 생산성을 보인다는 결론을 얻었는데, 이 유형의 리더는 '생산'과 '인간'에 대한 관심이 모두 높은 유형으로 '조직목표의 달성을 위해 조직과 구성원들의 상호의존성과 공동체의식을 강조함으로써 구성원들간 신뢰와 존경의 관계가 형성되고, 조직목표 달성을 위해 헌신하도록 유도'하는 유형이다.

07 리더십 유형 중 시간적 여유가 없거나 조직구성원들의 능력부족 또는 참여의식이 저조할 때 발휘되기 쉬운 리더십은? | 지방직 7급 2017

☑ 확인 Check!
○
△
×

① 서번트 리더십
② 민주적 리더십
③ 자유방임형 리더십
④ 권위형 리더십

해설 콕

권위형 리더십은 시간적 여유가 없거나 부하들의 능력이 극히 보잘 것 없거나 또는 참여에 대한 기대가 작은 조직 상황에서는 효과적일 수 있다.

※ 서번트 리더십이란 부하에게 목표를 공유하고 부하들의 성장을 도모하면서, 리더와 부하 간의 신뢰를 형성시켜 궁극적으로 조직성과를 달성하게 하는 리더십이다.

심화 Tip

리더의 유형

구 분	권위형	민주형	방임형
의 의	지도자가 중요한 결정을 내리고 부하로 하여금 이에 따르게 하는 유형이다.	지도자가 홀로 의사결정을 하는 것이 아니라, 부하들의 의견을 반영하여 의사결정을 하는 유형이다.	지도자가 스스로 결정하지 않고 오히려 구성원들의 재량에 맡기는 유형이다.
장 점	시간적 여유가 없거나 부하들의 능력이 극히 보잘 것 없거나 또는 참여에 대한 기대가 작은 조직 상황에서는 효과적일 수 있다.	개인주의 및 민주주의적 문화가 지배적인 사회에서는 구성원의 창의력도 살리고 근무의욕을 높일 수 있는 장점을 지닌다.	구성원의 능력이 고루 우수하고 업무의 내용이 고도로 전문직업적인 성격을 가지는 경우 효과적일 수 있다.
단 점	상황이 위와 다를 경우에는 일반적으로 조직성과를 저하시킬 가능성이 크다.	조직문화가 권위주의적이며 참여에 대한 기대도 별로 없는 경우 시간만 낭비하게 되고 성과도 올리지 못하는 결과가 초래되기 쉽다.	구성원의 능력이 갖추어져 있지 않은 경우, 조직의 규율이 서지 않고 일의 진전이 늦어져 조직성과가 극히 저하되기 쉽다.

정답 05 ④ 06 ② 07 ④

08 부하가 일에 대한 의지는 강하나 직무수행능력에 있어서 개선 여지가 많은 경우, 허시와 블렌차드(Hersey & Blenchard)의 상황적 리더십의 유형 중 어떤 것이 바람직한가?

☑ 확인 Check! ○ △ ×

① 위임형 ② 참여형
③ 제시형 ④ 과업형
⑤ 지시형

해설 콕

허시와 블렌차드(Hersey & Blenchard)의 상황적 리더십의 유형
부하직원의 상황에 주목하여 부하의 능력과 의지(성숙도)에 따라 네 가지 차원의 성숙도 상황을 제시하고 각각에 맞는 리더십을 주장하였다.

부하가 능력도 없고 의지도 없는 경우	모든 것을 지시하고 점검해 주는 지시형이 효과적이다.
부하가 능력은 없는데 의지만 있는 경우	아이디어를 제시해주고 방향을 제시해주는 제시형 리더십이 효과적이다.
부하가 능력은 있는데 의지가 없는 경우	참여를 유도해서 부하가 책임감을 느끼게 하고 이를 통해 의지를 성장시킬 수 있게 하는 참여형 리더십이 효과적이다.
부하가 능력과 의지 모두가 있는 경우	일을 위임하면서 함께 일해 나가는 위임형 리더십이 효과적이다.

09 거래적 리더십의 특징으로 볼 수 없는 것은?

☑ 확인 Check! ○ △ ×

① 현상유지 ② 규정 또는 규칙에 의거
③ 비개인적 ④ 상호의존적
⑤ 일상적

해설 콕

거래적 – 변환적 리더십 이론
Burns(1978)는 리더십을 '서로의 동기 수준을 높이기 위한 리더와 추종자 간의 상호작용 또는 교환과정'이라고 정의하였다. 이 같은 맥락에서 Burns는 리더십을 거래적(transactional) 리더십과 변환적(transformational) 리더십의 형태로 구분하였다.

구 분	거래적 리더십	변환적 리더십
목 적	현상 유지	변화
활 동	규정 또는 규칙에 의거	규정 또는 규칙의 변화
보 상	개인적	비개인적
리더 – 추종자의 관계	상호의존적	상호독립적
과 업	업무의 할당, 결과의 평가, 통제 등 일상적인 리더의 행동을 강조	환경의 변화에 대응하여 조직의 변화를 주도하는 비일상적인 리더의 활동을 강조

10 변혁적 리더십의 특성에 대한 설명으로 옳은 것은?

▌지방직 9급 2012

☑ 확인 Check!
○
△
×

① 미래지향적이며 장기적 성향을 갖고 있다.
② 수직적 의사소통이 대부분이다.
③ 변화에 저항적이다.
④ 권력의 원천은 지위에서 온다.

해설 콕

변혁적 리더십은 리더가 조직구성원의 사기를 고취시키기 위해 미래의 비전과 공동체적 사명감을 강조하며, 조직의 장기적 목표를 달성하는 것을 말한다.
②, ③, ④는 거래적 리더십에 대한 설명이다.

11 〈보기〉의 보건행정조직에서 리더십이 강조되는 이유로 옳은 것을 모두 고른 것은?

▌서울시 9급 2019

☑ 확인 Check!
○
△
×

보 기

ㄱ. 다양한 전문가들의 복잡한 구조로 이루어져 있어 이를 조직성과로 이끄는데 리더십이 필요하다.
ㄴ. 끊임없이 변화하는 외부환경에 적절히 대응하고 적응하기 위해 리더십이 필요하다.
ㄷ. 새로운 기술의 도입과 같은 변화가 조직에 통합될 수 있도록 리더십이 필요하다.
ㄹ. 보건행정조직은 빠른 의사결정과 통합을 위해 조직의 상하 수직관계의 리더십이 더욱 강조된다.

① ㄱ
② ㄱ, ㄴ
③ ㄱ, ㄴ, ㄷ
④ ㄱ, ㄴ, ㄷ, ㄹ

해설 콕

보건행정조직은 다양한 전문가들의 복잡한 구조로 이루어져 있고 끊임없이 변화하는 외부환경에 적절히 대응해야 하므로, 변화에 저항적인 권위형 리더십보다는 지도자가 부하들의 의견을 반영하여 의사결정을 하는 민주형 리더십이 강조된다.

정답 08 ③ 09 ③ 10 ① 11 ③

12 변혁적 리더십(Transformational Leadership)의 구성요인에 해당하지 않는 것은?

확인 Check! ○ △ ×

| 서울시 9급 2021

① 카리스마 ② 개별적 배려
③ 조건적 보상 ④ 지적인 자극

해설 콕

변혁적 리더십의 구성요인(Bass & Avolio, 1994)

카리스마	리더가 난관을 극복하고 현상에 대한 각성을 확고하게 표명함으로써 부하에게 자긍심과 신념을 심어준다.
영감적 동기	리더가 부하로 하여금 도전적 목표와 임무, 미래에 대한 비전을 열정적으로 받아들이고 계속 추구하도록 격려한다.
개별적 배려	리더가 부하에게 특별한 관심을 보이고 각 부하의 특정한 요구를 이해해 줌으로써 부하에 대해 개인적으로 존중한다는 점을 전달한다.
지적인 자극	리더가 부하로 하여금 형식적 관례를 다시 생각하게 함으로써 새로운 관념을 촉발시키게 한다.

13 다음 중 최고관리층의 리더십에 해당하지 않는 것은?

확인 Check! ○ △ ×

① 조직의 기본적인 임무의 설정
② 직원들의 욕구를 조직의 목표에 통합시키는 기술
③ 외부의 이해관계 집단과 교섭하고 중재하여 조직의 정체성 확립
④ 임무수행을 위한 서비스기술의 선정
⑤ 내부구조를 발전시키고 유지

해설 콕

직원들의 욕구를 조직의 목표에 통합시키는 기술은 중간관리층의 리더십에 해당한다.

리더십의 수준

최고관리층	• 조직의 기본적인 임무의 설정 • 외부의 이해관계 집단과 교섭하고 중재하여 조직의 정체성 확립 • 임무수행을 위한 서비스기술의 선정 • 내부구조를 발전시키고 유지 • 변화를 주도하고 수행
중간관리층	• 최고관리층의 지시를 구체적인 프로그램으로 전환하고, 필요한 인적・물적 자원을 확보하며, 프로그램을 관리・감독・조정・평가하는 일을 담당 • 수평적・수직적 연결자로서의 기술 • 직원들의 욕구를 조직의 목표에 통합시키는 기술
하위관리층	일선 보건의료인력들을 관리하고 접촉하는 슈퍼바이저로서 일선 요원들의 프로그램 수행을 감독하고 업무를 위임하거나 분담하고 일선요원들에게 충고와 지침을 제공하고 부족한 지식과 기술을 지적해 주며 개인적인 성과를 평가

06 의사소통과 의사결정

01 의사소통과정의 구성요소에 해당하지 않는 것은?

☑ 확인 Check! ○ △ ×

① 전달자 ② 메시지
③ 용 도 ④ 통 로
⑤ 효 과

해설 콕

의사소통의 구성요소(5W)

전달자	누가(Who)	자발적으로 자신의 의지를 전달하려는 주체
전달내용(메시지)	무엇을(What)	전달하고자 하는 사건들
통 로	어떻게(in which)	• 발신자와 수신자를 연결시켜주는 길 • 직접적, 간접적 통로(문서상, 구두상, 감정상의 통로)
피전달자	누구에게(to whom)	전달된 정보의 내용을 이해하는 자
효 과	–	피전달의 행동에 영향을 주겠다는 의도상의 효과

02 다음 공식적 의사전달 유형 중 횡적 의사전달 방식은? ▎서울시 9급 2017

☑ 확인 Check! ○ △ ×

① 사후통지제도 ② 면 접
③ 고충심사 ④ 발 령

해설 콕

의사소통의 방향에 따른 구분

<table>
<tr><th>구 분</th><th colspan="2">수직적 의사소통</th><th>수평적 의사소통</th></tr>
<tr><td>의 의</td><td colspan="2">조직의 계층 또는 명령계통에 따라 상하 간의 의사소통</td><td>동일 계층의 사람들 또는 상하관계에 있지 않은 사람들 사이에 이루어지는 의사소통</td></tr>
<tr><td rowspan="2">유 형</td><td>상의하달적 의사소통</td><td>하의상달적 의사소통</td><td rowspan="2">• 사전심사제도(어떤 결정을 내리기 전에 전문가들의 의견을 구하거나 조직의 목표와 합치성 등을 검증)
• 각서(사전·사후에 관계없이 이용)
• 회람 또는 통지(사후에 통지 또는 주지시키는 것을 목적)
• 회의 또는 위원회제도 등</td></tr>
<tr><td>명령, 지시, 훈령, 발령, 규정, 규칙, 요강, 고시, 회람 등</td><td>보고, 품의, 면접, 의견조사, 제안제도 등</td></tr>
</table>

정답 12 ③ 13 ② / 01 ③ 02 ①

03 조직 내에서 이루어지는 보고, 품의, 제안제도 등을 이용한 의사소통은 어디에 해당하는가?

☑ 확인 Check! ○ △ ×

① 상향적 의사소통
② 하향적 의사소통
③ 수평적 의사소통
④ 대각적 의사소통

해설 콕

상향적 의사소통(하의상달적 의사소통)은 하급자가 상급자에게 의사를 전달하는 것으로, 보고, 품의, 면접, 의견조사, 제안제도 등이 있다.

04 공식적 의사소통 중 하의상달 방법을 옳게 짝지은 것은?

| 서울시 9급 2022

☑ 확인 Check! ○ △ ×

① 편람, 회람
② 품의, 제안
③ 회람, 보고
④ 회의, 결재제도

해설 콕

①·③ 편람, 회람은 상의하달적 의사소통이다.
④ 회의는 수평적 의사소통의 유형이다.

수직적 의사소통의 유형

상의하달적 의사소통	• 명령 : 지시, 훈령, 발령, 규정, 규칙, 요강, 고시, 회람 등 • 일반정보 : 조직 또는 조직의 업무에 관한 지식을 구성원들에게 알려주기 위한 편람(manual), 핸드북(handbook), 뉴스레터(newsletter), 구내방송, 강연 등
하의상달적 의사소통	보고, 면접, 의견조사, 제안제도, 결재제도(품의제도) 등

05 공식적 의사소통의 특징에 해당하지 않는 것은?

☑ 확인 Check! ○ △ ×

① 책임과 권한 소재 명확
② 주로 문서화되어 의사소통 내용 명확
③ 상황변화에 능동적 대처
④ 전달자와 피전달자 관계 명확
⑤ 상급직원의 권위 유지

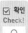

해설 콕

공식적 의사소통의 특징

장 점	단 점
• 책임과 권한 소재 명확 • 주로 문서화되어 의사소통 내용 명확 • 문서화된 정보로 정보보존 용이 • 전달자와 피전달자 관계 명확 • 상급직원의 권위 유지 • 의사결정시 높은 정보 활용성	• 융통성 없음 • 기밀유지 곤란 • 상황변화에 능동적 대처가 어려움 • 형식화 가능성이 높음 • 의사소통 속도가 늦은 편

06 비공식적 의사소통의 장점이 아닌 것은?

확인 Check! ○ △ ×

① 의사소통이 신속하여 상황 변화에 적응이 용이하다.
② 융통성이 있어 배후의 내용을 전달하기 쉽다.
③ 구성원의 긴장감이나 소외감을 완화시켜 준다.
④ 책임소재가 분명하여 조정이나 통제가 용이하다.

해설 콕

비공식적 의사소통의 특징

장 점	단 점
• 상황변화에 신속하게 대응 • 융통성이 있어 배후의 내용을 전달하기 용이 • 긴장감이나 소외감 경감으로 개인적 욕구 충족 • 신속한 정보전달 속도 • 관리자에 대한 조언적 역할	• 책임소재 불분명 • 공식적인 의사결정 불가 • 상급직원 권위 손상 • 조정·통제 어려움 • 풍문 유포 가능성

07 조직구조상 집단과 계층을 달리하는 사람들 사이에서 나타나는 형태의 의사소통은 어디에 해당하는가?

확인 Check! ○ △ ×

① 상향적 의사소통(하의상달식) ② 하향적 의사소통(상의하달식)
③ 수평적 의사소통 ④ 대각선적 의사소통

해설 콕

대각선적 의사소통
상향적·하향적·수평적 의사소통의 경로가 비효과적일 때 발생되며, 조직구조상 집단과 계층을 달리하는 사람들 사이에서 나타나는 형태이다. 주로 협조 또는 참조 등의 방식으로 이루어진다.

정답 03 ① 04 ② 05 ③ 06 ④ 07 ④

08 가장 구조화되고 집중화된 유형으로, 조직 내에 중심인물이 있어 정보가 그에게 집중되는 의사소통망의 형태는?

☑ 확인 Check! ○ △ ×

① 원 형
② 연쇄형
③ 바퀴형
④ 개방형
⑤ 혼합형

해설 콕

의사소통망의 형태

원 형	• 수평적이고 분산된 의사소통망 • 구성원 모두 동등한 의사소통 기회를 갖고 모두가 의사결정자가 될 수 있는 형태
연쇄형	수직적으로 정보가 전달되며 엄격한 계층 관계가 존재하는 의사소통망
Y형	• 외부로부터 정보를 얻을 수 있다는 것을 제외하고는 연쇄형과 유사한 형태 • 대다수 구성원들을 대표할 수 있는 지도자가 있는 경우에 나타나는 형태
바퀴형	• 가장 구조화되고 집중화된 유형 • 조직 내에 중심인물이 있어 정보가 그에게 집중되는 의사소통망
개방형 (완전연결형)	• 가장 민주적인 의사소통 형태 • 집단 내의 누구하고나 의사전달이 가능한 의사소통망
혼합형	• 원형과 개방형이 혼합되어 있는 형태 • 구성원들 간에 자유로운 의사소통 • 리더가 중심적인 위치 차지

09 다음 중 가장 능률적인 의사소통망은?

☑ 확인 Check! ○ △ ×

① 바퀴형
② Y형
③ 개방형
④ 혼합형
⑤ 원 형

해설 콕

의사소통의 특성(6가지 의사소통망을 바탕으로 한 유형별 특성)

의사소통의 신속성	• 가장 능률적인 의사소통망 : 바퀴형 • 가장 비능률적인 의사소통망 : 개방형
구성원의 만족	사회적 욕구 충족에 가장 좋은 조건을 제공하는 망 예 개방형, 혼합형
집권화의 정도	바퀴형이 가장 높고, Y형이 두 번째로 높음
모호한 상황에 대응	모호한 사태를 빨리 극복할 수 있는 의사소통망 예 개방형, 혼합형, 원형

10 〈보기〉에 해당하는 의사결정 방법으로 가장 적절한 것은? ❙서울시 9급 2016

☑ 확인 Check!
○
△
×

보 기

- 자유로운 제안이 가능하다.
- 많은 아이디어가 나올수록 좋으므로 대량발언을 한다.
- 여러 사람이 모여 어느 한 문제에 대한 아이디어를 공동으로 낸다.

① 델파이 기법(Delphi technique)
② 대기모형(Queuing model)
③ 브레인스토밍(Brainstorming)
④ 의사결정나무(Decision tree)

해설 콕

일정한 테마에 관하여 회의형식을 채택하고, 구성원의 자유발언을 통한 아이디어의 제시를 요구하여 발상을 찾아내려는 방법은 브레인스토밍 방법이다.

11 Bachrach와 Baratz의 무의사결정이론(non-decision making theory)에 대한 설명으로 옳지 않은 것은?

☑ 확인 Check!
○
△
×

① Dahl의 다원론을 비판하면서 제시한 이론이다.
② 무의사결정이론은 신엘리트론에 해당한다.
③ 넓은 의미의 무의사결정은 정책의제설정 과정뿐만 아니라 정책결정 과정, 그리고 정책집행 과정에서도 발생한다.
④ 무의사결정의 수단으로 폭력, 권력, 편견의 동원과 정치체제의 규범・규칙・절차의 조작 등을 들 수 있다.
⑤ 무의사결정이론은 엘리트들의 무관심이나 무능력으로 인해 일반 대중이나 사회적 약자의 이익과 의견이 무시되는 것을 밝혀낸 이론이다.

해설 콕

무의사결정이론이란 엘리트(지배집단)의 가치나 이익에 도전가능성이 있는 문제, 이슈는 의제로 거론되지 않도록 봉쇄하고 엘리트(지배집단)들에게 안전한 문제, 이슈만이 논의될 수 있도록 하는 이론을 말한다. 즉 무의사결정이론은 엘리트들의 무관심이나 무능력이 아니라, 엘리트가 자신들의 기득권에 도전하는 주장과 이익을 의도적으로 기각 내지는 방치하는 의도적 무결정현상을 밝혀낸 이론이다.

심화 Tip

무의사결정이론(non – decision making theory)

무의사결정은 정책의제선정 이전단계(pre – politics)에서부터 존재하는 권력작용과 그 영향력을 설명하는 개념이다. 현존하는 세력판도나 이해관계를 파괴할 가능성이 있는 주제, 기득층의 실리추구에 방해가 될 잠재력을 가진 이슈가 부상하는 것을 미연에 막으려는 권력작용을 일컬어 '무의사결정'이라고 하였다. P. Bachrach와 M. Baratz는 E. Schattschneider가 1950년대에 제안한 '편견의 동원'(mobilization of bias)이라는 개념을 이용하여 주제의 성격에 따라 어떤 이슈는 허용하고 또 다른 이슈는 사장(un – issueness)시켜 버리려 하는 소위 '권력의 양면성(two – faces of power)'을 설명하였다. 엘리트의 이익에 안전한 문제는 의제의 장에 쉽게 등장시키는데(organized in) 반해 아무리 중요한 주제라 하더라도 껄끄러운 문제는 진입을 거절하는(organized out) 관행이야말로 제한적 민주주의(limited democracy)의 한 단면이라는 것이다.

12 **바흐라흐와 바라츠가 설명한 바 있는 무의사결정(Non – Decision Making)의 발생원인에 속하지 않는 것은?**

확인 Check! ○ △ ×

① 과잉동조
② 편견의 동원
③ 상급자들에 대한 하급자들의 반발
④ 엘리트의 자기이익 보호

해설 콕

상급자들에 대한 하급자들의 지나친 충성심(과잉충성)이 무의사결정을 유발한다. 무의사결정은 엘리트들의 이익에 반하는 주장을 의도적으로 방치·기각하는 의도적 무결정으로서 정책에 대한 무관심, 무능력, 비인지 등과는 상관이 없다.

심화 Tip

무의사결정론

의 의	무의사결정은 공중의제(public agenda)가 중요한 문제임에도 불구하고 왜 정부의제(governmental agenda)로 진입하는데 실패하는지를 설명하는데 유용하다.
정 의	• 엘리트집단의 자신들에게 불리한 문제의 체제내 투입차단을 위한 권력행사(엘리트이론) • 의사결정자의 가치나 이해에 대한 명시적 또는 잠재적 도전을 억압하거나 좌절시키기 위한 결정 • 정치체제 내의 특정행위자가 다른 행위자의 영향력의 행사를 시도조차 하지 못하도록 효과적으로 권력을 사용하는 과정
원 인	• 정책에 대한 편견이 정치체제 내에 구조화되어 있는 경우 • 지배적 가치에 대한 도전을 억압하려는 경우 • 체제 내의 과잉동조와 과잉충성이 어떤 정책에 대한 억압으로 나타나는 경우

정답 12 ③

CHAPTER 05

보건인사행정론

CHAPTER

05 보건인사행정론

학습목표

- ☐ 인사행정의 직업공무원 제도, 실적주의와 엽관주의 등을 학습한다.
- ☐ 근무성적평정의 방법과 근무성적평정 과정의 오류를 학습한다.
- ☐ 계급제와 직위분류제의 장점·단점을 학습한다.

01 인사행정의 기초

01 직무의 종류는 유사하나 그 곤란도, 책임의 정도가 상이한 직급의 군은? ❙서울시 9급 2022

☑ 확인 Check! ○ △ ×

① 직 렬　　② 직 류
③ 직 군　　④ 직 위

해설 콕

직렬이란 직무의 종류가 유사하고, 그 책임과 곤란성의 정도가 다른 직급의 군을 말한다(지방공무원법 제5조 제8호).
② **직류** : 같은 직렬 내에서 담당 분야가 같은 직무의 군을 말한다.
③ **직군** : 직무의 성질이 유사한 직렬의 군을 말한다.
④ **직위** : 1명의 공무원에게 부여할 수 있는 직무와 책임을 말한다.

02 인사행정에서 계급제의 장점은? ❙지방직 7급 2017

☑ 확인 Check! ○ △ ×

① 사람중심의 분류이므로 공무원 신분보장 강화
② 개방형 인사제도에 의한 적임자 선발
③ 직위가 요구하는 직무의 성질이나 내용에 맞는 객관적인 인사배치
④ 동일직무의 장기근무로 행정의 전문화·분업화

해설 콕

계급제와 직위분류제의 특징 비교

구 분	계급제	직위분류제
분류단위	계급(사람중심 분류)	직위(직무중심 분류)
채용기준	잠재적 · 일반적 능력	전문능력
경력발전	일반행정가	전문행정가
충원체계	폐쇄형	개방형
신분보장	강 함	약 함
인사이동	광범위 · 신축적	제한적 · 경직적
직업공무원제의 확립	유 리	불 리
공무원의 시각	종합적, 광범	부분적, 협소
행정의 전문화	장 애	기 여
직무수행의 형평성	낮 음	높 음
보 수	동일계급 동일보수	동일직무 동일보수
인사관리	연공서열 중심, 상관의 자의성 개입 용이	능력 · 실적 중심, 객관적 기준 제공
채택국가	영국, 독일, 일본	미국, 캐나다, 필리핀

03 계급제와 비교할 때, 직위분류제의 특성과 가장 거리가 먼 것은?

☑ 확인 Check! ○ △ ×

① 업무의 전문화로 인하여 상위직급에서의 업무통합이 쉽다.
② 인사관리의 탄력성과 신축성이 저해되기 쉽다.
③ 동일직무에 대한 동일보수의 원칙을 적용하기 쉽다.
④ 각 직무를 담당하고 있는 직원들의 교육훈련 수요를 파악하기 쉽다.

해설 콕

직위분류제는 업무의 전문화로 인하여 상위직급에서의 업무통합이 곤란하다.

04 공무원의 임용방식 중 실적주의의 특성으로 가장 옳지 않은 것은? | 서울시 9급 2020

☑ 확인 Check! ○ △ ×

① 기회의 균등
② 정치적 중립
③ 공무원 신분의 보장
④ 정실주의, 자격주의

해설 콕

실적주의는 공직임용에 있어 당파성이나 정실, 혈연, 지연이 아니라 능력, 자격, 성적 등 실적을 기준으로 하여 행하여지는 인사행정의 원리이다.

정답 01 ① 02 ① 03 ① 04 ④

05 인적자원 충원방식 중 실적주의와 엽관주의에 대한 설명으로 옳지 않은 것은?

☑ 확인 Check!
○
△
×

I 지방직 7급 2012

① 엽관주의는 평등원칙 및 기회균등의 원칙에 위배되나 행정의 능률성을 높일 수 있는 방법이다.
② 엽관주의는 선거를 통해 집권한 정당에 정부관료제를 예속시킴으로써 정책변동에 대한 대응성이 강한 장점이 있다.
③ 실적주의는 행정부패가 감소되나 행정의 형식화와 경직성을 초래할 수 있다.
④ 실적주의는 직업공무원제도 수립에 도움이 된다.

해설 콕

엽관주의는 평등이념을 실현할 수 있으나, 행정이 정실화 됨으로써 행정의 능률성이 저하된다.

06 엽관주의(spoils system)에 대한 설명으로 옳은 것은?

☑ 확인 Check!
○
△
×

① 관료가 정당을 위해서 봉사하기 때문에 행정의 공정성 확보가 용이하다.
② 국민의 지지에 따라서 정부가 구성되므로 정책 추진이 용이하며, 의회와 행정부 간의 조정이 활성화된다.
③ 모든 사람은 누구나 일정한 자격만 갖추면 공직에 취임할 수 있다는 기회균등의 정신을 구현할 수 있다.
④ 인사행정이 형식화 된다.
⑤ 공직임용기준을 개인의 객관적인 능력, 자격, 성적에 두는 인사행정제도이다.

해설 콕

① 관료가 정당을 위해서 봉사하기 때문에 행정의 공정성 확보가 곤란하고 정당의 사병으로 전락할 가능성이 높다.
③·④·⑤ 실적주의에 대한 설명이다.

심화 Tip

실적주의와 엽관주의

구 분	실적주의	엽관주의(정실주의)
의 의	공직임용에 있어 당파성이나 정실, 혈연, 지연이 아니라 능력, 자격, 성적 등 실적을 기준으로 하여 행하여지는 인사행정의 원리	공직임용에 있어 능력, 자격, 업적이 아니라 당파성, 개인적 충성심, 학벌, 지연, 혈연, 정치적 영향력 등에 인사의 기준을 두는 제도
장 점	• **기회균등** : 능력과 자격만 있으면 누구나 공직에 취임할 수 있는 기회가 균등하게 보장된다. • **공무원 자질 향상** : 공개경쟁채용시험제도로 공무원 자질 향상에 이바지 한다. • **정치적 중립성** : 공무원이 정치적으로 중립을 지킴으로써 국민을 위한 봉사자로서 임무를 충실히 수행할 수 있다. • **신분보장** : 신분이 보장됨으로써 심리적 안정 및 전문지식과 기술의 습득에 의한 전문행정을 가능하게 하여 직업공무원제가 발전할 수 있다.	• **정당이념의 철저한 실현** : 공무원이 자기 정당에 충성하는 사람들로 임용되어 정당이념을 철저히 실현할 수 있다. • **관료의 특권화 방지와 평등이념의 실현** : 관직이 선거결과에 좌우되므로 특권화가 방지되며 관직이 개방됨으로써 평등이념을 실현할 수 있다. • **공직 침체화의 방지** : 관료사회에 새로운 기풍을 불어넣어 주고 신진대사를 가능하게 하여 공직의 침체를 막을 수 있다. • **민주적 통제의 강화와 행정의 민주화** : 국민의 지지를 받은 정당의 당원이 임용됨으로써 행정이 민주화될 수 있다.
단 점	• **행정의 형식화, 경직화, 소극화** : 행정집행이 창의적이기보다는 법규, 절차, 기준에 대한 위반 여부만을 따지게 됨으로써 목적보다 수단에 치중하는 지나친 형식화, 경직화, 소극화를 초래한다. • **인사행정의 집권화** : 정실의 방지에 지나치게 주력하다 보면 인사행정의 지나친 집권화를 초래하여 창조적이고 민주적인 인사행정을 어렵게 한다. • **인사행정의 형식화** : 객관적인 인사절차나 법규에 지나치게 집착하는 나머지 인사행정의 형식화를 초래할 우려가 있다. • **관료제의 강화, 특권화, 보수화** : 공무원의 지나친 신분보장은 관료제의 강화, 특권화, 보수화를 초래할 우려가 있다.	• **행정능률의 저하** : 행정이 정실화됨으로써 행정능률이 저하된다. • **행정의 계속성 손상** : 정권이 바뀔 때마다 대량적인 인력교체가 일어나 행정의 계속성이 손상된다. • **관료의 정당 사병화** : 관료가 국민이 아니라 정당을 위하여 봉사하게 되어 행정책임의 확보가 어렵다. • **예산 낭비와 행정질서 문란** : 정당추종자들을 임명하기 위해 불필요한 관직이 증설되어 정부재정이 낭비된다. • **행정의 부패** : 충성심을 보여주기 위한 정치자금의 필요에 따라 공금의 남용이나 행정상의 부패가 초래된다. • **신분상의 불안** : 신분이 보장되지 않는다.

정답 05 ① 06 ②

07 〈보기〉에서 설명하는 직무설계 방법은? ▌서울시 9급 2018

☑ 확인 Check!
○
△
×

보기

한 사람이 맡아서 수행하는 직무를 다양하게 부여하여 작업수와 종류를 증가시키는 것으로, 직무에 대한 흥미와 만족도를 높일 수 있으나 새로운 업무를 학습하기 위한 비용이 많이 든다.

① 직무 순환
② 직무 확대
③ 직무 충실화
④ 직무 단순화

해설 콕

직무설계 방법

직무 확대	• 수평적으로 직무의 범위를 늘리고 다양성을 증가시키는 방법이다. • 직무에 대한 흥미와 만족도를 높일 수 있으나 새로운 직무에 대한 교육비용이 증가한다.
직무 충실화	• 직무를 수직적으로 늘려 직무내용을 깊이 있게 하는 방법이다. • 의사결정의 자율성이 증가하고 전문성이 향상된다.
직무 단순화	• 작업자들이 좁은 범위의 몇 가지 일을 담당하도록 하는 방법이다. • 교육이 용이하지만 직무에 대한 무료감을 느낄 수 있다.
직무 순환	• 작업자들이 여러 가지 직무를 수행하도록 하는 방법이다. • 업무의 지루함을 상쇄시킬 수 있으나 전문성이 떨어질 수 있다.

01 직무분석에서 가장 많이 사용하는 직무평가 방법은?

Ⅰ전북 9급 2014

확인 Check! ○ △ ×

① 관찰법
② 설문지법
③ 면접법
④ 요소비교법

해설 콕

직무평가 방법의 비교

구 분	계량적 방법		비계량적 방법	
	요소비교법	점수법	서열법	분류법
방 법	• 가장 핵심이 되는 몇 개의 기준직무를 선정하고 각 직무의 평가요소를 기준직무의 평가요소와 결부시켜 비교함으로써 모든 직무의 상대적 가치를 결정하는 방법 • 기준직무만 적절히 선정되면 점수법 보다 훨씬 합리적이기 때문에 가장 널리 사용	각 직무의 평가요소에 관해서 등급을 붙이고 거기에 점수를 주어서 그 점수의 합계에 의해서 비교하는 방법	직무가치를 포괄적인 관점에서 평가하고 등급을 정하는 것으로 가장 하위는 쉬운 업무, 가장 상위는 가장 어려운 업무 등으로 서열을 정하는 방법	사전에 직무등급표를 만들고 각 직무를 직무등급표의 분류기준과 비교 검토하여 해당 등급에 편입시키는 방법
장 점	한번 측정척도를 설정하여 두면 타 직무를 평가하는데 융통성을 갖는다.	• 분석적으로 설정된 측정척도는 신뢰 받을 수 있다. • 직무의 상대적 차이를 쉽게 알 수 있다.	비교적 간단하며, 등급을 신속히 확정 지을 수 있다.	간단하고 비용이 적게 들며, 이해하기 쉽다.
단 점	측정척도의 구성이 복잡하고 그 실시에 있어 비용도 많이 든다.	측정척도가 되는 평가요소를 선정하거나 이 요소에 따라 직무의 상대적 가치를 결정하는 것은 고도의 숙련을 필요로 한다.	• 서열을 매기는데 특정한 기준이 없기 때문에 평가자의 주관이 개입될 가능성이 많다. • 직무의 수가 많아지고 내용이 복잡해지면 이 방법은 별로 쓸모가 없다.	• 상세한 분석을 하지 못하므로 분류자체의 정확성을 기하기 어렵다. • 직무의 수가 증가하고 그 내용이 복잡해지면 정확한 분류를 할 수 없다.

정답 07 ② / 01 ④

02 직무평가의 방법 중 계량적 기법이 사용되는 것은?

확인 Check! ○ △ ×

① 서열법
② 분류법과 점수법
③ 분류법과 요소비교법
④ 점수법과 요소비교법
⑤ 서열법과 점수법

해설 콕

서열법과 분류법은 비계량적 기법에 해당한다.

03 다음 〈보기〉의 내용이 설명하는 직무평가 방법과 설명이 바르게 연결된 것은?

확인 Check! ○ △ ×

보기

직무 전체를 종합적으로 판단해 미리 정해 놓은 등급기준표와 비교해가면서 등급을 결정한다.

① 서열법(job ranking)
② 분류법(classification)
③ 점수법(point method)
④ 요소비교법(factor comparison)

해설 콕

분류법(classification)에 대한 설명이다.

① **서열법(job ranking)** : 비계량적 방법을 통해 직무기술서의 정보를 검토한 후 직무상호 간에 직무전체의 중요도를 종합적으로 비교한다.
③ **점수법(point method)** : 직무평가표에 따라 직무의 세부 구성요소들을 구분한 후 요소별 가치를 점수화하여 측정하는데, 요소별 점수를 합산한 총점이 직무의 상대적 가치를 나타낸다.
④ **요소비교법(factor comparison)** : 대표가 될 만한 직무들을 선정하여 기준직무(key job)로 정해놓고 각 요소별로 평가할 직무와 기준직무를 비교해가며 점수를 부여한다.

04 〈보기〉의 내용에 해당하는 직무평가 방법으로 가장 옳은 것은?

| 서울시 9급 2021

☑ 확인 Check! ○ △ ×

보 기

- 직무에 등급을 매기는 방법이다.
- 간편하고 이용도가 높다는 장점이 있다.
- 많은 직무 중 직군을 등급으로 매겨서 비교적 유사 혹은 동질적인 직무를 한 등급으로 평가한다.
- 이 방법은 강제적으로 배정하는 특성이 있으므로 정부기관에서 널리 사용되는 경향이 있다.

① 서열법(ranking method)
② 직무분류법(job classification method)
③ 점수법(point rating method)
④ 요소비교법(factor comparisons method)

해설 콕

직무분류법(job classification method)은 사전에 작성한 직무등급표에 따라 해당 직무를 분류하는 방법이다.

① **서열법(ranking method)** : 직무의 상대적 가치에 따라 서열을 매기는 방법이다.
③ **점수법(point rating method)** : 모든 직무를 동일한 평가요소를 적용하여 점수로 평가하는 방법이다.
④ **요소비교법(factor comparisons method)** : 기업의 핵심이 되는 기준직무(key job)와 비교하여 직무의 상대적 가치를 결정하는 방법이다.

05 다음은 근무성적평가 방법 중 무엇을 설명한 것인가?

| 서울시 9급 2017

☑ 확인 Check! ○ △ ×

피평가자의 직무와 관련되는 중요한 행동이나 사건들을 나열해 주고 각각의 행동들에 대하여 자주 하는지 전혀 안하는지의 척도를 매기게 하여 총점을 계산한다. 업무와 직결되는 행동이라 평가하기도 쉽고 피평가자가 좋은 점수를 받기 위해 구체적으로 어떤 행동을 해야 하는지를 제시해 줄 수 있는 장점도 있다.

① 중요사건서술법(Critical incident appraisal method)
② 평가센터법(Assessment Center)
③ 목표관리법(MBO ; management by objectives)
④ 행위기준평가법(Behaviorally Anchored Rating Scales)

정답 02 ④ 03 ② 04 ② 05 ④

해설 콕

현대적 주요 평가 방법

체크리스트법 (Checklist method)	평가(고과)항목을 목록으로 만들어 놓고 평가자가 피평가자를 체크하여 평가하는 방법이다.
강제선택 척도법 (Forced-choice scale)	평가자가 평가지에 예시한 행동사례 중에서 피평가자가 어느 항목에 해당되는지를 스스로 선택하도록 하여 피평가자를 평가하는 방법이다.
서술법 (Essay method)	평가자가 피평가자의 직무성과(수행)에 특별한 강·약점을 진술하는 것에 중점을 두며, 이외에도 문제를 해결하기 위한 행동방침을 작성하기도 한다.
중요사건서술법 (Critical incident appraisal method)	• 기업목표 달성의 성패에 미치는 영향이 큰 중요한 사실을 중점적으로 기록, 검토하여 피평가자의 직무태도와 업무수행능력을 개선하도록 유도하는 평가방법이다. • 이 평가방법은 여러 가지 중요사건들을 추출하여 몇 개의 영역으로 나누고 각 영역에서 현저하게 좋거나 나쁜 행동의 예를 기록하여 이를 평가하는 것이다. • 성과와 관련된 행동을 판단하고, 어떠한 행동이 능력개발이나 승진 등에 중요하고 인정되는 행동인가를 명확히 해준다.
행위기준평가법 (Behaviorally Anchored Rating Scales ; BARS)	• 행위기준평가법은 기대행위척도라고도 하며, 바람직하거나 기대하는 수준을 서술한 행위사례를 기준으로 평가항목을 만든다. • 예컨대 근무태도를 전통적인 평정척도로 측정하면 아주 우수, 우수, 보통, 불량, 아주 불량 등의 척도로 평가하는 반면에 행위기준평가법은 근무태도의 수준을 구체적으로 묘사하는 행위사례를 기준으로 평가한다. • 매주 5일간 꼬박꼬박 빠짐없이 일을 잘하면 7점이고, 한 달에 2~3일은 결근이나 지각을 하면 3점이고, 근무태도가 불량하여 종잡을 수가 없으면 1점으로 평정을 함으로써 보다 정확하고 객관적인 평가를 할 수 있게 된다.
역량 평정척도법 (Competency Rating Scales)	• 역량이란 바람직한 종업원과 바람직하지 못한 종업원을 구별해 주는 요인으로 조직적인 차원에서 이러한 역량은 조직의 미션과 가치를 반영해주고 있으므로 이를 핵심역량이라고 한다. • 변수화한 핵심역량사례를 기준으로, 평가자가 피평가자의 행위와 가장 유사한 역량사례를 찾아 체크하는 평가이다.
행위관찰척도법 (Behavioral Observation Scales ; BOS)	직무성과 달성을 위해 요구되는 행동수행 여부를 측정한다는 점에서 BARS와 유사하나, 평가설계시 과업수행 행위의 모습 중 하나를 선택하는 것이 아니라, 직무성과 달성을 위해 요구되는 행동의 빈도를 몇 단계 척도로 하여 측정하는 방식이다.
평가센터법 (Assessment Center)	피평가자의 직속상관이 아닌 특별히 선정된 라인관리자들이 6~12명의 개인들을 동시에 복수의 평가훈련을 통해서 평가한다. 이 기법은 주로 선발, 배치·승진 및 개발 목적에 이용된다.

06

확인 Check! ○ △ ×

평정자가 평정표(평정서)에 나열된 평정요소에 대한 설명 또는 질문을 보고 피평정자에게 해당되는 것을 골라 표시를 하는 평정방법은?

① 도표식 평정척도법
② 체크리스트법
③ 산출기록법
④ 직무기준법

해설 콕

설문은 체크리스트법에 대한 설명이다.

07

확인 Check! ○ △ ×

사람에 대한 경직된 편견이나 고정관념에 의한 오차를 의미하는 것으로, 직원에 대한 평가가 그가 속한 사회적 집단에 대한 지각을 기초로 해서 이루어지는 것으로 보는 근무성적 평정상의 오류는?

서울시 9급 2014

① 상동적 오차
② 대비 오차
③ 후광효과
④ 총계적 오차
⑤ 집중화 경향

해설 콕

근무성적 평정의 오류(오차)

연쇄효과, 현혹효과 (Halo Effect, 후광효과)	한 분야에 있어서의 피평정자에 대한 호의적 또는 비호의적인 인상이 다른 분야에 있어서의 그 피평정자에 대한 평가에 영향을 미치는 것을 말한다.
이미지평가 오류	부하에 대한 선입관이나 이미지로(에서) 평가해 버리는 경향을 말한다. 예를 들면, "피평정자 A씨는 원래 업무에 대한 지식이 풍부하기 때문에 이번에도 높은 실적을 올렸을 것이다"라고 평가해 버리는 오류를 말한다.
논리적 오류	각 평가요소간 논리적인 상관관계가 있는 경우 비교적 높게 평가된 평가요소가 있으면 다른 요소도 높게 평가하는 경향을 말한다. 예를 들면 "영업실적이 높은 사람은 사교성이 강하다"라고 평가하는 경향을 말한다. 현혹효과가 평정자 개인의 특성에 의한 평가상의 오류인데 반해, 논리적 오류는 평가자가 각 평가요소간 논리적으로 일치된다고 생각하는데서 생기는 오류이다.
집중화(중심화) 경향	평정자가 모든 피평정자들에게 대부분 중간 수준의 점수를 주는 심리적 경향을 말한다.
관대화 경향	평정 결과의 분포가 우수한 쪽에 집중되는 경향을 말한다.
엄격화 경향	반대로 평정 결과의 점수 분포가 낮은 쪽에 집중되는 경향을 말한다.

정답 06 ② 07 ①

규칙적 오류	어떤 평정자가 다른 평정자들보다 언제나 후한 점수 또는 나쁜 점수를 주는 것을 말한다.
총계적 오류	평정자의 평정 기준이 일정치 않아 관대화 및 엄격화 경향이 불규칙하게 나타나는 경우를 말한다.
상동적 오류	사람에 대한 경직된 편견이나 고정관념에 의한 오차를 의미하는 것으로, 직원에 대한 평가가 그가 속한 사회적 집단에 대한 지각을 기초로 해서 이루어지는 것으로 보는 오류를 말한다.
근접 오류	인사평가표상에서 근접하고 있는 평가요소의 평가결과 혹은 특정 평정시간 내에서의 평가요소 간의 평가결과가 유사하게 되는 오류를 말한다.
시간적 오류	평가자가 피평정자를 평가함에 있어서 쉽게 기억할 수 있는 최근의 실적이나 능력중심으로 평가하려는 데서 생기는 오류를 말한다.
연공 오류	피평정자의 학력이나 근속연수, 연령 등 연공에 좌우되어서 발생하는 오류를 의미한다. 예를 들어 학력이 대졸자와 중졸자가 있을 때 전자는 더 높게 평가해 버리는 경향을 말한다.
대비 오류	직무기준과 직무능력 요건이 말한 절대기준이 아닌 자신에 기준을 두어, 자신과 부하를 비교하는 경우를 말한다. 이러한 오류를 방지하기 위해서는 직무기준(업무목표)과 직무능력 요건에 비추어 평가를 해야 하며, 평정자 훈련을 통해 판단기준을 통일하도록 해야 한다.
극단화 오류	평가가 평정 단계의 최상위 혹은 최하위에 집중해 버리는 경향을 말한다.

08 근무성적 평정시 어떤 평정자가 다른 평정자보다 언제나 좋은 점수 또는 나쁜 점수를 주는 오류는?

확인 Check!
○
△
×

① 엄격화 경향(tendency of strictness)
② 규칙적 오류(systematic)
③ 총계적 오류(total error)
④ 선입견에 의한 오류(prejudice error)

해설 콕

언제나 좋은 또는 나쁜 점수를 주는 것은 평정자의 일정한 가치관이나 기준에 의하여 일관되게 나타나는 '규칙적 오류'에 해당한다. 반대로 일관성이 없는 불규칙적 오류는 '총계적 오류'라고 한다.

09 한 평정요소에 대한 평정자의 판단이 연쇄적으로 다른 요소의 평정에도 영향을 주는 오류 현상은?

서울시 9급 2022

확인 Check! ○ △ ×

① 후광효과 ② 대비 오차
③ 규칙적 오차 ④ 상동적 오차

해설 콕

후광효과란 피평정자의 한 평정요소에 대한 평정자의 판단이 연쇄적으로 그 피평정자의 다른 요소의 평정에도 영향을 미치는 것을 말한다.

② **대비 오차** : 직무기준과 직무능력 요건이 말한 절대기준이 아닌 자신에 기준을 두어 자신과 부하를 비교하는 경우를 말한다.
③ **규칙적 오차** : 한 평정자가 다른 평정자보다 일관적, 지속적으로 과대 또는 과소평정 하는 것으로, 특정인의 가치관이나 평정기준에 의해 언제나 좋은 점수 떠는 나쁜 점수를 주는 오차를 말한다.
④ **상동적 오차** : 사람에 대한 경직된 편견이나 고정관념에 의한 오차를 의미하는 것으로, 직원에 대한 평가는 그가 속한 사회적 집단에 대한 지각을 기초로 해서 이루어진다.

10 근무성적평정의 오류 중 관대화 경향, 엄격화 경향, 집중화 경향을 방지할 수 있는 방법 중 가장 효과적인 것은?

확인 Check! ○ △ ×

① 서술적 보고법 ② 강제배분법
③ 연공서열법 ④ 가점법

해설 콕

강제배분법(상대평가법)은 성적 분포의 비율을 미리 정해 놓는 평정 방법으로서, 관대화 경향, 엄격화 경향, 집중화 경향을 방지할 수 있다.

11 다음 중 근무성적평정의 유형에 대한 설명으로 옳지 않은 것은?

확인 Check! ○ △ ×

① 서열법은 피평정자의 성적분포가 과도하게 집중되거나 관대화되는 것을 막기 위해 성적분포를 미리 정해 놓는 방법이다.
② 도표식 평정척도법은 평정서 작성이 간단하고 평정이 용이하다는 이점이 있다.
③ 중요사건기록법은 막바지효과 등 시간적 오류를 방지할 수 있다는 장점이 있다.
④ 행태기준평정척도법(BARS) 척도 설계 과정에 평정 대상자가 참여하므로 적극적인 관심 및 참여를 기대할 수 있으며, 주관적인 평가의 오류 가능성을 최소화시킬 수 있다.

해설 콕

①은 강제배분법에 대한 설명이다. 서열법은 피평정자 간의 근무성적을 서열로 표시하는 방법이다.

정답 08 ② 09 ① 10 ② 11 ①

12 우리나라의 다면평가제도에 대한 설명으로 옳지 않은 것은?

☑ 확인 Check! ○ △ ×

① 민원인은 해당 공무원에 대한 다면평가에 참여할 수 없다.
② 다면평가의 결과는 해당 공무원에게 공개할 수 있다.
③ 다면평가의 결과는 승진, 전보, 성과급 지급 등에 참고자료로 활용될 수 있다.
④ 해당 공무원에게 평가정보를 다각적으로 제공하는 경우에는 능력개발을 유도할 수 있다.

해설 콕

다면평가란 다수의 평정자가 피평정자를 평가하는 것으로 상급자, 동료, 부하뿐 아니라 민원인도 평정단의 구성에 포함된다.
② 다면평가 등 우리나라 근무성적평정결과는 해당 공무원에게 공개할 수 있다.
③ 다면평가의 결과는 승진, 전보, 성과급 지급 등에 의무적으로 반영되지는 않고, 참고자료로만 활용될 수 있다.
④ 해당 공무원에게 평가정보를 다각적으로 환류하는 경우에는 동기유발과 능력개발을 꾀할 수 있다.

13 근무성적평정제도 중 다면평가제도의 효용으로 볼 수 없는 것은?

☑ 확인 Check! ○ △ ×

① 관료적 병폐의 시정
② 자기계발과 동기유발
③ 의사전달의 촉진
④ 관리업무의 용이성
⑤ 공정한 평정

해설 콕

다면평가제도는 많은 사람이 평정에 참여하므로 관리업무절차가 복잡하고 시간소모가 많다.

심화 Tip

다면평가제도의 효용
• 평정의 공정성 및 객관성 향상
• 다방향적 의사전달의 촉진
• 관료적 병폐(충성심의 왜곡)의 시정
• 분권화 촉진
• 리더십 발전
• 자기개발 촉진 및 동기유발

정답 12 ① 13 ④

CHAPTER 06

예산행정론

CHAPTER

06 예산행정론

학습목표

- □ 예산의 원칙을 살펴보고, 각 원칙의 특성과 예외를 학습한다.
- □ 예산제도의 유형으로 품목별 예산제도, PBS, PPBS, ZBB, MBO를 학습한다.
- □ 재정과정인 예산과정과 결산과정을 학습한다.

01 예산행정의 기초

01 다음 중 전통적 예산의 원칙 중 정부는 국민들에게 필요 이상의 돈을 거두어서는 안되며 계획대로 명확하게 지출해야 한다는 원칙은? ┃서울시 9급 2017

☑ 확인 Check! ○ △ ×

① 공개성의 원칙　② 완전성의 원칙
③ 통일성의 원칙　④ 정확성의 원칙

해설 콕

전통적 예산의 원칙은 입법부 중심의 예산원칙을 말하며, 설문은 정확성의 원칙에 대한 설명이다.

예산의 원칙	내 용
공개성의 원칙	심의, 의결된 예산 및 결산은 국방·국가정보 등 국가안보에 관련된 사항을 제외하고는 모두 공개되어야 한다. ※ 예외 : 정보비, 외교활동비
명료성의 원칙	예산은 모든 국민이 쉽게 이해할 수 있도록 편성되어야 한다. ※ 예외 : 총괄예산
사전의결의 원칙	예산은 집행하기에 앞서 국회의 의결을 거쳐야 한다. ※ 예외 : 준예산, 사고이월, 전용, 이체, 예비비, 긴급재정경제명령·처분
정확성(엄밀성)의 원칙	예산은 결산과 정확하게 일치해야 한다는 원칙이다. 즉, 정부는 국민들에게 필요 이상의 돈을 거두어서는 안되며 계획대로 명확하게 지출해야 한다는 원칙이다.
통일성의 원칙	특정한 세입과 특정한 세출을 직결시켜서는 안 된다는 원칙이다. ※ 예외 : 목적세, 수입대체경비, 특별회계, 기금
단일성의 원칙	예산에 대한 통제와 국가재정에 대한 국민의 이해를 용이하게 하기 위해서 예산은 구조면에서 국가의 세입·세출을 단일의 회계(일반회계)로 통일하여야 함을 요구하는 원칙이다. ※ 예외 : 특별회계, 추가경정예산, 기금

한정성의 원칙	예산의 각 항목은 상호 명확한 한계를 지녀야 한다. 예산한정성의 원칙은 다음과 같은 세 가지 내용을 지닌다. ① 예산의 목적 외 사용 금지 ② 계상된 금액 이상의 지출 금지 ③ 연도 경과 금지 ④ 예 외 • 질적 한정성의 예외 : 이용, 전용 • 양적 한정성의 예외 : 예비비, 추가경정예산 • 기간 한정성의 예외 : 이월, 계속비, 조상충용(당겨쓰기 ; 앞당기어 충당하여 사용하는 금액), 과년도 수입, 과년도 지출
완전성의 원칙 (총계예산원칙)	모든 세출과 세출은 예산에 포함되어야 한다는 원칙이다. 예산에는 모든 세입·세출이 완전히 계상되어야 하며, 예산에 계상되지 않은 수입·지출은 인정될 수 없다. ※ 예외 : 전대차관(외국에서 빌려옴), 순계예산, 기금, 수입대체경비, 현물출자 **순계예산** 총계예산에 대비되는 용어로, 국가활동에 있어 국고가 수납 또는 지출금액의 전액을 예산에 계상하지 않고 순수입과 순지출을 계상하는 예산제도를 말한다. 즉, 조세수입이면 조세의 총수입액에서 징세비를 공제한 잔액을 말한다.
성과주의 재정운용의 원칙	재정을 운영함에 있어서 지출성과의 극대화를 위하여 노력하여야 한다는 원칙이다.
수익금 직접사용금지의 원칙	정부의 모든 재정활동으로 발생한 모든 수입은 지정된 수납기관에 납부하여야 하며, 지출하고자 할 때에는 반드시 세출예산에 계상하여 집행해야 한다는 원칙이다.

02 예산의 원칙과 그 예외를 옳지 않게 연결한 것은?

☑ 확인 Check!
○
△
×

① 통일성의 원칙 - 특별회계, 기금, 수입대체경비
② 사전의결의 원칙 - 예비비, 사고이월, 이체, 이용, 전용
③ 한정성의 원칙 - 이월, 이용, 전용, 예비비, 추가경정예산
④ 예산총계주의의 원칙 - 국가의 현물출자, 전대차입, 수입대체경비

해설 콕

이용은 입법과목 간의 상호융통으로 미리 예산으로 국회의 의결을 얻어 이용할 수 있다. 따라서 사전의결 원칙의 예외에 해당하지 않는다.

정답 01 ④ 02 ②

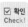

03 다음의 예산원칙 중 예산은 주어진 목표, 규모, 기간에 따라서 집행되어야 한다는 전통적 예산원칙은?

확인 Check!
○
△
×

① 단일성의 원칙 ② 한계성의 원칙
③ 공개성의 원칙 ④ 분리성의 원칙

해설 콕

한계성(한정성)의 원칙에 해당한다.
- **주어진 목표** : 질적 한정성(목적 외 사용금지의 원칙)
- **주어진 규모** : 양적 한정성(초과사용 금지의 원칙)
- **주어진 기간** : 시간적 한정성(회계연도 독립의 원칙)

04 다음 중 입법부 우위의 예산원칙이 아닌 것은?

확인 Check!
○
△
×

① 예산공개의 원칙
② 예산사전의결의 원칙
③ 예산한정성의 원칙
④ 예산책임의 원칙

해설 콕

예산책임의 원칙은 행정부 우위의 원칙으로 현대적 원칙이다.

심화 Tip

예산의 원칙

입법부 우위의 원칙	행정부 우위의 원칙
• 예산공개의 원칙	• 행정부계획의 원칙
• 명료성의 원칙	• 행정부책임의 원칙
• 완전성의 원칙	• 보고의 원칙
• 단일성의 원칙	• 상호교류적 예산기구의 원칙
• 한정성의 원칙	• 적절한 수단구비의 원칙
• 엄밀성(정확성)의 원칙	• 다원적 절차의 원칙
• 사전의결(절차성)의 원칙	• 행정부 재량의 원칙
• 통일성의 원칙	• 시기신축성의 원칙

05 예산집행의 신축성 유지 방안에 관한 설명으로 옳지 않은 것은?

☑ 확인 Check!
○
△
×

① 세출예산의 장(章), 관(款), 항(項)은 행정과목으로 예산의 전용(轉用)이 가능하다.
② 예산의 이용(移用)은 입법과목 간의 융통을 말한다.
③ 예산의 이체(移替)는 정부조직 등에 관한 법령의 제·개정, 폐지 등의 사유가 있을 때 사용하는 방안이다.
④ 이월(移越)은 당해 회계연도 예산을 차년도 예산으로 사용하는 것이다.
⑤ 예측할 수 없는 예산 외 지출 또는 예산초과지출에 충당하기 위해 예비비를 둔다.

해설 콕

장, 관, 항은 입법과목으로 예산의 이용이 가능하며, 세항, 목은 행정과목으로 예산의 전용이 가능하다.

06 예산의 신축적 집행을 위한 제도에 대한 설명으로 옳지 않은 것은?

☑ 확인 Check!
○
△
×

① 이체(移替) : 기구·직제 또는 정원에 관한 법령이나 조례의 제정 또는 개폐로 인하여 그 직무와 권한의 변동이 있을 때 그 변동내용에 따라 예산을 이동하여 집행하는 것
② 이월(移越) : 회계연도 단년도주의의 단점을 극복하기 위하여 미집행예산을 다음 회계연도에 넘겨서 사용할 수 있도록 허용하는 것
③ 전용(轉用) : 예산의 입법과목에 대해서 그 집행용도를 조정하여 사용하는 권한을 부여하는 것
④ 사고이월(事故移越) : 지출원인행위를 하였으나 불가피한 사유로 회계연도 종료시까지 지출하지 못한 경비와 지출원인행위를 하지 아니한 부대경비를 다음 회계연도에 넘겨서 사용하는 것

해설 콕

예산의 입법과목에 대해서 그 집행용도를 조정하여 사용하는 권한을 부여하는 것은 전용(轉用)이 아니라 이용(移用)이다.

07 정부조직에 관한 법령의 변경으로 인하여 중앙예산기관장의 승인을 얻어 예산을 옮겨 쓰는 것을 무엇이라 하는가?

❙ 대구시 9급 2006

☑ 확인 Check! ○ △ ×

① 이 체 ② 이 용

③ 전 용 ④ 이 월

해설 콕

정부조직에 관한 법령의 변경으로 인하여 중앙예산기관장의 승인을 얻어 예산을 옮겨 쓰는 것을 이체라 한다.

08 예산의 신축성 유지방법 중 '정부조직개편'과 가장 관련이 있는 것은?

☑ 확인 Check! ○ △ ×

① 전용(轉用) ② 이용(利用)

③ 이체(移替) ④ 이월(移越)

해설 콕

이체는 정부조직 등에 관한 법령의 제정·개정 또는 폐지로 인하여 중앙관서의 직무와 권한에 변동이 있는 때 이용하는 신축성 유지방법으로 정부조직개편과 관련이 있다.

09 보건행정에서 계획의 작성, 프로그램의 작성, 예산편성의 과정으로 구성된 제도는?

❙ 지방직 9급 2010

☑ 확인 Check! ○ △ ×

① 계획예산제도(PPBS) ② 프로그램평가검토기법(PERT)

③ 체계분석(SA) ④ 성과주의 예산제도(PBS)

해설 콕

계획예산제도(Planning Programming Budgeting System)는 목표를 분명히 정의하고, 이를 달성할 사업계획 및 각종 대안을 체계적으로 검토하여 수립(계획의 작성, 프로그램의 작성)하며, 다년간에 걸친 사업재정계획을 수립(예산편성의 과정)하는 장기적 시계(時界, time horizon)를 갖고 있는 예산제도이다.

10 예산제도에 대한 설명 중 적절하지 못한 것은?

☑ 확인 Check!
○
△
×

① 품목별 예산은 점증적 방식에 의하고, 계획 예산은 총체적 방식에 의한다.
② 성과주의 예산은 단년도로 편성되고, 계획 예산은 다년도로 편성된다.
③ 성과주의 예산은 책임이 집중되고, 계획 예산은 책임이 분산된다.
④ 품목별 예산은 분석의 초점이 지출대상이고, 영기준 예산은 분석의 초점이 대안분석 및 예산증감이다.

해설 콕

성과주의 예산은 상향적이므로 책임이 분산되고, 계획 예산은 하향적이므로 책임이 집중된다.

심화 Tip

예산제도의 비교

비교 기준	품목별 예산	성과주의 예산	계획 예산
발달연대	1920~1930년대	1950년대	1960년대
예산의 기능	통 제 (예산을 통제로 연결)	관 리 (재원을 사업과 연결)	계 획 (예산을 기획과 연결)
정보의 초점	품목(투입)	기능 · 활동 · 사업 (산출)	목표 · 정책(효과)
예산의 이념	합법성	능률성	효과성
예산기관의 역할	통제 · 감시	능률 향상	정책에의 관심
결정의 흐름	상향적(위로 통제)	상향적(위로 통제)	하향적(아래로 결정)
결정의 유형	점증모형	점증모형	합리모형
통제책임	중 앙	운영단위	운영단위
관리책임	분 산	중 앙	감독 책임자
기획의 책임	분 산	분 산	중 앙
결정권의 소재	분권화	분권화	집권화
예산과 조직	직접 연계	직접 연계	간접 연계(환산 필요)

정답 07 ① 08 ③ 09 ① 10 ③

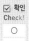

11 예산제도에 대한 설명으로 옳지 않은 것은?

☑ 확인 Check!
○
△
×

① 품목별 예산제도에서는 지출항목을 너무 엄격하게 분류하여 전반적인 정부 기능 혹은 전체 사업에 대한 정보를 확인하기 어렵다.

② 성과주의 예산서에는 전형적으로 사업의 목적과 목표에 대한 기술서가 포함되고 성취될 업무량에 대한 측정, 업무가 완료될 경우 효율성, 그리고 사업의 효과성 등이 포함된다.

③ 자본 예산제도에서는 정부지출을 경상적 지출과 자본적 지출로 구분하고 경상적 지출은 경상적 세입인 조세수입으로 충당한다.

④ 계획 예산제도는 행정부에 대한 의회의 통제력을 강화시킨다는 점에서 의회의 지지를 받았다.

⑤ 객관적 기준을 사용하는 계획 예산제도와는 달리 영기준 예산제도는 우선순위를 설정할 때 의사결정자들의 주관적 판단에 많이 의존한다.

해설 콕

계획 예산제도(PPBS)는 행정부에 대한 의회의 통제력을 약화시킨다는 점에서 처음부터 의회의 지지를 받지 못했다.

12 우리나라의 프로그램 예산제도에 대한 설명으로 옳지 않은 것은?

☑ 확인 Check!
○
△
×

① 세부업무와 단가를 통해 예산금액을 산정하는 상향식 방식을 사용하고 단년도 중심의 예산이다.

② 프로그램은 동일한 정책을 수행하는 단위사업의 묶음이다.

③ 예산 운용의 초점을 투입중심보다는 성과중심에 둔다.

④ '프로그램-단위사업-세부사업'은 품목별 예산체계의 '항-세항-세세항'에 해당한다.

해설 콕

프로그램이란 정책목표를 달성하기 위한 단위사업의 묶음이며, 프로그램 예산제도는 예산의 전과정을 프로그램 중심으로 구조화한 예산제도이다. 프로그램 예산제도는 프로그램의 총원가를 통해 예산금액을 산정하는 하향식 방식을 사용하고 다년도 중심의 예산인 국가재정운용계획 등과 연계되어 활용된다.

02 예산과정

01 **다음 중 예산에 대한 설명으로 옳지 않은 것은?** ❙서울시 9급 2016

☑ 확인 Check! ○ △ ×

① 예산의 전용이란 행정과목인 세항, 목 사이의 상호융통을 의미한다.
② 순계예산과 기금은 전통적 예산원칙 중 완전성의 예외 항목에 해당한다.
③ 예산의 집행은 배정 → 지출원인행위 → 재배정 → 지출의 순서로 행해진다.
④ 준예산은 신회계연도가 개시되었는데도 예산이 입법부를 통과하지 못할 경우의 예산운영을 대비한 제도이다.

해설 콕

예산의 집행과정
배정요구 → 배정계획수립 → 배정 · 재배정 → 지출원인행위 → 지출행위 → 현금지급

심화 Tip

예산의 집행과정

배 정	예산집행은 예산의 배정으로부터 시작되는데, 이는 확정된 예산을 예산집행기관이 계획대로 집행할 수 있도록 허용하는 일종의 승인이다. 기획재정부장관은 분기별로 예산배정계획을 작성하여 국무회의의 심의와 대통령의 승인을 얻은 후에 각 중앙관서의 장에게 예산을 배정한다.
재배정	배정된 예산은 다시 하급기관에 재배정된다.
지출원인행위	지출원인행위란 세출예산, 계속비, 국고채무부담행위(지방자치단체의 경우 채무부담행위)의 범위 내에서 국가 또는 지방자치단체의 지출의 원인이 되는 계약, 기타의 채무부담행위를 말한다.
지출행위 및 현금지급	지출행위는 한국은행을 지급인으로 채권자를 수취인으로 국고수표를 지출관이 발행하고, 출납공무원은 현금지급을 담당한다.

02 **예산과정 중 조직의 재정적 활동 및 그 수입 · 지출의 결과에 관하여 사실을 확증 · 검증하는 행위로 마지막 단계에서 수행되는 것으로 옳은 것은?** ❙서울시 9급 2017

☑ 확인 Check! ○ △ ×

① 예산편성
② 예산집행
③ 회계검사
④ 회계결산

정답 11 ④ 12 ① / 01 ③ 02 ③

해설 콕

예산과정의 순서

예산편성	중앙예산기관과 행정부처 사이의 상호의사전달, 즉 상향적·하향적 의사전달을 통하여 이루어진다.
예산심의	행정부가 제출한 예산안을 국민의 대표기관인 입법부가 검토·분석·심사하는 정치적 의사결정 과정이다.
예산집행	심의확정된 예산안에 따라 수입을 조달하고, 공공경비를 지출하는 모든 재정활동을 의미한다.
결 산	결산은 예산과정의 최종단계로서 '한 회계연도 동안의 국가의 수입과 지출의 실적을 확정적 계수로서 표시하는 행위'를 말한다.
회계검사	감사원이 정부의 결산에 관하여 사실을 확증·검증하는 행위로 마지막 단계에서 수행되는 것이다.

03

확인 Check! ○ △ ×

예산이 회계연도 개시 전까지 국회에서 의결되지 못하여 예산이 성립되지 못할 때 활용하는 예산 종류에 해당하지 않는 것은? ▎서울시 9급 2021

① 추가경정예산　② 잠정예산
③ 가예산　④ 준예산

해설 콕

추가경정예산은 예산안이 국회를 통과하여 예산이 성립된 이후 예산에 변경을 가할 필요가 있을 때에 이를 수정·제출하여 국회의 심의를 거쳐 성립되는 예산을 말한다.

② **잠정예산** : 새로운 회계연도가 개시될 때까지 예산안이 의결되지 못한 경우 일정기간(최초 4~5개월분) 동안 예산의 집행을 허용하는 예산을 말한다.
③ **가예산** : 회계연도 개시 이전까지 예산이 국회에서 의결되지 못했을 경우 최초의 1개월분의 예산을 국회의 의결로 집행할 수 있는 예산을 말한다.
④ **준예산** : 새로운 회계연도가 개시될 때까지 예산 의결이 이루어지지 않은 경우 전년도 예산에 준하는 경비를 지출할 수 있는 예산을 말한다.

04

확인 Check! ○ △ ×

다음 글에서 설명하는 것으로 옳은 것은? ▎서울시 9급 2017

> 예산안이 국회를 통과하여 예산이 성립된 이후 예산에 변경을 가할 필요가 있을 때에 이를 수정·제출하여 국회의 심의를 거쳐 성립되는 예산

① 본예산　② 잠정예산
③ 수정예산　④ 추가경정예산

해설 콕

예산편성절차 또는 성립시기에 따른 구분 : 본예산, 수정예산, 추가경정예산

본예산(당초예산)	정기국회 심의를 거쳐 확정된 최초 예산을 말한다.
수정예산	행정부가 입법부의 승인을 얻기 위해 예산안을 입법부에 제출한 이후에 국내외의 사회경제적 여건의 변화로 예산안의 내용 중 일부를 변경할 필요성이 있을 때 제출되는 예산안을 말한다.
추가경정예산	입법부를 통과하여 이미 성립된 예산에 대해 행정부가 추가적으로 다시 편성 내용을 변경·제출하여 입법부의 승인을 받는 것을 말한다.

05 추가경정예산에 대한 설명으로 옳은 것은?

❙ 경기 9급 2014

☑ 확인 Check! ○ △ ×

① 본예산에서 삭감된 부분은 부활이 불가능하다.
② 회계연도 90일 전까지 국회에 제출해야 한다.
③ 의회 통과 전에 수정가능한 예산이다.
④ 극히 제한적으로 허용되는 예산제도이다.

해설 콕

추가경정예산은 제한적으로 허용되는 예산으로 정부가 추가경정예산을 편성하고자 할 때에는 국가재정법 제89조 제1항의 조건 중 어느 하나에 해당해야 한다.

① 본예산이 삭감되거나 부족분 등을 추가경정예산에 반영하는 사례가 많다.
② 회계연도 90일 전까지 국회에 제출해야 하는 예산은 본예산이다.
③ 추가경정예산은 국회의 예산확정 이후에 생긴 사유로 예산 금액을 증감 또는 변경시킨다는 점에서 예산안을 국회에 제출한 후 국회의 심의확정 전에 내용을 수정하는 수정예산과는 그 성격이 다르다.

심화 Tip

추가경정예산안의 편성(국가재정법 제89조 제1항)

정부는 다음 각 호의 어느 하나에 해당하게 되어 이미 확정된 예산에 변경을 가할 필요가 있는 경우에는 추가경정예산안을 편성할 수 있다

1. 전쟁이나 대규모 재해(「재난 및 안전관리기본법」 제3조에서 정의한 자연재난과 사회재난의 발생에 따른 피해를 말한다)가 발생한 경우
2. 경기침체, 대량실업, 남북관계의 변화, 경제협력과 같은 대내·외 여건에 중대한 변화가 발생하였거나 발생할 우려가 있는 경우
3. 법령에 따라 국가가 지급하여야 하는 지출이 발생하거나 증가하는 경우

정답 03 ① 04 ④ 05 ④

06

새로운 회계연도가 개시될 때까지 예산 의결이 이루어지지 않은 경우 전년도 예산에 준하는 경비를 지출할 수 있는 것으로, 우리나라에서 현재 채택하고 있는 제도는? ▎서울시 9급 2020

☑ 확인 Check!
○
△
×

① 본예산 ② 가예산
③ 준예산 ④ 추가경정예산

해설 콕

준예산

「헌법」 제54조는 새로운 회계연도가 개시될 때까지 예산안이 의결되지 못한 때에 정부는 국회에서 예산안이 의결될 때까지 다음의 경우에 전년도 예산에 준하여 집행할 수 있도록 규정하고 있다.

- 헌법이나 법률에 의하여 설치된 기관 또는 시설의 유지 · 운영
- 법률상 지출의무의 이행
- 이미 예산으로 승인된 사업의 계속의 경우

07

회계연도 개시 이전까지 예산이 국회에서 의결되지 못했을 경우 최초의 1개월분의 예산을 국회의 의결로 집행할 수 있는 것은? ▎서울시 9급 2015

☑ 확인 Check!
○
△
×

① 가예산 ② 준예산
③ 본예산 ④ 잠정예산

해설 콕

예산 불성립시 예산집행을 위한 장치 : 준예산, 잠정예산, 가예산

준예산	새로운 회계연도가 개시될 때까지 예산안이 의결되지 못한 경우 전년도 예산에 준하여 지출할 수 있도록 한 예산으로, 의회의 의결을 필요로 하지 않는다.
잠정예산	• 새로운 회계연도가 개시될 때까지 예산안이 의결되지 못한 경우 일정기간(최초 4~5개월분)동안 예산의 집행을 허용하는 예산이다. • 반드시 사전에 의회의 의결을 필요로 한다는 점에서 준예산과 구별된다.
가예산	• 새로운 회계연도가 개시될 때까지 예산안이 의결되지 못한 경우 1개월 이내에 잠정적으로 편성하는 예산이다. • 1개월분의 집행에 대한 의회의 의결을 필요로 한다. • 의회의 의결을 필요로 한다는 점에서 준예산과 구별되고, 최초의 1개월분으로 제한된다는 점에서 잠정예산과 차이가 있다.

정답 06 ③ 07 ①

CHAPTER 07

보건의료

01 일차보건의료

02 보건의료서비스

03 보건사업

04 보건의료체계

05 의약분업

CHAPTER

07 보건의료

학습목표

- ☐ 사회보장의 방법 중 소득재분배에 대하여 학습한다.
- ☐ 사회보험, 공공부조의 각 특징과 차이점에 대하여 학습한다.
- ☐ 의료보장의 종류를 학습하고 각 의료보장의 특징과 장·단점을 학습한다.

01 일차보건의료

01 공중보건의 의미에 대한 설명으로 가장 옳은 것은?

❙서울시 9급 2020

확인 Check! ○ △ ×

① 질병을 치료하고 장애의 중증도를 낮추는 것에 중점을 둔다.
② 개인적인 노력이 가장 중요하다.
③ 위생적인 환경을 구축하여 건강행동을 실천한다.
④ 단일 조직의 전문적인 활동이 강조된다.

해설 콕

윈슬로우(E. A. Winslow)는 공중보건을 "조직된 지역사회의 노력을 통해서 질병을 예방하고 수명을 연장하며, 신체적·정신적 건강과 능률의 증진을 위한 과학이며, 예술이다"라고 설명하였다.

02 2000년까지 모든 인류에게 건강(health for all by the year 2000)을 기조로, 건강은 인간의 기본권리이고 건강향상은 사회개발의 주요 목표이며, 일차보건의료는 이 목표를 달성하고, 나아가 사회정의구현을 위한 중요한 방법임을 밝힌 국제회의는?

❙경기 9급 2014

확인 Check! ○ △ ×

① 캐나다 오타와 회의
② 구소련 알마아타 회의
③ 케냐 나이로비 회의
④ 호주 아델라이드 회의

해설 콕

알마아타 선언(1978년)

- 선진국과 개발도상국 사이의 건강불평등뿐만 아니라, 각 나라 안에 존재하는 건강상의 불평등에 대처하기 위한 전략을 개발하자는 선언이다.
- 구체적으로 일차보건의료라는 새로운 전략 개념을 통해 정부의 적극적이고 체계적인 보건의료 투자로 2000년까지 인류 모두가 건강을 누리게 하자는 것이었다.

03 **1978년 알마아타 선언에서 강조한 내용을 언급한 것으로 옳은 것은?** ┃경남 9급 2014

확인 Check! ○ △ ×

① 국가는 일차보건의료 사업을 통해 주민의 건강접근성을 제고하는 노력을 해야 한다.
② 건강증진을 위한 다학문적, 다각적 접근이 필요하다.
③ 건강은 일차적으로 개인에게 책임이 있으며, 국가는 보건의료에 관한 적절한 환경을 제공하여야 한다.
④ 특정질환의 위험이 있는 인구집단을 중점대상으로 하여 건강관리 및 건강증진이 필요하다.

해설 콕

② 세계보건기구는 '건강증진을 위한 주요 원칙(1977)'에서 건강증진은 의사소통, 교육, 입법, 재정, 조직변화, 지역개발과 건강위해에 대응하는 지역사회의 자발적 활동과 같은 다양하면서 상호보완하는 방법 또는 접근법이 필요하다고 하였다.
③ 모든 국가는 국민의 건강에 책임이 있으며, 국가는 보건의료에 관한 적절한 환경을 제공하여야 한다.
④ 세계보건기구는 '건강증진을 위한 주요 원칙(1977)'을 발표하고 건강증진은 특정질환에 위험이 있는 인구집단에 중점을 두기보다는 일상생활이라는 맥락으로서 전체 인구집단을 포함하여야 한다고 하였다.

심화 Tip

알마아타 선언 전문

〈일차보건의료에 대한 국제회의〉

1978년 9월 12일 알마아타에서 열린 일차보건의료에 대한 국제회의는 전 세계 인류의 건강을 보호하고 증진하기 위해 모든 정부, 보건의료 및 국제 개발 종사자들, 세계 지역사회의 긴급한 행동이 필요함을 언급하면서 아래와 같이 선언한다.

Ⅰ. 이 회의에서는, 단순히 질병이나 허약 상태가 없는 것이 아니라 완전한 신체적, 정신적, 사회적 안녕 상태인 건강은 기본적인 인권이며, 가능한 최고 수준의 건강에 도달하는 것은 가장 중요한 전 세계 차원의 사회적 목표이고, 이를 실현하기 위해서는 보건의료 부문과 더불어 다른 많은 사회 경제 부문의 행동이 필요하다는 것을 강력히 재확인한다.

Ⅱ. 한 국가 내에서 뿐 아니라, 특히 선진국과 저개발국 인민 사이에 건강 수준의 불평등이 존재한다는 사실은 정치적, 사회적, 경제적으로 받아들여질 수 없다. 그러므로 이는 모든 국가의 공통 관심사이다.

정답 01 ③ 02 ② 03 ①

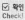

Ⅲ. 신국제경제질서에 기초한 경제·사회 발전은 모든 사람이 충분한 수준의 건강에 도달하는 것과 선진국과 저개발국 간의 건강 수준 격차 감소에 기본적인 중요성을 부여하고 있다. 인류의 건강보호와 건강증진은 지속가능한 경제, 사회 발전에 필수적인 것이며, 보다 나은 삶의 질과 세계평화를 보장한다.

Ⅳ. 인민은 보건의료에 대한 계획과 실행에 개인적으로나 집단적으로 참여할 권리와 의무가 있다.

Ⅴ. 정부는 자국민의 건강에 대해 책임이 있다. 그런데 이는 오직 적절한 보건의료서비스와 사회적 수단을 제공함으로써 성취될 수 있다. 향후 수십년간 정부, 국제기구, 전 세계 지역사회의 주요한 사회적 목표는 2000년까지 전 세계의 모든 사람들이 사회 경제적으로 생산적인 삶을 영위할 수 있는 건강수준에 도달하는 것이다. 사회정의 정신에 입각한 발전의 한 부분으로서 일차보건의료는 이러한 목표를 달성하기 위한 핵심요소이다.

Ⅵ. 일차보건의료는 필수적인 보건의료서비스이다. 이는 실제적이고 과학적으로 유효하며, 사회적으로 받아들여질 수 있는 방법과 기술에 기초하고 있다. 이러한 방법과 기술은 자기신뢰와 자기결정의 정신에 의거해 발전의 매 단계마다 지속적으로 지불할 수 있는 비용으로, 개인과 지역사회 가정이 충분히 참여함으로써 보편적인 접근이 가능한 것이다. 일차보건의료는 국가보건의료체계(국가보건의료체계에서 일차보건의료는 중심적인 기능을 수행하는 핵심요소이다)와 지역사회의 전반적 사회경제적 발전에 필수적인 구성 요소이다. 일차보건의료는 개인, 가족, 지역사회가, 사람들이 생활하고 일하는 곳에서 가능한 한 가까운 곳에서 보건의료서비스를 제공하는 국가보건의료체계를 접하는 첫 접촉점이다. 그리고 일차보건의료는 그 이후로 지속되는 보건의료서비스 과정의 첫 단계이다.

Ⅶ. 일차보건의료는

1. 한 국가와 지역사회의 경제적 상태와 사회문화적, 정치적 특징을 반영하고, 이로부터 서서히 발전한다. 그리고 사회학, 생의학, 보건의료서비스에 대한 타당한 연구 결과와 공중보건의 경험을 적용하는 것에 기초한다.
2. 일차보건의료는 지역사회의 주요 건강문제를 다루며, 건강증진, 예방, 치료, 재활 서비스를 제공한다.
3. 최소한 다음을 포함한다.
   - 주요한 건강문제와 이러한 문제를 예방, 관리하는 방법에 대한 교육
   - 음식 공급과 적절한 영양의 증진
   - 안전한 물과 기본적인 위생 시설의 충분한 공급
   - 가족계획을 포함한 모성보호와 아동건강관리
   - 주요 감염성질환에 대한 예방접종
   - 지역 유행 질병에 대한 예방과 관리
   - 흔한 질병과 외상에 대한 적절한 치료
   - 필수 의약품 제공
4. 보건의료 부문에 더하여, 특히 농업, 축산업, 식품, 산업, 교육, 주택, 공공사업, 통신 등과 같은, 국가와 지역사회 발전의 모든 관련된 부문과 양상을 포함하고, 이 모든 부문의 조화로운 노력이 요구된다.
5. 지역사회, 국가, 혹은 다른 사용 가능한 자원을 최대한 활용하기 위해, 일차보건의료의 계획, 조직, 운영, 관리에 대해 지역사회와 개인의 자기신뢰와 참여가 극대화될 것이 요구된다. 그리고 이러한 목표를 위해, 적절한 교육을 통해 지역사회의 참여 능력을 발전시킨다.
6. 통합적이고 기능적이며, 상호 보완적인 전달체계에 의해 유지되어야 한다. 이는 모든 이들을 위한 포괄적인 보건의료서비스를 점진적으로 향상시켜야 하고, 가장 필요한 사람에게 우선순위가 두어져야 한다.

7. 지역과 의뢰 수준에서는 필요하다면 전통의료 시술자를 포함하여 의사, 간호사, 조산사, 의료보조원 등의 보건의료 종사자와 사회사업가에 의존한다. 이들은 보건의료 조직으로 일하고 지역사회의 보건의료 요구에 반응하도록 사회적으로나 기술적으로 충분히 훈련되어야 한다.

Ⅷ. 모든 정부는 포괄적인 국가보건의료체계의 한 부분으로서, 다른 부문과 조화를 이루면서, 일차보건의료를 적용하고 유지시키기 위한 국가 정책, 전략, 행동 계획을 작성해야 한다. 이것을 위해 정치적인 의지의 행사, 국가 자원의 동원, 사용가능한 외부자원의 합리적 사용 등이 필요할 수도 있다.

Ⅸ. 한 국가 국민의 건강 달성은 직접적으로 다른 모든 나라와 관련되고 이득이 되므로, 모든 나라는 모든 이들을 위한 일차의료를 보장하기 위해 협력과 서비스 정신에 입각하여 협동하여야 한다. 이러한 맥락에서 일차보건의료에 대한 세계보건기구(WHO)·유엔아동기금(UNICEF) 협력 보고서는 전 세계적 차원에서 일차보건의료의 심화 발전과 실행을 위한 확고한 기초를 구축한다.

Ⅹ. 2000년까지 전 세계 모든 이들이 수용 가능한 건강 수준에 도달하는 것은, 현재는 군비 확장과 군사적 갈등에 대부분이 낭비되고 있는 전 세계의 자원을 보다 충분히, 보다 잘 사용함으로써 가능하다. 독립, 평화, 긴장완화, 군비 축소에 대한 진정성 있는 정책은 추가적인 자원을 제공할 수 있고 제공하여야 한다. 이는 평화적인 목적으로 쓰일 수 있고, 특히 일차보건의료가 핵심적인 부분으로서 적절한 몫을 담당할 수 있는 사회 경제적 발전의 가속화 등에 쓰일 수 있다. 이러한 자원은 적절히 배분되어야 한다.

일차보건의료를 위한 국제회의는 기술 협력 정신과 신국제경제질서에 의거해 전 세계적으로, 특히 저개발국에 일차보건의료를 개발하고 적용하기 위해 긴급하고 효과적인 국가적, 국제적 행동을 요청한다. 일차보건의료를 위한 국제회의는 각국 정부, 세계보건기구(WHO)와 유엔아동기금(UNICEF), 국제기구, 다자간 혹은 양자간 기구, 비정부조직, 기금 조직, 모든 보건의료 종사자와 전 세계의 지역사회가 일차보건의료에 대한 국가적, 국제적 실행을 지원하고, 특히 저개발국에서 일차보건의료에 대한 기술적, 재정적인 지원을 증가시킬 길을 열 것을 재촉한다. 이 회의는 위에서 언급한 모든 주체들이 이 선언의 정신과 내용에 부합하는 일차보건의료를 도입, 개발, 유지하는 것에 협력하길 요청한다.

04 알마아타 선언에서 제시한 일차보건의료 사업이 아닌 것은?

❙ 지방직 7급 2017

☑ 확인 Check!
○
△
×

① 감염병에 대한 예방접종
② 산업장 위생 및 안전관리
③ 모자보건 및 가족계획
④ 적절한 식생활과 영양개선

해설 콕

일차보건의료의 필수사업 내용(알마아타 선언문)

- 주요 보건문제와 보건교육(보건문제 인식과 예방 방법)
- 적절한 식생활 및 영양개선
- 안전한 식수공급, 기본적 환경위생 및 적당한 주거생활
- 모자보건 사업(가족계획 포함)
- 예방접종 관리

정답 04 ②

05 다음 중 일차보건의료의 접근방법으로 옳은 것을 모두 고른 것은?

ㅣ지방직 7급 2012

☑ 확인 Check!
○
△
×

> ㉠ 전문의에 의한 양질의 의료를 제공하여야 한다.
> ㉡ 지역사회의 적극적인 참여가 이루어져야 한다.
> ㉢ 예방적 접근보다 환자 질병치료의 임상중심적 접근이어야 한다.
> ㉣ 지역사회가 쉽게 받아들일 수 있는 방법으로 사업이 제공되어야 한다.
> ㉤ 지역사회 지불능력에 맞는 보건의료수가로 사업이 제공되어야 한다.

① ㉠, ㉡, ㉤
② ㉡, ㉣, ㉤
③ ㉠, ㉡, ㉣, ㉤
④ ㉡, ㉢, ㉣, ㉤

해설 콕

㉠, ㉢은 이차보건의료의 접근방법에 해당한다.

06 일차보건의료의 특성으로 옳지 않은 것은?

ㅣ지방직 9급 2009

☑ 확인 Check!
○
△
×

① 의료수가는 주민의 지불능력에 맞아야 한다.
② 의료의 접근성을 높인다.
③ 전문성이 높은 치료에 집중한다.
④ 보건의료 주체인 주민의 참여를 촉진한다.

해설 콕

전문성이 높은 치료에 집중하는 것은 이차 및 삼차보건의료의 특성이다.

ㅣ심화 Tip ㅣ

일차보건의료
- 최소한 주요 건강문제와 이를 예방, 관리할 수 있는 방법을 교육하는 것
- 음식물의 공급을 촉진하고 적절한 영양을 공급하는 것
- 안전한 식수를 적절하게 공급하고 기본 위생을 확보하는 것
- 모자보건의료 서비스를 제공하는 것
- 주요 감염병을 예방하기 위한 예방접종, 각 지역의 풍토병을 예방하고 관리하는 것
- 흔한 질병과 손상을 적절하게 치료하는 것
- 필수적인 약품을 공급하는 것

07 일차보건의료의 접근방법에 대한 설명 중 옳지 않은 것은?

☑ 확인 Check! ○ △ ×

① 지역사회 주민이 받아들일 수 있어야 한다.
② 비용지불은 고려하지 않아도 된다.
③ 주민들의 적극적인 참여가 요구된다.
④ 손쉽게 활용할 수 있어야 한다.

해설 콕

일차보건의료는 가족과 개인이 완전히 참여하고 지역사회와 국가가 비용을 스스로 부담할 수 있어야 가능하다.

08 세계보건기구(World Health Organization, WHO)가 제시한 일차보건의료(PHC)의 기본원칙에 해당하지 않는 것은?

서울시 9급 2018

☑ 확인 Check! ○ △ ×

① 균등성
② 전문성
③ 유용성
④ 포괄성

해설 콕

일차보건의료(PHC)의 기본원칙

포괄성	모든 사람에게 필요한 의료서비스
수용성	주민이 쉽게 받아들일 수 있는 방법으로 그들의 지불능력에 맞게 제공
근접성	근접한 거리에서 제공
균등성(평등성)	어떤 여건(소득, 지위에 관계없이)에서도 똑같이 제공
지속성	지속적인 서비스 제공
유용성	쉽게 이용할 수 있고 유용할 것
상호협조성	사회 여러 분야와 협조체계를 유지
주민참여	지역사회의 적극적인 참여

정답 05 ② 06 ③ 07 ② 08 ②

09 일차보건의료에서 제공하는 의료서비스는?

확인 Check! ○ △ ×

① 특수병원에서의 치료
② 전문의에 의한 치료
③ 필수적인 보건의료
④ 고가장비에 의한 서비스

해설 콕

일차보건의료
- 필수 보건의료(essential health care)를 지역사회의 각 개인과 가족이 받아들일 수 있고, 비용지불이 가능한 방법으로 그들의 적극적인 참여하에 손쉽게 골고루 활용할 수 있도록 하는 실제적 접근 방법이다.
- 즉, 단순히 1차 진료만을 의미하는 것이 아니라 제도적, 기술적으로는 개인, 가족 및 지역사회를 위한 건강증진, 예방, 치료 및 재활 등의 서비스를 모두 포함하는 포괄적 보건의료를 의미한다.

10 일차보건의료의 주요 사업내용에 해당하지 않는 것은?

확인 Check! ○ △ ×

① 의료의 전문화 및 고급화
② 감염병에 대한 예방접종
③ 필수 의약품 제공
④ 적절한 영양공급

해설 콕

의료의 전문화 및 고급화는 이차 및 삼차보건의료에 해당한다.

11 우리나라의 주요 보건의료정책 중 지역사회 일차보건의료(primary health care)와 가장 관련이 깊은 것은?

| 서울시 7급 2014

확인 Check! ○ △ ×

① 의료보험 실시
② 의료전달체계 시행
③ 정신보건법 제정
④ 농어촌 등 보건의료를 위한 특별조치법 제정
⑤ 의약분업 실시

해설 콕

일차보건의료 정책은 취약계층 및 농촌에 집중하게 되는데 특히, 1980년 12월에는 「농어촌 등 보건의료를 위한 특별조치법(농특법)」이 제정되어 농어촌 지역에서 일차보건의료의 개념에 입각한 다양한 사업이 추진되는 제도적 근거를 마련하였다. 이 법에 따라 일차보건의료 인력인 보건진료원(community health practitioner, CHP)이 농어촌지역에 설치된 보건진료소에 배치되었다.

12 질병 예방적 관점에서 보건의료서비스를 분류할 때, 질병에 대한 조기진단 및 조기치료에 해당하는 서비스는? ❙ 지방직 7급 2013

☑ 확인 Check! ○ △ ×

① 1차 예방서비스
② 2차 예방서비스
③ 3차 예방서비스
④ 4차 예방서비스

해설 콕

공중보건의 예방의학적 대책
- **1차 예방** : 질병의 근원을 제거한다.
- **2차 예방** : 질병의 조기발견 및 조기치료를 한다.
- **3차 예방** : 재활을 통해 정상기능을 발휘하게 한다.

13 일차보건의료의 4A에 대한 설명으로 가장 옳지 않은 것은? ❙ 서울시 9급 2020

☑ 확인 Check! ○ △ ×

① Accessible : 소외된 지역 없이 보건의료활동이 전달되어야 한다.
② Available : 과학적인 방법으로 접근해 건강문제를 해결해야 한다.
③ Acceptable : 지역사회가 쉽게 받아들일 수 있는 방법으로 제공되어야 한다.
④ Affordable : 재정적으로 부담 가능한 방법으로 이루어져야 한다.

해설 콕

Available(**적극적인 주민참여**) : 적극적인 주민참여에 의해 사업이 이루어져야 한다.

02 보건의료서비스

01 **보건의료서비스의 사회 · 경제적 특성으로 옳지 않은 것은?**

☑ 확인 Check! ○ △ ×

① 정보의 비대칭성
② 노동집약적 성격
③ 면허제도에 의한 법적 독점
④ 보건의료공급의 비탄력성
⑤ 투자적 요소의 부재

해설 콕

보건의료서비스의 사회 · 경제적 특성

정보의 비대칭성 (소비자의 무지)	질병의 원인이나 치료방법, 의약품 등에 관한 지식과 정보는 매우 전문적인 내용이어서 의사나 약사, 간호사 등 의료인력을 제외하고, 소비자는 거의 알지 못하는 경우가 대부분이다.
노동집약적 성격	병원시설에 막대한 자본이 필요한 자본집약적인 특성을 가지고 있는 한편, 보건의료서비스는 다양한 직종의 인력들 사이에 서로 협력이 필요한 노동집약성 서비스이다(의사, 행정직원, 간호사 등).
면허제도에 의한 법적 독점 (보건의료공급의 비탄력성)	면허제도는 의료시장에서 법적 독점권을 부여하는 장치이며, 또한 관련학과 졸업자만 면허시험에 응시할 수 있으므로 의료서비스 공급시장에 대한 진입장벽을 높이는 원인이 된다.
수요와 치료의 불확실성	일반적인 상품에 대한 수요는 소비자의 구매의지에 의해 결정되지만 의료에 대한 수요는 질병이 발생해야 나타나기 때문에 수요를 예측하기가 매우 어렵다.
우량재	우량재는 모든 국민에게 기본적으로 제공되어야 하는 재화이기 때문에 국가가 담당하지 않으면 안 된다. 즉, 우량재의 공급을 시장에 맡겨두면 구매능력이 없는 계층은 소외되어 인간다운 생활이 불가능하기 때문에 사회정의와 형평성의 실현을 위해 국가가 적극적으로 개입해야 한다.
외부효과의 존재	• 외부효과는 한 사람의 행위가 다른 사람에게 일방적으로 이익을 주거나 손해를 끼치는 경우를 말한다. 예 감염병 • 외부효과가 존재하는 경우에 이를 시장에 맡겨두면 외부효과가 제대로 제거되지 않으므로 감염병 관리는 정부가 강제로 개입하여 해결해야 한다.
소비적 요소와 투자적 요소의 혼재	• 소비자는 의료서비스를 구입하고 진료비를 지불하는데, 이 금액만큼 다른 재화의 소비에 지출할 소득이 감소하고, 저축할 여력이 줄어들게 되므로 의료서비스에 대한 지출은 소비자의 소비로 분류된다. • 환자가 건강을 회복하는데 지출하는 비용은 미래를 위한 투자라는 개념으로 접근하게 되면 건강에 대한 지출은 곧 투자라는 논리이다.
독과점 시장	의료시장은 정보의 비대칭성, 면허제도에 의한 진입장벽, 의료서비스의 비동질성 등의 특성이 있으므로 독과점시장에 해당한다.

02 국민의 의료수요를 충족시키기 위한 효과적인 공급방안으로 옳지 않은 것은?

확인 Check! ○ △ ×

| 지방직 7급 2010

① 종합보건계획과 인력기획 수립
② 의료서비스 기능분담 축소를 통한 의료인력 종류의 단순화
③ 의료자원의 지역간 불균형 분포 개선
④ 인력기획에 필요한 정보체계 구축과 의료이용 자료수집

해설 콕

새로운 질병 등에 대응하기 위해 의료서비스 기능분담 확대를 통한 의료인력 종류의 다양화가 필요하다.

03 다음 글에 해당하는 보건의료서비스의 특성으로 옳은 것은?

| 지방직 9급 2012

확인 Check! ○ △ ×

> 의료기관별 항생제 처방률, 심장관련 수술의 사망률, 수술 후 합병증 발생률을 소비자에게 공개한다.

① 공공재
② 수요 예측의 불확실성
③ 공급의 가격 비탄력성
④ 정보의 비대칭성

해설 콕

질병의 원인이나 치료방법, 의약품 등에 관한 지식과 정보는 매우 전문적인 내용이어서 의사나 약사, 간호사 등 의료인력을 제외하고, 소비자는 거의 알지 못하는 경우가 대부분이다. 소비자의 무지는 공급유인 수요현상을 창출해 국민의료비 증가를 초래할 개연성이 있다. 이런 정보의 비대칭문제를 해결하기 위해 소비자에게 정보를 공개하는 것이 필요하다.

04 공급자 위주의 전문가 지배현상이 나타나게 되는 보건의료서비스의 사회 · 경제적 특성은?

▮보건복지부 9급 2006

☑ 확인 Check! ○ △ ×

① 외부효과
② 생활필수품
③ 정보의 비대칭성
④ 치료의 불확실성
⑤ 보건의료서비스와 교육의 공동생산

해설 콕

공급자 위주의 전문가 지배현상은 수요자(소비자)의 무지를 초래함으로써 공급자와 수요자 사이의 정보 비대칭으로 인한 시장의 실패를 가져온다.

05 보건의료서비스의 경제학적 특성이 아닌 것은?

▮인천시 9급 2004

☑ 확인 Check! ○ △ ×

① 공급자의 무지
② 생산의 독점
③ 외부효과
④ 비탄력성
⑤ 불확실성

해설 콕

공급자의 무지가 아닌 공급자 위주의 전문가 지배현상에서 오는 수요자의 무지가 특성이다.

06 예방접종과 관계가 깊은 보건의료서비스의 사회 · 경제적 특성으로 가장 옳은 것은?

▮서울시 9급 2020

☑ 확인 Check! ○ △ ×

① 외부효과
② 정보의 비대칭성
③ 수요의 불확실성
④ 공급의 법적 독점

해설 콕

보건의료 분야에서 외부효과가 나타나는 사례는 흔하지 않으나, 일단 발생하면 큰 영향을 미치는 감염병이 대표적이다. 외부효과가 존재하는 경우에 이를 시장에 맡겨두면 외부효과가 제대로 제거되지 않으므로, 정부가 강제로 개입하여 해결(국가방역체계운영, 국가예방접종사업 실시 등)해야 한다.

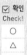

07 감염병 예방과 관련이 깊은 보건의료서비스의 사회 · 경제적 특성은?

❙부산시 9급 2004

☑ 확인 Check! ○ △ ×

① 외부효과 ② 불확실성
③ 비탄력성 ④ 소비자의 무지

해설 콕

외부효과는 외부경제효과와 외부불경제효과로 구분되며, 외부경제효과이든 외부불경제효과이든 시장 실패를 가져온다.

- **외부경제효과** : 감염병의 예방접종은 사회의 감염병 전파를 감소시키는 유리한 효과를 가져올 수도 있다.
- **외부불경제효과** : 감염병환자가 발생한 경우에 그 피해는 환자 개인에게 그치지 않고 사회 전체에 피해를 줄 수 있다.

08 규제와 간섭과 관련이 깊은 보건의료서비스의 사회 · 경제적 특성은?

❙부산시 9급 2002

☑ 확인 Check! ○ △ ×

① 공급자의 독점성 ② 외부효과
③ 비탄력성 ④ 정보의 비대칭성

해설 콕

공급자의 독점성 때문에 의료기관에 사회적 의무를 부과하고, 각종 법적 규제와 사회적 간섭을 하게 된다.

09 포괄적인 대인 보건의료서비스가 아닌 것은?

❙제주시 9급 2008

☑ 확인 Check! ○ △ ×

① 질병예방서비스 ② 재활서비스
③ 환경보건서비스 ④ 건강증진서비스

해설 콕

포괄적인 보건의료(comprehensive health care)
질병치료, 질병예방, 조기진단, 재활서비스, 건강증진 등을 포함하는 보건의료

정답 04 ③ 05 ① 06 ① 07 ① 08 ① 09 ③

10 다음 중 보건의료서비스의 사회 · 경제적 특징 중 일반적으로 수용되는 것이 아닌 것은?

▮서울시 9급 2014

☑ 확인 Check!
○
△
×

① 지위재
② 공공재
③ 불확실성
④ 정보의 비대칭성
⑤ 노동 집약

해설 콕

지위재와 필수재

지위재	실용성보다 그 상품을 소비함으로써 얻어지는(혹은 얻어진다고 상상되는) 사회적 지위가 더 중요시 되는 재화(다이아몬드, 명품 핸드백)
필수재	인간의 생존에 필수적이며 인간이 인간다운 생활을 하기 위해 반드시 향유되어야 하는 재화(의식주, 보건의료서비스)

11 〈보기〉에서 설명하는 보건의료의 사회 · 경제적 특성으로 가장 옳은 것은?

▮서울시 9급 2021

☑ 확인 Check!
○
△
×

● 보 기 ●

국가는 모든 국민들에게 지불 용의와 능력에 관계없이 기본적인 보건의료를 제공함으로써 국민들의 건강권을 보장해야 한다.

① 정보의 비대칭성
② 외부효과
③ 공급의 독점성
④ 가치재

해설 콕

가치재(우량재)는 소득수준, 사회적 지위, 지역, 사회계층을 막론하고 모든 국민에게 기본적으로 제공되어야 하는 재화이기 때문에 국가가 담당하여야 한다.

① **정보의 비대칭성** : 질병의 원인이나 치료방법, 의약품 등에 관한 지식과 정보는 매우 전문적인 내용이어서 의사나 약사, 간호사 등 의료 인력을 제외하고, 소비자는 거의 알지 못하는 경우가 대부분이다.
② **외부효과** : 외부효과가 존재하는 경우에 이를 시장에 맡겨두면 외부효과가 제대로 제거되지 않으므로 감염병 관리는 정부가 강제로 개입하여 해결해야 한다.
③ **공급의 독점성** : 의료서비스 공급시장에 대한 진입장벽을 높이는 원인이 된다.

12 보건의료서비스 수요의 탄력성에 대한 설명으로 옳은 것은?
❙지방직 9급 2012

☑ 확인 Check! ○ △ ×

① 급성 맹장수술에 대한 수요의 가격탄력성은 탄력적이다.
② 개인 건강검진 서비스 수요의 소득탄력성은 일반적으로 0보다 작다.
③ 의약품 A와 의약품 B가 보완재 관계에 있을 때, A의 가격이 오르면 B의 수요량은 증가한다.
④ 의약품 A와 의약품 B가 대체재 관계에 있을 때, A의 가격이 오르면 B의 수요량은 증가한다.

해설 콕

의약품 A와 의약품 B가 대체재 관계에 있을 때, A의 가격이 오르면 사람들은 오른 A를 대체할 수 있는 B를 수요하므로 B의 수요량은 증가한다.
① 급성 맹장수술은 가격 여하를 묻지 않고 반드시 수술을 해야 하므로 가격에 비탄력적이다.
② 개인 건강검진 서비스 수요의 소득탄력성은 일반적으로 소득이 늘어날수록 수요가 증가하므로 일반적으로 0보다 크다.
③ 의약품 A와 의약품 B가 보완재 관계에 있을 때, A의 가격이 오르면 A재에 대한 수요가 줄어들기 때문에 보완재인 B의 수요가 함께 줄어들게 된다.

13 홍역예방접종 의료수가를 1,000원에서 500원으로 인하하였더니 수요가 1,000명에서 1,400명으로 늘었다면 가격탄력성($|E|$)은?
❙서울시 9급 2019

☑ 확인 Check! ○ △ ×

① 0.5 ② 0.8
③ 1.0 ④ 1.5

해설 콕

$$\text{가격탄력성} = -\frac{\text{수요량의 변화}}{\text{가격의 변화율}} = -\frac{\frac{Q_a - Q_b}{Q_a}}{\frac{P_a - P_b}{P_a}} = -\frac{\frac{1{,}000 - 1{,}400}{1{,}000}}{\frac{1{,}000 - 500}{1{,}000}} = 0.8$$

14 보건의료서비스의 수요에 대한 설명으로 옳은 것은?
❙지방직 7급 2016

☑ 확인 Check! ○ △ ×

① 소비자 단독에 의해 수요가 발생한다.
② 소득탄력성이 0보다 작은 열등재(inferior goods)이다.
③ 질병예방보다는 급성질환에 관한 의료서비스의 가격탄력성이 낮다.
④ 의약품 A와 B가 대체재 관계일 때 A의 가격이 오르면 B의 수요가 감소한다.

정답 10 ① 11 ④ 12 ④ 13 ② 14 ③

해설 콕

질병예방은 필수적인 것이 아니므로 가격이 오르면 예방주사 등을 덜 맞고, 가격이 내리면 예방주사를 많이 받으므로 가격의 탄력성이 큰 반면에, 급성질환의 경우에는 가격에 관계없이 치료받아야 하므로 가격탄력성이 낮다.

① 보건의료서비스의 수요는 정보의 비대칭(소비자 무지) 등에 의하여 의사의 과잉진료를 유발하고, 제약회사에 의한 의약품의 과대, 과장 광고 등에 의하여도 발생한다.

② 의료서비스는 우등재이므로 소득탄력성이 0보다 크다. 예컨대 소득이 늘어나면 예방접종에 대한 수요도 늘어나고 소득이 줄어들면 예방접종에 대한 수요도 줄어들게 된다.

④ 대체재 관계이므로 A의 가격이 오르면 A의 수요를 줄이고 대체재인 B를 찾게 되므로 B의 수요가 증가한다.

15 보건의료의 사회・경제적인 특성으로 옳은 것은?

| 지방직 9급 2010

☑ 확인 Check!
○
△
×

① 응급의료는 탄력적이다.
② 의료공급자인 의사는 질병을 예측할 수 있다.
③ 의료는 사유재로서 보건봉사이다.
④ 성형외과서비스는 탄력적이다.

해설 콕

성형외과는 필수 의료 수요는 아니고 미관용의 수술이므로 가격에 민감하여 탄력적이다.

① 응급의료는 수요와 공급이 모두 비탄력적이다.

② 의료공급자인 의사도 질병을 예측할 수 없다.

③ 의료는 공공재이기 때문에 의과대학이라는 제도를 만들었고, 의료법으로 독점성을 주고 있다.

16 보건의료서비스는 건강증진, 질병예방, 진단과 치료, 재활로 분류할 수 있다. 다음 중 건강증진에 해당하는 것만을 고른 것은?

| 지방직 9급 2009

☑ 확인 Check!
○
△
×

> ㉠ 특정질병이 발생한 후 그 양상을 파악하고 정상적인 건강상태로 회복시키는 서비스
> ㉡ 질병치료 후에도 지속되는 신체적・정신적 기능 저하를 정상적으로 되돌리기 위한 서비스
> ㉢ 특정질병이나 건강문제의 발생 위험성이 있는 사람을 관리하는 것
> ㉣ 생활양식을 건강의 관점에서 바람직하게 변화시키는 교육과 활동

① ㉠, ㉡　　② ㉡, ㉢
③ ㉣　　④ ㉡, ㉣

해설 콕

㉠ 치료
㉡ 재활
㉢ 질병예방
㉣ 건강증진

17 양질의 보건의료서비스 요건에서 Myers가 정의한 요소로 가장 적합한 것은?

| 서울시 9급 2014

확인 Check! ○ △ ×

① 질적 적정성 – 형평성 – 지속성 – 효율성
② 효율성 – 접근용이성 – 질적 적정성 – 통제성
③ 질적 적정성 – 접근용이성 – 지속성 – 효율성
④ 지속성 – 접근용이성 – 보장성 – 효율성
⑤ 효율성 – 지속성 – 민주성 – 통제성

해설 콕

Myers의 양질의 보건의료서비스 요건

접근용이성 (Accessibility)	경제적 · 지리적 · 사회문화적인 이유로 인해 주민들이 보건의료서비스를 받는데 장애를 받아서는 안 된다. 각 개인은 필요한 시간과 장소에서 보건의료를 이용할 수 있어야 하고, 필요한 경우 보건의료인력이 다른 보건의료 인력, 시설, 장비, 약품, 보건의료서비스 등을 이용할 수 있어야 한다.
질적 적정성 (Quality)	가능한 범위 안에서의 최신 의과학 지식과 기술을 보건의료에 적용하는 것을 말한다. 이는 가능한 최선의 바람직한 결과를 얻기 위한 것이다. 질적으로 우수한 보건의료는 전문적 능력, 개인적 수용성, 질적 적절성과 같은 요소들을 가져야 한다. 여기서 질적 우수성은 보건의료의 의학적 적정성과 보건의료의 사회적 적정성이 동시에 달성하는 것을 의미한다.
지속성 (Continuity)	각 개인에게 제공되는 보건의료는 시간, 사람, 공간적으로 상관성을 갖고 적절히 연결되어야 한다. 예 보건의료서비스 요건 중 한 병원에서 진료를 받다가 상급병원으로 이송될 경우 중복된 의료서비스를 배제하고 신속히 다음 단계의 의료서비스를 제공받는 것
효율성 (Efficiency)	보건의료의 목적을 달성하는데 투입되는 자원의 양을 최소화하거나 일정한 자원의 투입으로 최대의 목적을 달성할 수 있어야 한다.
포괄성 (Comprehensiveness)	보건의료에는 예방, 치료, 재활 및 건강증진사업 등 관련 서비스가 포함되어야 한다.

18 마이어스(Myers)의 양질의 의료 조건과 관련이 없는 것은?

▎경기 · 경남 · 전북 9급 2006

☑ 확인 Check!
○
△
×

① 계속성
② 지리적인 접근성
③ 경제적인 합리성
④ 질적 우수성
⑤ 최첨단 기술의 의료

해설 콕

Myers의 양질의 의료 조건
질적 적정성(질적 우수성), 접근용이성(지리적인 접근성), 지속성(계속성), 효율성(경제적인 합리성), 포괄성

19 "의사는 충분한 지식과 기술을 지니고 있어야 하며 각종 연수교육, 학술잡지, 학술모임 등을 통해 나날이 발전하는 의학을 계속 공부하여 자신의 능력을 향상시켜야 한다"는 것은 마이어스(Myers)가 주장한 양질의 의료서비스 구성요소 중 어떤 요건을 의미하는가?

▎서울시 9급 2017

☑ 확인 Check!
○
△
×

① 질적 적정성(Quality)
② 효율성(Efficiency)
③ 지속성(Continuity)
④ 접근용이성(Accessibility)

해설 콕

의학을 계속 공부하여 자신의 능력을 향상시켜 질적 적정성을 보장해야 한다는 의미이다.

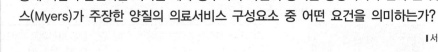

20 마이어스(Myers)의 보건의료서비스 요건 중 한 병원에서 진료를 받다가 상급병원으로 이송될 경우 중복된 의료서비스를 배제하고 신속히 다음 단계의 의료서비스를 제공받는 것은 어떤 요건에 해당하는가? ❙서울시 9급 2015

☑ 확인 Check! ○ △ ×

① 접근용이성
② 질적 적정성
③ 지속성
④ 효율성

해설 콕

의료 이용자들에게 공급되는 의료서비스의 제공이 예방, 진단 및 치료, 재활에 이르기까지 총괄적으로 이루어지는 것으로 지속성에 대한 설명이다.

① **접근용이성** : 의료서비스를 필요로 하고, 이용할 의사가 있을 때 언제, 어디서라도 이용할 수 있어야 한다는 개념이다.
② **질적 적정성** : 의사들은 충분한 지식과 기술을 지니고 있어야 하며 각종 연수교육, 학술잡지, 학술모임 등을 통해 나날이 발전하는 의학을 계속 공부하여 자신의 능력을 향상시켜야 한다는 것이다.
④ **효율성** : 경제적 합리성을 말하며, 의료보험을 통한 대처 등이 해당된다.

21 양질의 보건의료서비스가 갖추어야 할 요건에 대한 설명으로 옳은 것은? ❙지방직 9급 2011

☑ 확인 Check! ○ △ ×

① 접근용이성 : 개인 중심의 진료, 중점적인 의료제공, 서비스의 조정
② 질적 적정성 : 개인적 접근성, 포괄적 서비스, 양적인 적합성
③ 효율성 : 평등한 재정, 적정한 보상, 효율적 관리
④ 지속성 : 전문적인 자격, 개인적 수용성, 질적인 적합성

해설 콕

효율성 : 의료인에게 평등한 재정, 의료인에게 적정한 보상, 효율적인 관리
① **접근용이성** : 개인적 접근성, 포괄적 서비스, 양적인 적합성, 형평성
② **질적 적정성** : 전문적인 자격, 개인적 수용성, 질적인 적합성
④ **지속성** : 개인중심의 진료(나를 중심으로 해준다), 중점적인 의료제공, 서비스의 조정

22 리와 존스(Lee and Jones)의 양질의 의료서비스 요건에 해당하지 않는 것은?

☑ 확인 Check! ○ △ ×

❙서울시 9급 2017

① 의과학에 기초
② 전인간적인 진료
③ 국소적 치료의 강조
④ 사회복지사업과 연계

해설 콕

국소적 치료가 아닌 예방을 강조하였다.

❙ 심화 Tip ❙

리와 존스(Lee and Jones)의 양질의 의료서비스 요건
- 의과학에 근거한 합리적인 의료행위
- 예방을 강조
- 의료제공자와 소비자 간의 긴밀한 지적 협조
- 각 개인에 대한 전인간적인 치료
- 환자와 의사 간에 긴밀하고 지속적인 인간관계의 유지
- 사회복지사업과의 연계
- 다양한 보건의료서비스의 통합 · 조정
- 주민의 필요충족에 요구되는 모든 보건의료서비스의 제공

23 Donabedian이 주장한 양질의 의료요소에 해당하지 않는 것은?

☑ 확인 Check! ○ △ ×

① 합법성
② 효율성
③ 포괄성
④ 형평성
④ 수용성

해설 콕

Donabedian과 Myers의 양질의 의료요소 비교

Donabedian		Myers	
• 효능성 • 효율성 • 수용성 • 형평성	• 효과성 • 적정성 • 합법성	• 접근성 • 포괄성 • 효율성	• 질적 적정성 • 지속성

24 Donabedian이 주장한 양질의 의료요소로 진료 이외의 환경을 무엇이라 하는가?

☑ 확인 Check!
○
△
×

① 경제성　② 쾌적성
③ 효율성　④ 지속성

해설 콕

Donabedian이 주장한 양질의 의료요소로 진료 이외의 환경을 쾌적함이라고 하고, 쾌적함의 개념에는 깨끗한 환경, 안락함, 좋은 식사 등이 진료 이외의 환경에 포함된다고 하였다.

25 보건의료서비스에 대한 국가의 개입이 정당화되는 이유로 옳은 것을 모두 고르면?

☑ 확인 Check!
○
△
×

| 서울시 9급 2017

㉠ 시장기능의 실패	㉡ 건강의 총체적 특성
㉢ 의료의 공공재적 특성	㉣ 건강권의 대두

① ㉠, ㉢　② ㉡, ㉣
③ ㉠, ㉡, ㉢　④ ㉠, ㉡, ㉢, ㉣

해설 콕

보건의료서비스에 대한 국가의 개입이 정당화되는 이유

1. **시장기능의 실패** : 보건의료를 개인의 영역에만 맡겨놓으면 과도한 의료비의 지출, 고수익 보건의료서비스에만 비효율성 자원의 배분 등이 발생하므로 국가의 개입이 필요하다.
2. **의료의 공공재적 특성** : 보건의료는 비경합성과 비배제성을 지닌 공공재의 특성을 갖는데 공공재는 시장에 맡겨 둘 경우 시장실패 할 가능성이 높으므로 정부가 개입하여 시장실패를 막아야 한다.
3. **건강의 총체적 특성** : 건강은 그 어떤 것보다 우선되는 가치이며, 잠재적 유효성이 가장 크므로 국가의 개입이 필요하다.
4. **건강권의 대두** : 현대 복지국가에서 생존적 기본권의 하나로 건강권의 개념이 대두되었다.
5. **건강의 다차원적 요소에 의한 결정** : 건강은 정치, 경제, 사회, 문화, 개인적 요인 등 다차원적 영향요인에 의해 결정되므로 건강향상을 위해서는 개인적 노력 이외에 공익을 대표하는 국가의 개입이 필요하다.

정답 22 ③ 23 ③ 24 ② 25 ④

26 다음 의료의 질을 구성하는 속성 중 의료의 효과에 대한 환자와 환자 가족의 기대를 나타내는 속성은? ❙ 서울시 9급 2016

☑ 확인 Check! ○ △ ×

① 효과성 ② 수용성
③ 적정성 ④ 효율성

해설 콕

의료의 질의 구성요소 및 속성(Donabedian)

<table>
<tr><td rowspan="3">구성요소</td><td>기술적 부문</td><td colspan="3">의학기술을 개인의 건강 문제에 적용하는 것</td></tr>
<tr><td>대인관계 부문</td><td colspan="3">환자와 치료자 간의 사회적, 심리적 상호 작용을 관리하는 것</td></tr>
<tr><td>쾌적함</td><td colspan="3">쾌적한 대기실, 편안하고 따뜻한 진찰실, 깨끗한 입원실 침대와 침상 옆 전화, 좋은 음식 등</td></tr>
<tr><td rowspan="11">속 성</td><td>효능성</td><td colspan="3">보건의료의 과학과 기술을 가장 바람직한 환경에서 사용하였을 때 건강을 향상시키는 능력</td></tr>
<tr><td>효과성</td><td colspan="3">의료서비스를 제공하는 일상적인 환경에서 성취할 수 있는 건강수준 향상 능력</td></tr>
<tr><td>효율성</td><td colspan="3">특정 건강수준을 획득하는데 사용한 비용을 측정하는 것</td></tr>
<tr><td>적정성</td><td colspan="3">비용에 대한 상대적인 의료의 효과 또는 편익(benefits)</td></tr>
<tr><td rowspan="5">수용성</td><td rowspan="5">의료의 효과에 대한 환자와 환자 가족의 기대</td><td>접근성</td><td>환자에게 의료서비스를 쉽고 편리하게 제공하는 능력</td></tr>
<tr><td>환자–의료 제공자 관계</td><td>의료서비스를 제공하는 과정에서 환자와 의료제공자가 맺게 되는 관계로, 환자만족도에 중요함</td></tr>
<tr><td>쾌적한 환경</td><td>편리하고 안락한 의료 환경</td></tr>
<tr><td>의료의 효과에 대한 환자 선호도</td><td>환자가 인지하는 의료서비스의 효과로, 의료인이 판단하는 의료의 효과와 항상 일치하는 것은 아님</td></tr>
<tr><td>의료의 비용에 대한 환자 선호도</td><td>환자가 인지하는 의료서비스의 비용</td></tr>
<tr><td>합법성</td><td colspan="3">사회적 선호도(윤리적 원칙, 가치, 법, 규제)와 개인의 수용성의 일치 정도</td></tr>
<tr><td>형평성</td><td colspan="3">의료서비스의 분포와 의료의 편익이 인구 집단에게 얼마나 공평하게 제공되는가의 정도</td></tr>
</table>

27 도나베디언의 질 평가 모형과 사례가 가장 옳게 연결된 것은? ❙서울시 9급 2018

☑ 확인 Check! ○ △ ×

① 구조 - 의무기록조사　　② 구조 - 환자만족도조사
③ 과정 - 동료검토　　④ 결과 - 의료이용량조사

해설 콕

도나베디언의 질 향상 접근방법

구조적 접근 (사회적 수단)	• 인적자원 : 전문인력의 수, 자질 • 물적자원 : 시설, 장비 • 신임제도, 면허제도 • 조직체계 : 병원조직, 관리
과정적 접근 (의료인의 환자 관리활동)	• 의료제공자와 환자 간에 혹은 이들 내부에서 일어나는 행위에 관한 것(환자에게 취한 태도까지 포함) • 동료의사에 의한 심사 : 동료의사들에 의해 검토 • 의무기록조사 : 의무기록조사위원회에서 조사 주제를 선정하고, 진료표준을 설정하여 표준의 충족 여부를 의무기록을 통하여 조사한다. • 의료이용량조사(Utilization review)
결과(Outcome) 측면의 접근	• 현재 및 과거에 의료서비스를 제공받은 개인, 집단 및 지역사회의 실제 또는 잠재적 건강상태에서 바람직하거나 그렇지 못한 상태로의 변화, 보건의료체계 및 의료제공자들의 책임과 연계된 건강수준 • 수명 및 사망률, 급성기 생리적 안정도, 만성질환과 유병률, 합병증, 신체기능 상태, 정신 기능, 삶의 질, 진료 비용, 특수 서비스 이용, 진료 관련 만족도

28 Donabedian의 양질의 의료에 대한 설명 중 비용에 상관없이 현재의 의학기술이 제공할 수 있는 최대한의 서비스를 제공하는 것은?

☑ 확인 Check! ○ △ ×

① 사회적 정의　　② 기초적 정의
③ 절대적 정의　　④ 상대적 정의

해설 콕

Donabedian의 정의

절대적 정의	비용에 상관없이 현재의 의학기술이 제공할 수 있는 최대한의 서비스를 제공하는 것
개인적 정의	소비자 개개인의 편익과 위험 및 비용이 함께 고려된 입장
사회적 정의	자원의 사회적 배분에 대한 정당성이 감안된 입장(사회적인 가치와 개인을 상대로 하는 제공자 사이에 갈등을 야기할 수 있음)

정답 26 ② 27 ③ 28 ③

29 Vuori의 의료의 질의 구성요소에 해당하지 않는 것은?

확인 Check! ○ △ ×

① 효과성
② 효율성
③ 적합성
④ 과학적 – 기술의 질
⑤ 수용성

해설 콕

Vuori의 의료의 질의 구성요소

효과성	한 서비스가 이상적인 상황에서 잠재적 영향을 모두 발휘했을 경우와 비교하여 운영체계 내에서 실제로 영향을 미친 정도를 보는 것
효율성	한 서비스가 생산비에 미치는 실제적인 영향의 관계를 나타낸 개념
적합성	인구집단의 요구와 이용 가능한 서비스와의 관계로서 수적/분배적 두 측면을 가짐
과학적 – 기술의 질	현재 이용 가능한 의학지식과 기술을 실제에 적용하는 정도

30 Vuori의 의료의 질의 구성요소 중 보건의료의 소비자가 가장 중요시 하는 것은?

확인 Check! ○ △ ×

① 효과성
② 효율성
③ 적합성
④ 과학적 – 기술의 질

해설 콕

효과성, 효율성, 적합성, 과학적 – 기술적 질의 속성은 질 향상 프로그램을 주관하는 기관당사자에 따라 우선순위가 바뀐다.

- 보건의료의 소비자는 '적합성'을 가장 중요시 하는 반면, 효율성과 과학적 – 기술적 질에 대해서는 관심도가 떨어진다.
- 의료제공자는 '과학적 – 기술적 질'에 가장 많은 관심을 갖게 된다.
- 보건당국은 소비자와 제공자의 관심이 떨어지는 '효율성'을 가장 중요시 한다.

31 다음은 의료서비스의 질 측정에 주로 사용되는 SERVQUAL에 관한 설명이다. 잘못된 것은?

▮서울시 7급 2014

☑ 확인 Check! ○ △ ×

① 신뢰성 : 모든 고객에게 동일한 서비스를 일관성 있게 제공하는 능력
② 유형성 : 시설, 장비, 인원 등 물리적 자원의 구비 수준
③ 반응성 : 고객을 기꺼이 도우려는 자세와 즉각적인 서비스를 제공하는 능력
④ 확신성 : 서비스 제공자의 지식과 고객에 대한 예의, 고객에게 믿음을 줄 수 있는 능력
⑤ 공감성 : 고객에게 개별적으로 관심을 보이는 정도

해설 콕

파라슈만(A. Parasuraman)은 보건의료서비스 질 요인 측정방법인 SERVQUAL을 고안하고 신뢰성, 유형성, 반응성(대응성), 확신성, 공감성(감정이입)을 제시하였다.

신뢰성	제공하는 서비스를 믿음직스럽고 정확하게 수행하는 능력
유형성	시설, 장비, 인원 등 물리적 자원의 구비 수준
반응성(응답성)	고객을 기꺼이 도우려는 자세와 즉각적인 서비스를 제공하는 능력
확신성	서비스 제공자의 지식과 고객에 대한 예의, 고객에게 믿음을 줄 수 있는 능력
공감성(감정이입)	고객에게 개별적으로 관심을 보이는 정도

32 다음 중 의료의 질 관리(QA)를 위해 사용되는 방안이 아닌 것은?

▮보건복지부 9급 2002

☑ 확인 Check! ○ △ ×

① 입원보험(Hospital Insurance)
② 의료이용심사(Utilization Review)
③ 진료비청구심사(Claims Review)
④ 의료감사(Medical Audit)
⑤ 동료의사심사(Peer Review)

해설 콕

의료의 질 관리(QA)를 위해 의료이용심사, 진료비청구심사, 의료감사, 동료의사심사 등이 사용된다.

정답 29 ⑤ 30 ③ 31 ① 32 ①

33 이시가와(Kaoru Ishikawa) 등이 고안한 의료의 질 개선을 위한 도구로서 어떤 결과를 가져오게 한 요인을 파악함으로써 문제해결 방안을 찾을 수 있게 하는 도표는?

☑ 확인 Check!
○
△
×

Ⅰ보건복지부 9급 2004

① 파레토 도표(Pareto Diagram)
② 런 차트(Run Chart)
③ 어골도(Fish-bone Diagram)
④ 스캐터 도표(Scatter Diagram)
⑤ 히스토그램(Histogram)

해설 콕

이시가와(Kaoru Ishikawa)의 어골도(Fish-bone Diagram)
뼈의 척추에는 예를 들어 마가렛(Margaret)이라는 환자의 죽음과 같은 원치 않은 결과를 적는다. 뼈의 갈비뼈에는 큰 범주들을 적고, 작은 뼈에는 그들의 범주에서의 기여요인을 적는다. 어골도(Fish bone chart)를 이용하면 인과관계를 확인하여 문제의 원인을 밝혀내는데 매우 유용하지만 인과관계가 선형적이라는 전제를 두고 있으므로, 순환관계가 있거나 상호 영향을 주고 받는 관계를 밝혀내지 못하는 결함을 가지고 있다.

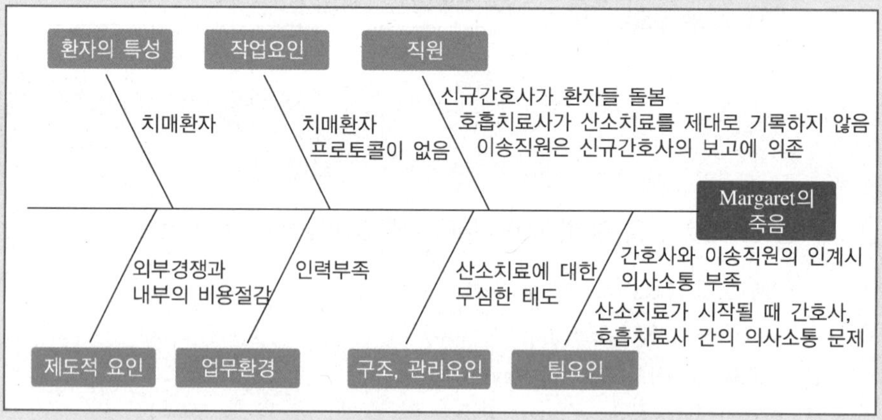

03 보건사업

01 보건사업에 대한 설명으로 옳은 것은? ❙ 지방직 9급 2011

☑ 확인 Check!
○
△
×

① 보건사업은 조기발견이 가능한 질환에 국한한다.
② 대상 인구집단을 세분화하는 것은 바람직하지 않다.
③ 고혈압 관리사업은 발생률보다 유병률에 근거해야 한다.
④ 보건사업의 평가는 사업이 종료된 후에 실시한다.

해설 콕

고혈압은 유병률이 높고 사망률이 높으므로 발생률보다 유병률에 근거하여야 한다.

① 보건사업이란 지역사회 주민의 질병예방 및 건강수준 향상을 위하여 지역보건법 및 기타 관련 법률에 따라 보건소, 보건의료원 등 보건기관에서 지역주민에게 제공하는 건강증진, 질병관리, 암관리, 구강보건, 정신보건, 가족건강, 한의약 등의 서비스를 말한다. 따라서 조기발견이 가능한 질환에 국한하지 않는다.
② 생애주기에 따라 그 대상이 가지는 건강문제의 특이성이 존재하고 건강의 위험도 등이 다르기 때문에 인구를 중심으로 분류하는 경우는 주로 생애주기를 중심으로 분류하는 것이 보통이다.
④ 평가는 기획에서 실행으로 연결되는 사업의 전 과정에 걸쳐 지속적으로 시행되어야 한다.

02 지역사회보건의 기본원리로 옳지 않은 것은? ❙ 지방직 9급 2011

☑ 확인 Check!
○
△
×

① 지역사회의 다른 사업들과는 별개로 시행되어야 한다.
② 주민의 자주적 활동을 원칙으로 한다.
③ 합리적인 우선순위 설정과 자원의 배분이 필요하다.
④ 주민의 욕구와 건강수준에 맞는 계획과 실행이어야 한다.

해설 콕

지역사회보건의 기본원리

1. 지역사회의 다른 사업들과는 연계되어 시행되어야 한다.
2. 지역사회 보건문제의 해결주체는 지역사회 주민이며, 모든 주민이 참여하는 자주적 활동으로 해결되어야 한다.
3. 한정된 자원의 효율적 배분은 전문가와 주민이 참여하여 자원을 배분하고 조정해야 한다.
4. 지역사회를 대상으로 제공되는 보건의료서비스는 주민에게 필요한 보건의료와 건강수준에 적합하도록 계획되고 실행되어야 한다.

03 지역사회보건사업을 위한 지역사회진단시 고려해야 할 항목 중 우선순위가 가장 낮은 것은?

❙ 지방직 9급 2009

☑ 확인 Check!
○
△
×

① 지역사회의 건강수준
② 지역주민의 인구 특성
③ 지역사회의 가용자원
④ 지역사회의 정치적 배경

해설 콕

지역사회진단시 고려해야 할 항목
1. **인구학적 분포 및 특성 파악** : 연령 및 성비의 구성과 증감추이, 교육 및 소득수준 등
2. **건강수준 파악** : 사망률, 사망원인, 유병률, 건강행태
3. **의료이용 현황 파악**
4. **가용자원 파악** : 의료기관 및 지역사회사업 등
5. **지역사회 요구도 파악**

04 보건사업과 관련하여 지역사회진단을 실시하는 목적에 해당하지 않는 것은? ❙ 지방직 7급 2017

☑ 확인 Check!
○
△
×

① 지역사회의 보건문제나 보건요구도를 구체적으로 파악하여 사업의 우선순위를 결정하기 위한 것
② 지역사회의 보건상태를 명확히 파악하기 위하여 필요한 기초자료를 만드는 것
③ 건강과 질병에 영향을 미치는 지역사회의 제반 요소 및 가용자원 등 전반적인 상황을 파악하기 위한 것
④ 지역사회에 거주하고 있는 특정집단의 경제상태와 보건상태를 구체적으로 파악하여 경제적 문제와 보건문제를 해결하기 위한 것

해설 콕

지역사회진단의 목적
특정집단이 아닌 일반 지역주민의 건강을 향상하기 위한 보건의료사업의 계획 수립과 평가에 필요한 기초자료를 확보하기 위해 실시한다.

05 지역사회 정신보건사업의 원칙으로 적절하지 않은 것은? ❙ 지방직 9급 2011

☑ 확인 Check!
○
△
×

① 입원 및 외래 중심의 치료 서비스
② 환자의 가정과 가까운 곳에서 치료
③ 지역 주민의 참여
④ 여러 전문인력 간의 팀적 접근

해설 콕

입원 및 외래 중심의 치료 서비스가 아니라 자문, 상담, 응급처치, 입원, 부분입원, 외래치료, 정신사회재활, 소아/노인 특수서비스, 알코올 중독과 약물남용 관리, 추후관리, 사례관리 등을 모두 포함하는 포괄적 서비스가 되어야 한다.

06 보건사업 기획 과정에 사용되는 방법에 대한 설명으로 옳은 것은? ❙ 지방직 9급 2012

☑ 확인 Check!
○
△
×

① Program Evaluation and Review Technique은 사업에 필요한 활동들의 상호 연관성 및 소요시간을 보여줌으로써 사업수행을 조정하고 통제하는 방법이다.
② Planning Programming Budgeting System은 프로그램의 전년도 예산집행결과를 기준으로 소폭의 변화만을 가감하여 예산을 편성하는 방법이다.
③ Basic Priority Rating System은 건강문제의 상대적 크기를 기준으로 사업의 우선순위를 결정한다.
④ Golden diamond 방법은 건강 문제에 대한 주민 관심도 및 사업의 효과를 추정해 사업의 우선순위를 결정한다.

해설 콕

② Planning Programming Budgeting System(PPBS)는 장기적인 계획과 단기적인 예산편성(budgeting)의 유기적 결합을 통하여 제한된 재정자원을 합리적으로 배분함으로써 정부지출의 효과를 극대화하고자 하는 예산제도이다.
③ Basic Priority Rating System은 절대적 기준으로 사업의 우선순위를 결정한다.
④ Golden diamond 방법은 미국 메릴랜드 주가 보건지표의 상대적 크기(전국 평균)와 변화 경향을 이용하여 우선순위를 결정한다.

정답 03 ④ 04 ④ 05 ① 06 ①

07 보건사업평가의 기본원칙으로 옳지 않은 것은?

Ⅰ지방직 7급 2010

☑ 확인 Check!
○
△
×

① 보건사업평가의 결과는 환류되어야 한다.
② 보건사업평가의 측정기준은 명확하고 객관적이어야 한다.
③ 보건사업평가는 보건사업의 전 과정에 걸쳐 지속적으로 수행되어야 한다.
④ 보건사업평가 수행시 계획에 관련된 사람, 평가의 결과에 영향을 받게 될 사람은 제외되어야 한다.

해설 콕

보건사업평가의 기본원칙

- 평가는 명확한 목적 하에 이루어져야 한다.
- 평가는 관련된 사람과 영향을 받는 사람에 의해 행해져야 한다.
- 평가는 지속적으로 행해져야 한다.
- 평가는 측정기준이 명확하고, 객관적이어야 한다.
- 평가는 기획부터 결과까지를 포괄하여야 한다.
- 평가는 미래지향적이며, 활동 중심적으로 시행되어야 한다.
- 평가는 문제점을 기술하고, 해결하기 위한 방안이 마련되어야 한다.
- 평가는 그 결과가 사업의 향상과 성장을 위하여 환류되어야 한다.

08 보건사업의 평가시 성과의 적정성에 대한 설명으로 옳은 것은?

☑ 확인 Check!
○
△
×

① 실제로 투입된 노력의 양을 평가하는 것이다.
② 노력의 결과가 어느 정도인가를 측정하는 것이다.
③ 요구 목표량에 대한 성과의 비율을 측정하는 것이다.
④ 사업의 성과가 어떤 기전에 의하여 나타났는가를 규명하는 것이다.

해설 콕

보건사업의 평가

업무량	실제로 투입된 노력의 양을 평가하는 것
성 과	노력의 결과가 어느 정도인가를 측정하는 것
성과의 적정성	요구 목표량에 대한 성과의 비율을 측정하는 것
효 율	투입량에 대한 산출량의 비율을 측정하는 것
과 정	사업의 성과가 어떤 기전에 의하여 나타났는가를 규명하는 것

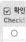

09 보건사업의 평가를 설계하는 과정을 순서대로 옳게 나열한 것은?

☑ 확인 Check!
○
△
×

① 평가기전 마련 단계 - 평가준비 단계 - 평가실시 단계 - 평가결과 환류 단계
② 평가준비 단계 - 평가기전 마련 단계 - 평가실시 단계 - 평가결과 환류 단계
③ 평가기전 마련 단계 - 평가실시 단계 - 평가결과 환류 단계 - 평가준비 단계
④ 평가준비 단계 - 평가실시 단계 - 평가기전 마련 단계 - 평가결과 환류 단계
⑤ 평가준비 단계 - 평가기전 마련 단계 - 평가결과 환류 단계 - 평가실시 단계

해설 콕

보건사업 평가설계의 과정

1단계	평가기전을 마련하는 단계	• 평가모델의 선택, 평가모델을 평가할 논리적 모델 개발, 평가지표를 체계적으로 구성하는 단계 • 평가를 위한 전반적인 모델링 마련, 평가계획표를 작성하고, 자료수집방법을 설정하며, 분석방법 제시
2단계	평가준비 단계	• 보건사업 수행 후 보건사업 평가 전에 미리 준비해야 할 사항을 점검하고 구성하는 단계 • 평가조직 구성, 평가조직을 활용하는 방안과 평가기간, 평가장소, 평가대상과 범위를 미리 제시 • 평가모델에 따라서 사업수행 후 평가를 잘 수행할 수 있는 가장 효율적인 평가체계를 구성하는 단계
3단계	평가실시 단계	• 보건사업 평가모델에 따른 평가 자료를 실제로 수집하고 분석하는 단계 • 평가자료 수집, 평가일정과 평가장소, 평가범위에 맞추어 체계적 자료 관리, 분석, 보고서 작성
4단계	평가결과 환류 단계	• 보건사업 평가결과를 활용과 환류 및 결과에 대해 포상을 하는 단계 • 평가결과를 향후 보건사업에 어떻게 적용하고 개선해 나갈 것인가를 고민하는 단계

10 평가기전 마련 단계에서 할 일이 아닌 것은?

☑ 확인 Check!
○
△
×

① 평가모델 검토
② 평가계획표 작성
③ 분석방법 설정
④ 평가지표 개발
⑤ 평가대상과 범위 결정

해설 콕

평가대상과 범위 결정은 평가준비 단계에서 할 일이다.

정답 07 ④ 08 ③ 09 ① 10 ⑤

11 업무의 질을 평가하기 위한 세 가지 접근법으로 적합한 것은?

| 서울시 9급 2001

☑ 확인 Check! ○ △ ×

① 구조적 평가, 동시적 평가, 결과적 평가
② 과정적 평가, 소급 평가, 동시적 평가
③ 결과적 평가, 소급 평가, 동료평가
④ 구조적 평가, 과정적 평가, 결과적 평가
⑤ 구조적 평가, 진단적 평가, 결과적 평가

해설 콕

세 가지 접근법은 구조적 평가, 과정적 평가, 결과적 평가이며, 3가지 측면이 서로 연관·상호작용하여 의료의 질에 공헌한다. 즉, 하나가 향상되면 나머지들을 바람직한 쪽으로 변화시키는 경향이 있다.

| 심화 Tip |

평가 유형

구 분	내 용	예 시
구조(투입)평가	• 자원이 투입되는 단계에서의 평가이다. • 인력과 시설, 장비, 정보의 적절성에 대하여 평가하는 것으로 사업에 투입되는 자원의 적절성을 보는 것이다. • 구조분석에서 유형적인 인력과 시설 이외에 무형적인 정보가 사업수행에 적합한가를 평가할 필요가 있다. • 사업에 필요한 정보의 수집, 산출, 활용을 위한 구조가 제대로 갖추어져 있는지를 평가하는 것은 사업의 구조평가에서 중요하다.	• 사업목표, 일정, 인력, 예산이 구체적으로 제시되었는가? • 사업대상의 범위가 적절한가? • 물적 자원에 대한 준비는 충분한가?
과정평가	• 사업을 실행하는 과정 중에 사업계획과 진행 정도를 비교함으로써 목표 달성이 가능하도록 사업내용을 조정한다. • 목표달성을 저해하는 요인을 조기에 발견하여 시정한다. • 목표달성을 촉진하는 요인은 강화한다.	• 계획대로 실행되고 있는가? • 이용자의 특성은 무엇인가? • 목표 집단이 사업에 참여하는가? • 이용의 형평성이 보장되고 있는가? • 목표대비 사업의 진행 정도는 어느 정도 인가? • 자원은 효율적으로 사용되고 있는가? • 사업 목표의 수정 필요성은 있는가?
결과평가	사업의 종료시 사업 효과를 측정함으로써 사업의 지속이나 확대 여부를 판단하기 위하여 실시하는 평가이다.	• 사업이 목적과 목표를 달성하였는가? • 사업에 의해 야기된 의도되지 않은 결과는 없는가? • 사업이 사회적 형평성의 달성에 기여하고 있는가? • 조직과 지역사회의 문제해결 역량이 강화되었는가?

12 질 평가방법 중 구조평가에 대한 설명으로 옳지 않은 것은?

확인 Check! ○ △ ×

① 의료제공자가 가지고 있는 안정적인 특성을 뜻한다.
② 의료서비스가 제공되는 시설, 작업 여건, 환경, 자원, 소요자원(인적, 물적, 재정적) 등이 포함된다.
③ 질 평가에 있어 측정 및 계량화가 곤란하다.
④ 질 향상사업의 목표를 구체화 할 수 있다.
⑤ 의료를 제공하는데 필요한 인적 · 물적 · 재정적 자원의 측면에서 각각의 항목이 표준에 부응하는지 여부를 평가한다.

해설 콕

질 평가에 있어 측정 및 계량화가 용이하다.

13 보건사업 평가대상을 구조, 과정, 결과로 구분할 때 구조평가에 해당하는 것은?

확인 Check! ○ △ ×

| 지방직 9급 2011

① 질적인 보건서비스
② 비용-편익
③ 보건서비스 만족도
④ 재원, 시설 등의 적절성

해설 콕

구조평가는 인력과 시설, 장비, 정보의 적절성에 대하여 평가하는 것으로 사업에 투입되는 자원의 적절성을 보는 것이다.

14 보건사업에 투입된 자원, 즉 인력, 시설, 장비, 재정 등이 적합한지를 판정하는 보건사업의 평가의 유형은?

| 서울시 9급 2022

확인 Check! ○ △ ×

① 구조평가
② 과정평가
③ 산출평가
④ 영향평가

해설 콕

구조평가는 자원이 투입되는 단계에서의 평가로 인력과 시설, 장비, 정보의 적절성에 대하여 평가하는 유형이다.

※ 일반적으로 사업평가의 유형으로 구조평가, 과정평가, 결과평가로 나누어서 평가하는 것이 가장 일반적이다.

②·③ **과정평가(산출평가)** : 과정 및 산출에 대한 평가로 사업을 실행하는 과정 중에 사업계획과 진행 정도를 비교함으로써 목표 달성이 가능하도록 사업내용을 조정하는 평가유형이다.

④ **영향평가** : 사업의 즉각적 효과나 지식, 태도, 행위 측면에서의 영향을 판단하는 평가유형이다.

정답 11 ④ 12 ③ 13 ④ 14 ①

| 심화 Tip |

평가유형의 비교

투입(input)	과정(process)	산출(output)	결과(outcome)	
• 인 력 • 시설/장비 • 정보/자료 • 사업비	• 대상자 참여 • 진행정도 • 예산집행과 효율 • 사업의 질과 만족도 • 기술수준 • 문제점	• 사업량	• 기여요인 • 결정요인	• 건강수준 • 사회지표
구조평가	과정평가		결과평가	

〈자료출처〉 지역사회간호학 1, 안옥희 등 저, 현문사, 2020

15 보건사업평가의 필요성과 평가영역에 대한 설명으로 옳지 않은 것은? | 지방직 7급 2010

확인 Check! ○ △ ×

① 보건사업평가는 목표달성 정도의 확인과 함께 문제점을 확인하기 위해서 실시한다.
② 효과성과 효율성 평가를 통하여 사업의 지속 여부를 판단할 수 있다.
③ 투입되는 자원의 적절성을 평가하는 것은 보건사업평가 중 과정평가에 속한다.
④ 보건사업의 결과평가시 대리지표를 사용하는 경우에는 대리지표가 사업결과와 유의하게 관련있다는 객관적인 근거가 제시되어야 한다.

해설 콕

투입되는 자원의 적절성을 평가하는 것은 보건사업평가 중 구조평가에 속한다.

16 보건사업의 과정평가의 내용으로 옳지 않은 것은? | 지방직 9급 2010

확인 Check! ○ △ ×

① 사업투입 자원의 적절성
② 자원의 효율적 사용 여부
③ 목표대비 사업의 진행 정도
④ 사업 목표의 수정 필요성

해설 콕

구조평가는 인력과 시설, 장비, 정보의 적절성에 대하여 평가하는 것으로 사업에 투입되는 자원의 적절성을 보는 것이다.
②, ③, ④는 과정평가로 사업을 실행하는 과정 중에 사업계획과 진행 정도를 비교함으로써 목표 달성이 가능하도록 사업내용을 조정하는 것이다.

17 보건사업의 과정평가에 해당하는 요소가 아닌 것은? ❙ 지방직 7급 2016

☑ 확인 Check!
○
△
×

① 지역사회 보건문제의 해결 여부
② 계획에 따른 사업의 실행 여부
③ 참여 구성원들의 수행 절차 준수 여부
④ 투입된 자원의 적시 사용 여부

해설 콕

지역사회 보건문제의 해결 여부는 결과평가에 해당하는 요소이다.

18 의료의 과정평가에 대한 설명으로 옳지 않은 것은?

☑ 확인 Check!
○
△
×

① 의료제공자와 이용자간 또는 이들 내부에서 일어나는 행위에 관한 것으로 의료의 질 평가에 있어 주된 관심의 영역이다.
② 과정에는 적절한 약품의 사용 여부와 같은 기술적인 측면에서부터 환자들과의 친밀한 관계형성 등 인간관계의 문제까지도 포함한다.
③ 구조평가에 비하여 의료서비스의 질과 직접적인 관련이 있다.
④ 결과에 비하여 적시에 측정이 가능하고, 민감하며, 구체적이다.
⑤ 결과평가에 비하여 비용과 시간이 상대적으로 많이 소요된다.

해설 콕

과정평가는 결과평가에 비하여 비용과 시간이 상대적으로 적게 소요된다.

19 보건사업평가에서 비만관리사업을 논리모형(Logic Model)을 이용하여 사업의 지속 여부를 판단하기 위해서 '비만도 개선정도'를 평가하는 것은? ❙ 지방직 7급 2017

☑ 확인 Check!
○
△
×

① 구조평가
② 결과평가
③ 과정평가
④ 영향평가

해설 콕

보건사업의 결과평가
- 사업의 종료시 사업 효과를 측정함으로써 사업의 지속이나 확대 여부를 판단하기 위하여 실시한다.
- 보건사업의 결과평가는 건강수준의 변화(목표의 달성)나 건강문제를 해결하기 위한 조직이나 지역사회의 변화 정도를 측정한다.

정답 15 ③ 16 ① 17 ① 18 ⑤ 19 ②

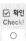

20 다음 내용은 보건사업의 평가과정에 대한 설명이다. ㉠~㉣에 들어갈 말로 옳은 것은?

☑ 확인 Check! ○ △ ×

❙ 지방직 7급 2012

> 보건사업이 투입 – 전환 – 산출의 과정을 따른다고 할 때, 보건사업의 평가는 (㉠)평가, (㉡)평가, (㉢)평가로 구분될 수 있고, 비용 – 편익분석은 (㉣)평가에 포함된다.

	㉠	㉡	㉢	㉣
①	투입	전환	산출	과정
②	투입	전환	산출	전환
③	구조	과정	결과	결과
④	구조	과정	결과	과정

해설 콕

투입 – 전환 – 산출의 시스템

- **구조평가** : 투입되는 자원의 적절성을 평가
- **과정평가** : 실행하는 과정 중에 목표 조정, 저해되는 요인 취소 등을 평가
- **결과평가** : 사업의 지속이나 확대 여부를 판단하기 위하여 실시

※ 비용 – 편익분석은 일정한 할인율을 적용하여 현재가치화한 비용과 편익을 산출한 후, 비용에 대한 편익비율을 적용하여 사업의 경제적 타당성을 판단하는 방법으로 결과평가에 해당한다.

21 의료의 질 향상을 위한 접근방안으로 옳지 않은 것은?

❙ 지방직 7급 2010

☑ 확인 Check! ○ △ ×

① 구조에 대한 평가는 측정이 용이하고 안정적인 특성을 갖지만 대형 의료기관이나 교육병원의 경우 중소형 의료기관보다 과대평가될 가능성이 있다.

② 의료기관 신임제도, 의료인력에 대한 면허, 자격부여제도는 구조적 측면의 의료의 질 향상을 위한 접근방법이다.

③ 과정에 대한 평가는 의료제공자와 환자 간의 일련의 행위와 관련된 것으로 환자의 신체적 건강 변화뿐 아니라 만족도도 포함한다.

④ 질병별 또는 의료서비스별로 시행기준과 원칙을 표준화한 임상진료지침은 의료의 질 향상을 위한 과정적 측면의 접근방법의 하나이다.

해설 콕

③은 결과에 대한 평가이다.

보건의료서비스의 질 평가(Donabedian)

구조평가	• 의료기관 신임제도 • 면허제도 • 자격증이나 회원증 제도 • 물적 자원속성 – 시설, 장비 • 인적 자원속성 – 진료 종사자의 수와 자질 • 조직구조 – 진료비 심사제도, 진료비 보상방법
과정평가	• 내부(자발적) 및 외부평가(협회, 외부단체 등) • 의료이용도조사 : 미국의 동료심사위원회(PRO) • 임상진료지침 → '진료'의 표준화 가능 • 보수교육 : 신의료기술, 신지식 • 의무기록조사
결과평가	• 고객만족도조사, 의료서비스평가, 진료비 • 진료결과평가 : 이환율, 사망률, 합병증 지표 발표

22 도나베디안(Donabedian)의 의료의 질 향상 접근방법을 구조, 과정, 결과로 구분할 때 과정에 해당하는 것은? ▍서울시 9급 2015

확인 Check! ○ △ ×

① 면허와 자격증 인증제도
② 의료기관 신임제도
③ 의무기록조사
④ 환자만족도조사

해설 콕

①·②는 구조평가, ③은 과정평가, ④는 결과평가에 해당한다.

CHAPTER 7 보건의료

정답 20 ③ 21 ③ 22 ③

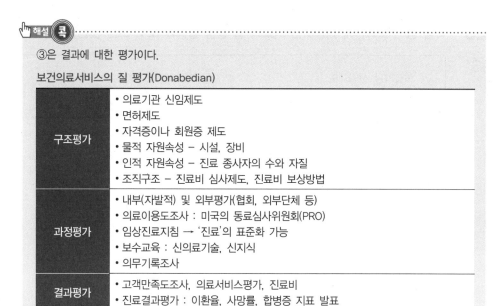

23 다음 중 구조측면에 해당하는 의료의 질 향상 활동을 모두 고른 것은? ❙서울시 7급 2014

☑ 확인 Check! ○ △ ×

㉠ 의료기관 신임제도	㉡ 의료이용도조사
㉢ 면허와 자격부여	㉣ 환자만족도

① ㉠, ㉡, ㉢　　② ㉠, ㉢
③ ㉡, ㉣　　④ ㉣
⑤ ㉠, ㉡, ㉢, ㉣

해설 콕

㉡ 의료이용도조사는 과정평가, ㉣ 환자만족도는 결과평가에 해당한다.

24 의료의 질 향상을 위한 접근방법을 구조, 과정, 결과로 구분할 때 과정에 해당하는 것은?

☑ 확인 Check! ○ △ ×

① 의료기관 신임제도　　② 임상진료지침
③ 면허제도　　④ 환자의 만족도

해설 콕

질병별 또는 의료서비스별로 시행기준과 원칙을 표준화한 임상진료지침은 의료의 질 향상을 위한 과정평가에 해당한다.
①·③은 구조평가, ④는 결과평가에 해당한다.

25 의료의 질 관리에 대한 평가방법 중 과정평가에 해당하는 것은? ❙경기 9급 2014

☑ 확인 Check! ○ △ ×

① 의료이용도조사　　② 의료기관 신임제도
③ 환자만족도　　④ 의료인 면허소지자 수 조사

해설 콕

②·④는 구조평가, ③은 결과평가에 해당한다.

26 다음은 업무평가의 종류와 그 내용을 설명한 것이다. 옳지 않은 것은? ❙서울시 9급 2002

☑ 확인 Check! ○ △ ×

① 구조적 평가 : 물리적 시설, 직원의 자격
② 과정적 평가 : 행정과정, 인력개발과정에 대한 기준
③ 과정적 평가 : 업무, 기능, 활동
④ 결과적 평가 : 환자의 임상현상, 운동성 정도, 지식정도, 자가간호기술
⑤ 과정적 평가 : 운영목적 평가 및 통제

해설 콕

운영목적 평가 및 통제는 결과적 평가에 해당한다.

27 평가 중 퇴원환자 기록지검사, 환자면담, 직원집담회, 퇴원시 환자설문지 방법 등을 사용하는 평가는? ❙경기 9급 2001

☑ 확인 Check! ○ △ ×

① 소급평가
② 동시평가
③ 과정평가
④ 간접평가
⑤ 직접평가

해설 콕

질 평가방법(동시평가와 소급평가)

구 분	동시평가	소급평가
의 의	환자가 입원하고 있는 동안 환자를 위해 진료를 평가하고, 그 결과를 반영시킨다.	환자가 진료를 모두 받은 이후에 실시하는 평가이다.
방 법	• 입원환자 기록지검사 • 직원과 환자관찰 • 직원과 환자면담 • 환자, 가족, 직원을 포함하는 집담회	• 퇴원환자 기록지검사 • 퇴원시 환자설문지 • 환자면담 • 직원집담회
특 징	환자의 만족도와 간호의 질을 높일 수 있다.	• 다음 간호계획에 반영함으로써 간호의 질 향상을 도모할 수 있다. • 환자 재원 중 수정의 기회가 없다.

정답 23 ② 24 ② 25 ① 26 ⑤ 27 ①

28

☑ 확인 Check!
○
△
×

환자가 입원하고 있는 동안 환자의 편의를 위해 환자서비스를 분석하고 그 결과를 반영하여 환자의 만족도를 높이고 서비스의 질을 높이는 평가는 무엇인가? ❙ 서울시 9급 2001

① 구조평가 ② 소급평가
③ 동시평가 ④ 동료평가
⑤ 과정평가

해설 콕

동시평가는 환자가 입원 중에 제공되는 간호를 평가하여 환자의 만족도와 간호서비스의 질을 높이는 방법이다.

[예] 입원환자 기록지검사, 직원과 환자관찰, 직원과 환자면담, 환자 · 가족 · 직원을 포함하는 집담회

29

☑ 확인 Check!
○
△
×

구강보건사업 후 치아우식증 환자 발생률의 감소량을 측정하였다. 이에 해당하는 서치만(Suchman)의 사업평가 항목은? ❙ 서울시 9급 2016

① 노력평가 ② 성과평가
③ 효율성평가 ④ 성과의 충족량평가

해설 콕

서치만(Suchman)의 사업평가 항목

업무량/노력평가	효과에 관계없이 목표달성을 위해 수행된 업무의 질과 양을 측정 평가
성과평가	특정의 정책 목표를 과연 얼마나 달성하였느냐의 측정 평가
성과의 충족량(적절성)평가	정책 목표와 수단 간의 관계가 타당한 것인지에 관한 평가
효율성평가	정책에 소요된 투입과 산출의 비율
업무진행과정평가	어떤 정책이나 사업이 어떻게 그리고 왜 어떠한 성과를 시현 했는가를 분석하는 평가

04 보건의료체계

01 보건의료체계의 구성요소로 옳은 것은?

☑ 확인 Check! ○ △ ×

가. 보건의료서비스	나. 보건의료통계
다. 보건의료조직	라. 보건의료기획

① 가, 나, 다
② 가, 나, 라
③ 나, 다, 라
④ 가, 다, 라
⑤ 가, 나, 다, 라

해설 콕

보건의료체계는 보건의료서비스, 보건의료조직, 보건의료기획의 3가지 변수로 구성된다.

02 의료전달체계의 정의는 무엇인가? ㅣ대전시 9급 2006

☑ 확인 Check! ○ △ ×

① 국민의료비 증가를 억제하기 위한 대책을 수립하는 것이다.
② 보건의료 수요자에게 적절한 의료를 효율적으로 제공하는 것이다.
③ 총괄적 의료라고도 하며 예방, 치료, 재활의 모든 서비스를 제공하는 것이다.
④ 1차의료기관에서 2차의료기관으로 환자를 후송하는 시스템이다.

해설 콕

의료전달체계(health care delivery system)
보건의료체계의 하위체계로서 "가용 의료자원을 보다 효율적으로 활용함으로써 필요할 때에 적시에, 적절한 의료기관에서, 적합한 의료인에 의해 적정진료를 필요로 하는 모든 국민이 누구나 적정서비스를 받을 수 있도록 제도화하는 것"이다.

정답 28 ③ 29 ② / 01 ④ 02 ②

03 의료전달체계가 대두된 이유는 무엇인가?

❙ 인천시 9급 2004

☑ 확인 Check!
○
△
×

① 의료비 억제
② 자원의 효율적 분포 필요
③ 의료이용자 권리 상승
④ 지역의료의 균형적 발전
⑤ 중복 투자의 억제

해설 콕

의료전달체계는 인력과 시설의 분포가 불균형하여 제한된 의료자원의 효율적 분포를 위해 도입되었다.

04 의료전달체계의 근본적인 목적으로 맞는 것은?

❙ 경기 9급 2006

☑ 확인 Check!
○
△
×

① 의료비 안정적 운영
② 민간의료제도의 활성화
③ 자원의 효율적 활용
④ 국민의 의료보장 충족

해설 콕

1989년 전 국민 의료보험과 함께 등장한 의료전달체계는 의료의 목표를 성취하기 위해 의료자원을 효율적으로 운영함으로써 의료서비스를 적시에, 적정인에 의해, 적소에서, 적정진료를 필요로 하는 국민 모두가 이용할 수 있도록 마련된 제도이다.

05 의료전달체계 수립의 목적이 아닌 것은?

❙ 경북 9급 2005

☑ 확인 Check!
○
△
×

① 민간 의료자원의 이용을 증가시키기 위해서
② 자원의 효율적 활용을 위해서
③ 의료자원의 지역간 균형 분포를 위해서
④ 의료공급 효율의 향상, 의료비 절감, 의료재정의 안전에 기여하기 위해서

해설 콕

1989년 도입 당시 의료전달체계 수립의 목적

- 1차적인 목표는 종별에 따른 의료기관의 기능을 구분하고, 단계적 진료체계를 확립시켜 환자 의뢰체계를 구축하는 것이었다. 이를 통해 의료의 계속성을 확보하고 환자들이 적절한 시기에 적절한 제공자로부터 적절한 진료를 보장받을 수 있도록 하는데 있었다.
- 의료자원의 낭비를 방지하고 의료자원의 효율적 이용을 높이기 위함이다.
- 장기적인 안목에서 의료공급의 효율성 향상에 따라 의료비 절감, 의료재정의 안전성을 도모할 것으로 예상하였다.

06 의료전달체계에 대한 설명으로 옳지 않은 것은?

I 지방직 9급 2010

☑ 확인 Check!
○
△
×

① 의료전달체계는 의료이용의 편의성을 제공한다.
② 의료전달체계는 의료의 균형적 발전을 가져올 수 있다.
③ 우리나라 의료전달체계에서 요양급여절차는 3단계로 구분되어 있다.
④ 의료전달체계는 가용자원을 효율적으로 활용하기 위한 조직체계를 구축하는 것이다.

해설 콕

우리나라 의료전달체계에서 요양급여절차는 2단계로 구분되어 있다.

요양급여절차와 의료급여절차

요양급여절차 (2단계)	현행 건강보험의료전달체계는 「국민건강보험 요양급여의 기준에 관한 규칙」 제2조에 의하여 1단계 요양급여(상급종합병원을 제외한 병의원의 요양급여)를 받은 후 2단계 요양급여(상급종합병원의 요양급여)를 받도록 하고 있다.
의료급여절차 (3단계)	의료급여전달체계는 1차, 2차, 3차로 단계적으로 실시하고 있으며, 1차의료급여기관 또는 2차의료급여기관은 진료 중 2차의료급여기관 또는 3차의료급여기관의 진료가 필요하다고 판단되는 경우, 의료급여의뢰서를 발급하여야 하며 의료급여 수급자는 의료급여의뢰서를 2차의료급여기관 또는 3차의료급여기관에 제출하여야 한다.

07 우리나라가 전 국민 의료보험제도를 실시하면서 단계별 의료전달체계를 마련한 이유는?

I 경기 9급 2003

☑ 확인 Check!
○
△
×

가. 과소진료의 억제
나. 제한된 의료자원의 효율적 운용
다. 의료재정의 원활한 확보
라. 무분별한 의료의 남용 방지

① 가, 나, 다
② 가, 다
③ 나, 라
④ 라
⑤ 가, 나, 다, 라

해설 콕

단계별 의료전달체계를 마련한 이유
• 대형병원으로의 쏠림현상을 방지함으로써 제한된 의료자원의 효율적 운용
• 의료보험 실시에 따른 저렴한 의료비로 인한 무분별한 의료의 남용 방지

정답 03 ② 04 ③ 05 ① 06 ③ 07 ③

08 체계적인 의료전달의 필요성이 대두되게 된 구체적 요인에 속하지 않는 것은?

확인 Check! ○ △ ×

| 서울시 9급 2002

① 의료비의 급증
② 의료인력의 전문화와 고급화 추세
③ 의료기술의 향상
④ 제3자 지불제도 도입의 축소

해설 콕

체계적인 의료전달의 필요성이 대두되게 된 구체적 요인
- 의료기관간 역할과 기능 미정립 등으로 의료시설의 대형화와 고급화 경쟁으로 인한 의료기관간 병상과 고가의료장비 보유 경쟁의 심화
- 의료자원 공급과잉과 과당경쟁으로 비효율적인 진료현상 심화
- 의료자원 편중으로 인한 수도권 대형병원으로의 환자 쏠림 현상
- 의학의 발달로 인한 의료인력의 전문화와 고급화 추세로 의료비의 급증

※ **제3자 지불제도** : 수진자(受珍者)가 진료를 받은 뒤 총 진료비 중 건강보험의 적용이 되는 부분을 제외한 나머지(본인부담금)만 요양기관에 지불하고, 건강보험 적용금액은 요양기관의 청구를 거쳐 제3자인 건강보험공단이 지불하는 방식

09 오늘날 의료전달체계가 대두된 이유는 무엇인가?

확인 Check! ○ △ ×

가. 종합병원과 의원 간의 역할 분담이 이루어지지 않아서
나. 전문의와 일반의 간의 역할이 명확하게 구분되어 있지 않아서
다. 공공기관과 민간기관의 역할과 기능이 중복되어 자원의 낭비를 초래하므로
라. 의사들의 권력을 분산할 필요가 있으므로

① 가, 나, 다
② 가, 다
③ 나, 라
④ 라
⑤ 가, 나, 다, 라

해설 콕

의료전달체계가 대두된 이유
- 의원급 의료기관이 병원, 종합병원, 상급종합병원과 외래진료를 두고 경쟁하고, 의료기관간 분업 및 협업이 원활히 이루어지지 못하는 비효율적인 체계를 유지하고 있다.
- 전문의와 일반의 간의 역할이 명확하게 구분되어 있지 않아서 전문의가 일차의료를 담당하며 일반의와 경쟁하고 있다.
- 공공기관과 민간기관의 역할과 기능이 중복되어 자원의 낭비를 초래하는 서비스 중복 및 저효율 구조이다.

10 오늘날 의료전달제도를 중시하는 이유로 가장 부적절한 것은?

☑ 확인 Check! ○ △ ×

① 자원이 한정되어 있으므로 제한된 자원을 최대한 활용하기 위해서이다.
② 의료비의 상승이 물가나 임금수준의 상승보다 앞질러 상승하고 있어 의료의 위기를 맞게 되었기 때문이다.
③ 의학은 계속 발전하고 있으나, 의료서비스를 받아야 할 사람 중 경제적·지리적 이유로 의료서비스를 적절하게 받지 못하는 사람들이 존재하기 때문이다.
④ 지역간 공급 불균형에 따른 불평등을 해소하기 위한 진료권의 개념이 요구되면서 의료법에 근간을 둔 의료전달체계가 필요하게 되었다.

해설 콕

지역간 공급 불균형에 따른 불평등을 해소하기 위한 규제개혁 차원에서 진료권의 개념이 폐지되면서 의료법에 근간을 둔 의료전달체계는 폐지되었다.
①, ②, ③은 의료전달제도를 중시하는 이유에 해당한다.

11 보건의료서비스 체계에서 지역화와 단계화가 필요한 이유로 바르게 묶인 것은?

❙ 서울시 9급 2004

☑ 확인 Check! ○ △ ×

① 의료이용 용이성
② 통제 용이성
③ 의료인 양성
④ 자원의 효율성

해설 콕

의료전달체계란 의료자원을 보다 효율적으로 활용함으로써 환자들이 필요할 때에 적절한 의료기관에서, 적합한 의료인에게, 적정서비스를 받을 수 있도록 제도화하는 것을 의미한다. 이를 구체화하면 의료전달체계란 의료서비스의 지역화와 단계화이다.

지역화	보건의료서비스들을 지역적으로 균등하게 배분하는 것을 말한다.
단계화	의료서비스 공급자들이 규모와 보유 자원, 전문성 등에 따라 분화된 기능을 담당하게 함으로써 보건의료체계의 효율성과 지속가능성을 확보하는 것을 의미한다.

정답 08 ④ 09 ① 10 ④ 11 ④

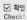

12 의료전달체계의 실시 목적이 아닌 것은?

☑ 확인 Check! ○ △ ×

① 의료이용의 편의 제공
② 의료자원의 효율성 추구
③ 의료수요의 창출
④ 의료기관 간의 균형적 발전

해설 콕

의료전달체계는 제한된 의료자원을 효율적으로 활용하기 위하여 국민 모두에게 동등한 수준의 의료를 동등한 접근도를 유지하면서 의료를 체계적으로 의료수요자에게 제공하기 위하여 병원과 의원의 배치, 기능과 상호관계 등의 의료제공체계를 말한다.
의료수요의 창출은 의료전달체계의 실시 목적이라 볼 수 없다.

13 의료전달체계를 실시하는 목적으로 거리가 먼 것은?

☑ 확인 Check! ○ △ ×

① 보건의료분야의 제한된 자원을 최대로 이용하는데 있다.
② 환자 후송체계를 확립하여 의료의 효율성을 도모한다.
③ 대형 의료기관에 환자를 집중시키는데 있다.
④ 환자의 질병상태에 따라 적절한 서비스를 제공하는데 있다.

해설 콕

의료전달체계의 목적은 제한된 의료자원을 효율적으로 활용하기 위하여 의료기관을 1차, 2차, 3차기관으로 구분하여 환자의 질병상태에 따라 적절한 서비스를 제공하는 것으로 모든 국민에게 동등한 수준의 의료를 동등한 접근도를 유지하면서 의료서비스를 제공하는 것이다.

14 뢰머의 보건의료체제를 분류하는 두 가지 기준은 무엇인가?

Ⅰ대구시 · 강원 9급 2007

☑ 확인 Check! ○ △ ×

① 자원집중 정도, 자원생산 정도
② 재원조달방식, 체계의 조직화
③ 시장개입 정도, 경제개발 정도
④ 민주화 정도, 산업화 정도

해설 콕

뢰머(M. Roemer)는 보건의료전달체계 유형을 시장개입 정도와 경제개발 정도에 따라 구분한다.

15 Roemer(1991)에 의한 국가보건의료체계의 유형으로 옳은 것은?

| 서울시 9급 2015

☑ 확인 Check!
○
△
×

① 자유방임형, 사회보장형, 사회주의형
② 자유기업형, 복지지향형, 보편적 포괄주의형, 사회주의 중앙계획형
③ 사회보험, 공공부조, 공공서비스
④ 공적부조형, 의료보험형, 국민보건서비스

해설 콕

①은 Fry의 분류유형, ②는 Roemer의 분류유형, ④는 Terris의 분류유형이다.

16 뢰머(Roemer)가 분류한 보건의료체계 유형들을 국가개입의 정도가 낮은 것으로부터 나열한 것은?

| 서울시 7급 2014

☑ 확인 Check!
○
△
×

① 사회주의형 – 포괄형 – 복지지향형 – 자유기업형
② 사회주의형 – 복지지향형 – 포괄형 – 자유기업형
③ 자유기업형 – 포괄형 – 복지지향형 – 사회주의형
④ 자유기업형 – 복지지향형 – 포괄형 – 사회주의형
⑤ 포괄형 – 자유기업형 – 사회주의형 – 복지지향형

해설 콕

뢰머(Roemer)의 분류(시장개입 정도에 따른 분류)

자유기업형	• 기업을 경영하듯이 자유롭게 보건의료업을 허용하는 형태 • 민간의료부문의 자율성이 존중되며 의료의 질은 높은 수준을 유지 • 의료비를 개인적으로 책임져야 하기 때문에 민간보험에 의존 • 미국의 의료제도
복지지향형	• 사회보험에 의하여 재정을 조달(한국, 일본 등) • 일본형(모든 국민이 의료보장의 대상), 서구형(고소득자를 제외) • 초기에는 대부분의 의료기관은 보험공단 소유, 보험제도의 확대로 민간의료기관 증가
보편형 또는 포괄형	• 모든 국민에게 의료보장을 적용 • 재원 : 정부의 일반재정에서 조달 • 영국, 스웨덴, 노르웨이(복지지향형 → 보편·포괄형으로 전환) • 병원은 정부의 소유, 의료의 질과 의료비용을 통제하기 위해 정부가 적극적으로 개입
사회주의 국가형	• 보건의료서비스를 국가가 모든 책임을 가지고 제공하는 전체주의 국가 유형 • 모든 보건의료인은 국가에 고용되어 있으며, 보건의료시설은 국유화 • 의료공급의 생산효율이 낮고 의료서비스의 질이 떨어짐 • 소비자의 의료선택권이 없음 • 보건의료자원 활용의 효율성이 높음 • 보건의료의 사회적 형평성이 향상 • 의료의 제공조직에 대한 통제가 용이

정답 12 ③ 13 ③ 14 ③ 15 ② 16 ④

17 Roemer의 국가보건체계 유형이 아닌 것은?

ㅣ전남 9급 2004

☑ 확인 Check! ○ △ ×

① 자유기업형　　② 복지국가형
③ 사회보장형　　④ 개발도상국형

해설 콕

Roemer의 분류

4대 분류(시장개입 정도에 따른 분류)	5대 분류(경제개발 정도에 따른 분류)
• 자유기업형 • 복지지향형 • 보편적 포괄주의형 • 사회주의 국가형	• 자유기업형 • 복지국가형 • 개발도상국가형 • 저개발국가형 • 사회주의형

18 뢰머(M.Roemer)는 보건의료전달체계 유형을 시장개입 정도와 경제개발 정도에 따라 구분한다. 뢰머의 분류에서 국가개입을 최소화한 시장주도의 유형은?

ㅣ경남 9급 2014

☑ 확인 Check! ○ △ ×

① 복지지향형　　② 자유기업형
③ 보편적 포괄주의형　　④ 사회주의형

해설 콕

자유기업형은 기업을 경영하듯이 자유롭게 보건의료업을 허용하는 형태로 국가개입을 최소화한 시장주도의 유형이다.

19 Roemer가 분류한 국가보건체계의 유형에 포함되는 것은?

ㅣ울산시 9급 2000

☑ 확인 Check! ○ △ ×

① 자유방임형　　② 선진국형
③ 사회보장형　　④ 무제도의 제도
⑤ 개발도상국형

해설 콕

Roemer의 5대 분류(경제개발 정도에 따른 분류)
자유기업형, 복지국가형, 개발도상국가형, 저개발국가형, 사회주의형

20 뢰머(Roemer)가 제시한 보건의료체계 분류에서 의료서비스는 개인의 구매력에 의해 좌우되며 보건의료비가 개인적으로 조달되는 것이 특징인 점을 강조한 유형은? ▎서울시 9급 2019

☑ 확인 Check!
○
△
×

① 자유기업형
② 복지국가형
③ 저개발국가형
④ 사회주의 국가형

해설 콕

Roemer가 분류한 유형별 보건의료체계

구 분	특 징	국 가
자유기업형	• 수요 · 공급 · 가격 시장의존 • 정부개입 최소화 • 시장을 통한 이윤동기로 효율성 제고 • 의료의 남용문제 • 보건의료비가 주로 개인에 의해 조달 • 의료 전문주의 경향이 강함 • 민간의료보험이 활발함	미 국
복지국가형	• 보건의료 요구도에 따른 공급 • 보건의료서비스 제공의 많은 부분이 민간에 의하지만 질과 비용의 통제에 관해서는 정부가 개입함 • 사회보험이나 조세에 의한 보건의료서비스 제공 • 보건의료서비스의 형평적인 배분을 유지 • 남용에 따라 보건의료비 상승 문제	독일, 프랑스, 영국
저개발국가형	• 보건의료비 지불능력이 부족한 저개발국가의 체계 • 전문인력 및 보건의료시설 부족 • 보조인력에 의한 서비스 • 보건의료서비스 혜택이 극소수의 지배계급에만 국한	아시아 및 아프리카의 저개발국가
개발도상국가형	• 자유기업형과 복지국가형의 혼합형태(변이형) • 보건의식수준이 낮고 보건의료투자가 낮음 • 근로자중심 사회보험 • 보험조직이 보건의료자원의 개발을 담당하고 소유하고 있음	아시아 및 남미의 개발도상국가
사회주의형	• 보건의료기관 · 인력을 국가가 관장함 • 형평적 배분 • 국가가 모든 책임을 지고 보건의료서비스를 배분 • 보건의료서비스 수준이 낮음 • 효율성이 낮음	사회주의 국가

정답 17 ③ 18 ② 19 ⑤ 20 ①

21 Roemer의 의료체계 분류 중 재원은 조세 또는 사회보험을 이용하며, 의료서비스의 보편적 수혜를 가장 중요시하는 유형은?

☑ 확인 Check! ○ △ ×

① 자유기업형 ② 복지국가형
③ 사회주의 국가형 ④ 저개발국형

해설 콕

조세 또는 사회보험을 통해 의료서비스가 제공되는 유형은 복지국가형으로 분류할 수 있다.

22 다음 중 설명이 틀린 것은? ❙경기 9급 2006

☑ 확인 Check! ○ △ ×

① 자유방임형 – 의료전문가의 영향이 적다.
② 사회주의형 – 국가에서 의료를 관장한다.
③ 복지국가형 – 국가에서 사회보험과 조세로 운영한다.
④ 개발도상국 – 보건사업이 다른 정책에 비해 우선순위가 밀린다.

해설 콕

자유방임형은 의료전문가의 영향이 크다.

23 의료전달체계 유형 중 의료기관의 효율적인 경영과 의학기술의 발달을 가장 크게 기대할 수 있는 것은? ❙지방직 7급 2017

☑ 확인 Check! ○ △ ×

① 사회보장형 ② 자유방임형
③ 사회주의형 ④ 복지국가형

해설 콕

자유방임형
국가가 방임하고 통제를 줄일수록 경쟁으로 인하여 의료기관의 효율적인 경영과 의학기술의 발달을 가져온다는 유형이다.

심화 Tip

프라이(Fry)의 분류

구 분	자유방임형	사회보장형	사회주의형
특 징	• 개개인의 능력과 자유를 최대한으로 존중하여 모든 산업은 자유기업 정신에 따라 민간주도로 이루어지며, 정부의 통제나 간섭은 가능한 한 최소화하는 것을 원칙으로 한다. • 국민이 의료인이나 의료기관을 선택할 자유가 최대한 부여되고 있으며 의료의 책임도 개개인에게 있게 된다. • 무제도의 제도라고 불린다.	• 개인의 자유를 존중하는 한편 사회문제, 즉 교육, 의료, 실업 등 사회보장에서 다루어야 할 분야를 크게 중요시한다. • 의료문제는 정부에 의하여 주도되므로 보건기획 및 자원의 효율적인 활용을 기하고 국민 전체에서 보건의료서비스를 무료로 하고 있다. • 초진은 전과의가, 병원진료는 전문의가 담당한다. • 인두제에 의하여 의사는 자기에게 등록된 주민 수에 비례해서 보수를 받으므로 예방을 하면 그만큼 보아야 할 환자수가 감소하기 때문에 예방이 강조된다.	• 의료는 국가의 경제·사회 프로그램의 하나로서 기획되며 누구에게나 필요할 때 무료로 제공된다. • 예방이 매우 중요한 위치를 차지한다. • 의사를 선택할 권리가 없고 일정지역에 살면 그 지역에 임명된 의사가 담당한다. • 농촌에서는 비의사진료원이 먼저 진료한다.
장 점	• 의료기관도 자유경쟁 원칙하에 운영되므로 보건의료서비스의 질적 수준이 높다. • 의료인에게도 의료의 내용, 범위 및 수준 결정에 재량권이 충분히 부여되어 있다.	• 국민이 의사를 선택할 자유도 어느 정도 인정되도록 조직되어 있다. • 누구나 필요할 때 보건의료서비스를 받을 수 있다.	• 의료전달이 조직적 체계적으로 될 수 있고, 의료자원과 의료서비스의 균등한 분포와 균등한 기회를 부여한다. • 언제나 어디에서나 누구나 의료서비스를 받을 수 있다.
단 점	• 의료의 수준이나 자원이 지역적으로나 사회계층 간에 불균형을 이루고 있다. • 의료자원의 비효율적인 활용 등으로 의료비가 매우 높다.	• 대규모 보건의료조직에 따르는 관료제 및 행정체계의 복잡성 등으로 보건의료서비스 면에서 비효율적이다. • 의사에 대한 인센티브의 결여 등으로 의료의 수준이나 진료에 임하는 의사의 열의가 낮다.	• 의사 선택의 자유가 없다. • 관료체계로 인한 경직성, 의사에게 대한 인센티브의 결여에 따른 의료서비스 수준과 질이 빈약하다.
국 가	미국, 일본, 우리나라	영국과 노르웨이, 스웨덴, 핀란드 등	러시아와 사회주의 국가들

24

보건의료서비스 제공체계 유형 중 사회보장형(영국)에 비해 자유방임형(미국)이 갖는 장점을 모두 고르면? ❙ 지방직 9급 2010

☑ 확인 Check!
○
△
×

㉠ 의료서비스의 질	㉡ 의사의 재량권
㉢ 선택의 자유	㉣ 의료 균점

① ㉠, ㉡, ㉢
② ㉡, ㉢, ㉣
③ ㉡, ㉣
④ ㉠, ㉡, ㉢, ㉣

해설 콕

자유방임형의 장 · 단점

장 점	• 선택에 대한 자유재량권이 있다. • 의료기관도 자유경쟁의 원칙하에 효과적으로 운영되기 때문에 의료서비스의 질적 수준이 높다.
단 점	• 의료자원의 지역간 불균형 현상이 심하고 의료자원의 불균형 분포로 의료비는 매우 높다. • 의료의 수요와 공급이 자유시장 원칙에 의해 운영되기 때문에 의료라는 공공재적 특성이 무시될 가능성이 크다.

25

'무제도의 제도'라고 불리며, 의료기관에 대한 국민의 자유선택권이 최대화되고 의학의 발달 등을 가져오는 장점이 있는 의료전달체계의 유형은? ❙ 지방직 7급 2012

☑ 확인 Check!
○
△
×

① 합리주의형
② 사회보장형
③ 사회주의형
④ 자유방임형

해설 콕

자유방임형은 제도라기보다는 제도가 없는 셈이어서 무제도의 제도(system of non-system)라고 부르기도 한다.

26 자유방임형 보건의료체계의 장점이 아닌 것은?

ㅣ경북 9급 2004

☑ 확인 Check!
○
△
×

① 포괄적 보건의료
② 의료의 질의 향상
③ 의료이용 선택권 존중
④ 동기부여 상승

해설 콕

포괄적 보건의료는 사회보장형 보건의료체계의 장점에 해당한다.
② 의료기관 간의 경쟁으로 의료의 질이 향상된다.
③ 개개인이 원하는 의료기관을 선택하여 진료를 받을 수 있다.
④ 노력에 따라 수익이 증가하므로 동기부여가 상승한다.

27 자유방임형 의료전달체계의 장점이 아닌 것은?

ㅣ강원 9급 2004

☑ 확인 Check!
○
△
×

가. 의료서비스의 질적 수준이 높다. 나. 경쟁원리의 지배로 의료기관 운영을 효과적으로 활용할 수 있다. 다. 정부의 통제나 간섭이 최소화된다. 라. 정부 주도의 보건기획을 수립할 수 있다.

① 가, 나, 다
② 가, 다
③ 나, 라
④ 라
⑤ 가, 나, 다, 라

해설 콕

가・나・다. 자유방임형 의료전달체계의 장점에 해당한다.
라. 사회보장형의 경우에 의료문제는 정부에 의하여 주도되므로 보건기획 및 자원의 효율적인 활용을 기하고 국민 전체에서 보건의료서비스를 무료로 하고 있다.

자유방임형 의료전달체계의 장점
- 수요자의 자유선택권을 보장한다.
- 정부의 통제와 간섭이 거의 없고, 경쟁원리의 지배로 의료기관을 효과적으로 운영할 수 있다.
- 의학이 발달하고, 보건의료서비스 수준의 질이 향상된다.

정답 24 ① 25 ④ 26 ① 27 ④

28 자유방임형 의료전달체계의 설명 중 틀린 것은?
▎충북 9급 간호직 2005

☑ 확인 Check! ○ △ ×

① 의료기관의 선택이 자유롭다.
② 의료수준의 질이 높다.
③ 치료가 강조된다.
④ 형평성이 강조된다.

해설 콕

의료의 특성상 자유경쟁시장에 맡겨지면 계층간 의료이용 차이를 심화시킬 수 있다. 형평성이 강조되는 것은 사회보장형이나 사회주의형이다.

29 자유방임형 의료전달체계의 장점은?

☑ 확인 Check! ○ △ ×

① 의료공급에 형평성 부여
② 의료수가의 적정성 유지
③ 지역적으로 고른 분포
④ 보건의료서비스의 무료제공
⑤ 의료의 질 향상

해설 콕

①, ②, ③, ④는 모두 사회보장형 의료전달체계의 특징이다.

30 자유방임형 의료전달체계의 특성으로 옳은 것은?
▎국시 2002

☑ 확인 Check! ○ △ ×

가. 지역 간의 분포가 균등하다. 나. 의료자원의 이용이 비효율적이다. 다. 의료의 질이 떨어진다. 라. 의료수혜의 형평성이 낮다.

① 가, 나, 다
② 가, 다
③ 나, 라
④ 라
⑤ 가, 나, 다, 라

해설 콕

가. 자유방임형은 지역 간의 분포가 불균등하다.
다. 자유방임형은 의료의 질이 향상된다.

31 사회보장형 보건의료체계의 장점이 아닌 것은?

확인 Check! ○ △ ×

① 포괄적 보건의료　　② 지역간 의료균점
③ 의료공급의 형평성　　④ 동기부여 상승

해설 콕

각 보건의료체계의 비교

기 준	자유방임형(미국)	사회보장형(영국)	사회주의형(러시아)
의료서비스의 질	++	++	−
의료서비스의 포괄성	−	++	++
의료균점	−	++	++
선택의 자유	++	+	−
형 평	−	++	++
의료비 절감	−	++	++
동기부여	++	−	−

* ++ : 매우 바람직함, + : 바람직함, − : 바람직하지 못함

32 사회보장형 의료전달체계에 대한 설명 중 잘못된 것은? ❙서울시 9급 2005

확인 Check! ○ △ ×

① 의료에 대한 소비자 선택이 제한된다.
② 보건의료자원 활용의 효율성이 높다.
③ 보건의료의 사회적 형평성이 향상된다.
④ 자유방임형보다 의료의 질적 수준이 높다.
⑤ 의료의 제공조직에 대한 통제가 용이하다.

해설 콕

보건의료서비스의 질적 수준은 자유방임형이 사회보장형보다 높으며, 의료문제는 정부에 의하여 주도되므로 보건의료의 제공조직에 대한 통제가 용이하다.

정답 28 ④ 29 ⑤ 30 ③ 31 ④ 32 ④

33 사회보장형 의료전달체계의 장점이 아닌 것은?

❙부산시 9급 2004

☑ 확인 Check! ○ △ ×

① 조세저항 ② 예방위주 서비스
③ 포괄적인 의료 ④ 지속적인 서비스

해설 콕

사회보장형 의료전달체계는 재원을 조세에 의존하게 되므로 조세저항에 직면할 우려가 높다.

심화 Tip

사회보장형 의료전달체계의 장 · 단점

장 점	• 예방위주 서비스 • 포괄적인 의료 • 지속적인 서비스
단 점	• 조세저항 • 대기시간 증가(환자수와 의사의 이익은 관계가 없기 때문에 환자에 대한 진료시간이 길어져 대기기간이 증가하는 반면에 자유방임형은 의료기관들은 이익 창출 및 증대를 위해 대기시간이 단축)

34 영국의 사회보장형 의료전달체계에 대하여 틀린 설명은?

❙전남 9급 2005

☑ 확인 Check! ○ △ ×

① 의료의 질이 매우 높다.
② 인두제 실시
③ 포괄적 보건의료 실시
④ 후송의뢰가 증가하는 경향이 있다.

해설 콕

의사에 대한 인센티브가 결여되어 있으며, 의료의 수준이나 진료에 임하는 의사의 열의가 상대적으로 낮다.

35 J. Fry의 분류방법 중 예방중시와 보건의료서비스의 균등한 혜택 및 인두제를 특징으로 하는 의료전달체계의 유형은?

☑ 확인 Check! ○ △ ×

① 사회보장형 ② 자유방임형
③ 사회주의형 ④ 저개발국형

해설 콕

영국 등에서 채택하고 있는 사회보장형 의료전달체에 대한 설명이다.

② **자유방임형** : 자신의 지불능력에 따라 소비자 자신이 스스로 판단하여 무제한적으로 의료기관을 이용할 수 있는 체계이다.

③ **사회주의형** : 개인에게 의료서비스 이용의 선택이 보건의료자원의 배분, 기획을 중앙정부가 직접 관여하여 형평성을 높이고자 하며, 의료비의 절감과 의료서비스의 포괄성을 높일 수 있으나, 의료인에게 봉급제 등 획일적 보상이 되므로 사기저하와 의료서비스의 질적 개선에는 문제가 된다.

④ **저개발국형** : 경제개발의 정도가 미진해서 인구 대부분이 보건의료비 지불능력을 갖추지 못한 나라들이 속하며, 국민 대다수를 차지하는 빈곤층의 보건의료는 공적 부조 차원에서 다루어지고 있다.

36 사회주의형 의료전달체계에 대한 설명으로 틀린 것은?

ㅣ경기 9급 2005

확인 Check! ○ △ ×

① 국가가 의료비용의 전액을 부담한다.
② 조직적인 의료서비스가 제공된다.
③ 의료서비스의 분포가 균등하다.
④ 질이 높은 의료서비스를 제공한다.

해설 콕

사회주의형 의료전달체계는 관료체계로 인한 경직성, 의사에게 대한 인센티브의 결여에 따른 의료서비스 수준과 질이 빈약하다.

37 의료전달체계의 설명 중 맞는 것은?

ㅣ충북 9급 간호직 2005

확인 Check! ○ △ ×

① 사회주의형은 인두제를 바탕으로 해서 환자수마다 수가를 받는다.
② 사회보장형은 영국에서 채택하고 있으며 조세에 의해 운영된다.
③ 자유방임형 의료제도는 자원의 낭비를 가져오지 않는 매우 효율적인 제도이다.
④ 의료의 균점을 기하기 위해서는 자유방임형 의료체계가 바람직하다.

해설 콕

사회보장형은 영국과 스칸디나비아반도 제국 등에서 채택하고 있다.
① 인두제를 바탕으로 한 의료전달체계는 사회보장형이다.
③ 자유방임형 의료제도는 의료자원의 비효율적인 활용 등으로 의료비가 매우 높다.
④ 의료의 균점을 기하기 위해서는 자유방임형보다는 사회주의형이 더 바람직하다.

정답 33 ① 34 ① 35 ① 36 ④ 37 ②

38 OECD에서 각국의 의료보장제도를 분류한 것으로 바르게 묶인 것은? ❙서울시 9급 2008

☑ 확인 Check!
○
△
×

㉠ 사회보험방식	㉡ 사회보장방식
㉢ 소비자주권방식	㉣ 국민보건서비스방식

① ㉠, ㉡, ㉢, ㉣
② ㉠, ㉡, ㉢
③ ㉠, ㉢, ㉣
④ ㉠, ㉡
⑤ ㉣

해설 콕

국가의 의료제도 분류체계(OECD)

구 분	사회보험방식 (비스마르크형)	국민보건서비스방식 (베버리지형)	소비자주권방식 (민간의료보험형)
특 징	사회구성원의 보험료를 재원으로 하여 피보험자에게 직접 또는 계약을 체결한 치료기관을 통하여 보험급여를 제공함으로써 질병으로부터 국민건강을 보장한다.	국세나 지방세를 통하여 재원을 마련하고 국유화된 의료기관을 통하여 국가의 책임하에 전 국민에게 동등한 의료혜택을 제공함으로써 의료의 사회화를 이루려는 것이다.	미국은 전체 의료보장 가운데 약 80%가 민간의료보험에 의존하고 나머지 20%는 Medicare나 Medicaid와 같은 공적 의료보장제도에 의존한다.
장 점	• 조합원의 대표가 이사회를 통하여 의사결정에 참여함으로써 민주성을 기할 수 있다. • 양질의 의료를 제공할 수 있다.	• 소득수준에 관계없이 모든 국민에게 포괄적이고 균등한 의료를 보장하고 있다. • 조세제도를 통한 재원조달로 비교적 소득재분배 효과가 강하다. • 관리주체가 정부이므로 의료비 증가에 대한 통제가 강하다.	
단 점	• 소득의 특성이 다른 가입자들에 대한 보험료 부과가 어렵다. • 의료비 증가 억제기능이 취약하다.	• 상대적으로 의료의 질이 낮다. • 장기간 진료대기가 발생한다. • 정부가 과다한 복지비용을 부담하다.	
대표국가	네덜란드, 독일, 일본, 프랑스, 우리나라	영국, 뉴질랜드, 이탈리아, 스페인, 캐나다, 스웨덴, 덴마크	미국

39 다음 중 건강권의 개념에 입각하여 전 국민에게 거의 무료로 보건의료서비스를 제공하는 국가보건의료체계 유형은?

확인 Check! ○ △ ×

① 민간의료보험형 ② 의료보험형
③ 자유기업형 ④ 국민보건서비스형

해설 콕

국민보건서비스(NHS)방식은 영국의 베버리지가 제안하였기 때문에 베버리지방식이라고 한다. 국민의 의료문제 및 건강권은 국가가 책임져야 한다는 관점에서 재원을 일반 조세로써 마련하여 보험료를 징수하지 않고 거의 무상으로 의료를 제공하는 방식이다. 의료기관은 일부를 제외하고는 국가에서 운영하고 있으며, 대표적인 국가는 영국이며 스웨덴, 이탈리아 등도 같은 방식을 채택하고 있다.

40 국민보건서비스제도에 대한 설명으로 옳지 않은 것은?

확인 Check! ○ △ ×

① 국가가 국민들의 보건의료문제를 책임지는 방식이다.
② 모든 국민들에게 거의 무료로 보건의료를 제공한다.
③ 보험료로 재원을 마련하여 의료를 보장하는 방식이다.
④ 의료기관의 대부분이 국유화되어 있다.

해설 콕

국민보건서비스제도는 정부가 조세를 재원으로 하여 모든 국민들에게 거의 무상으로 보건의료를 제공하는 제도이다. 의료기관의 대부분이 국유화되어 있으며, 일명 베버리지방식이라고 한다.

41 베버리지형 의료제도는 어디에 해당되는가?

확인 Check! ○ △ ×

① 조세형 ② 사회보장형
③ 소비자주권형 ④ 자유기업형

해설 콕

베버리지형 의료제도는 영국의 NHS(국민보건서비스방식)와 같은 조세방식의 형태를 말하며, 조세형이라고도 한다.

정답 38 ③ 39 ④ 40 ③ 41 ①

42 국가보건서비스(NHS)의 특성을 반영하는 보건의료제도의 특징을 모두 고른 것은?

☑ 확인 Check!
○
△
×

❙ 지방직 7급 2010

㉠ 의료비 국가 책임	㉡ 보험료에 의한 재원조달
㉢ 균등급여의 원리	㉣ 영국형 보건서비스제도
㉤ 계약적 수급권	㉥ 강제적용의 원칙

① ㉠, ㉡, ㉢, ㉣　　② ㉠, ㉡, ㉣, ㉤
③ ㉠, ㉢, ㉣, ㉥　　④ ㉠, ㉢, ㉤, ㉥

해설 콕

㉡ 재원조달은 정부에서 일반조세로 조달한다.
㉤ 계약적 수급권은 사회보험방식(NHI)의 특징이다.

43 의료보장제도 중 사회보험방식(NHI)과 국가보건서비스방식(NHS)에 대한 설명으로 가장 옳지 않은 것은?

☑ 확인 Check!
○
△
×

❙ 서울시 9급 2018

① 영국, 스웨덴 등은 국가보건서비스방식을 채택하고 있다.
② 국가보건서비스방식은 첨단의료기술 발전에 긍정적이며 양질의 의료제공이 가능하다.
③ 사회보험방식의 재원조달은 보험료를 기본으로 하며, 일부 국고에서 지원한다.
④ 우리나라에서는 사회보험방식을 채택하고 있다.

해설 콕

첨단의료기술 발전에 긍정적이며, 양질의 의료제공이 가능한 방식은 사회보험방식(NHI)이다.

44 사회보험방식(NHI)과 국가보건서비스방식(NHS)에 대한 설명이다. 적절하지 않은 것은?

| 서울시 7급 2014

확인 Check! ○ △ ×

① 사회보험방식의 관리기구는 보험자이다.
② 사회보험방식은 가입자간 연대의식이 강하다.
③ 국가보건서비스는 의료비 억제 기능이 취약하다.
④ 국가보건서비스의 재원조달은 정부 일반조세이다.
⑤ 국가보건서비스 채택국가는 영국, 스웨덴, 이탈리아, 호주, 뉴질랜드 등이다.

해설 콕

국민건강보장제도의 운영 유형

구 분	사회보험방식(NHI)	국가보건서비스방식(NHS)
기본이념	의료비에 대한 국민의 1차적 자기 책임의식 견지(국민의 정부의존 최소화)	국민의료비에 대한 국가책임 견지(국민의 정부의존 심화)
적용대상 관리	국민을 임금소득자, 공무원, 자영자 등으로 구분 관리(극빈자는 별도 구분)	전 국민 일괄 적용(집단 구분 없음)
재원조달	• 보험료 • 일부 국고지원	정부 일반조세
수급권	계약적 수급권	법적 수급권
진료보수 산정방법	행위별수가제 또는 총액계약제 등	• 일반 개원의는 인두제 • 병원급은 의사 봉급제
관리기구	보험자	정부기관(사회보장청 등)
국민의료비	의료비 억제기능 취약	의료비 통제효과가 강함
보험료 형평성	• 보험자내 보험료 부과의 구체적 형평성 확보 가능 • 보험자가 다수일 경우 보험자간 재정불균형 발생 우려	조세에 의한 재원조달로 소득재분배 효과가 강함(단, 조세체계가 선진화되지 않은 경우 역진적 소득 초래)
의료서비스	• 상대적으로 양질의 의료제공 • 첨단의료기술 발전에 긍정적 영향 • 치료 중심	• 의료의 질 저하 초래 • 입원대기환자 급증(대기기간 장기화) • 인두제를 취하게 되므로 개원의의 상급병원으로의 입원의뢰 남발 • 예방 중심
연대의식	가입자간 연대의식 강함	가입자간 연대의식 희박
관리운영	• 보험자 중심 자율 운영(대표기구를 통한 가입자의 조합운영 참여보장) • 직접 관리운영비 소요(보험료 징수 등)	• 정부기관 직접 관리(가입자의 운영참여 배제) • 직접 관리운영비 부분적 축소(보험료 징수비용이 조세관리 비용으로 전가)

정답 42 ③ 43 ② 44 ③

45 국가보건서비스방식(NHS)의 단점으로 가장 옳지 않은 것은?

| 서울시 9급 2022

☑ 확인 Check! ○ △ ×

① 정부의 과다한 복지비용 부담
② 장기간 진료대기문제
③ 단일 보험료 부과기준 적용의 어려움
④ 의료수요자 측의 비용의식부족

해설 콕

사회보험방식(NHI)과 국가보건서비스방식(NHS)

구 분	사회보험방식(NHI) (비스마르크형)	국가보건서비스방식(NHS) (베버리지형)
의 의	• 개인의 기여를 기반으로 한 보험료를 주요 재원으로 하는 제도 • 사회보험의 낭비를 줄이기 위하여 본인에게 일부 부담금을 부과	국민의 의료문제는 국가가 책임져야 한다는 관점에서 조세를 재원으로 모든 국민에게 국가가 직접 의료를 제공하는 의료보장방식
장 점	• 조합원의 대표가 이사회를 통하여 의사결정에 참여함으로써 민주성 보장 • 상대적으로 양질의 의료 제공 • 첨단의료기술 발전에 긍정적 영향	• 소득수준에 관계없이 모든 국민에게 포괄적이고 균등한 의료보장 • 조세제도를 통한 재원조달로 비교적 소득재분배효과가 강함 • 관리주체가 정부이므로 의료비 증가에 대한 통제가 강함
단 점	• 소득의 특성이 다른 가입자들에 대한 보험료 부과의 어려움 • 의료비 증가 억제기능 취약	• 상대적으로 의료의 질이 낮음 • 장기간 진료대기문제 • 의료수요자 측의 비용의식부족 • 정부의 과다한 복지비용 부담

46 NHS를 가장 먼저 실시한 나라는?

| 서울시 9급 2004

☑ 확인 Check! ○ △ ×

① 영 국
② 미 국
③ 프랑스
④ 독 일
⑤ 캐나다

해설 콕

영국의 국가보건서비스방식(NHS)

• 영국은 1948년에 세계에서 처음으로 국가보건서비스(National Health Service, NHS)제도를 채택하여 정부의 일반 재정에 의해 의료비를 충당하고 직접 병원 의료서비스를 제공하는 의료제도를 운영하고 있다. 이 제도하에서 일반 주민은 명확하게 구분된 의료전달체계에 따라 의료기관을 이용하며, 의료서비스는 무료로 제공된다.
• 영국은 지역별 인구수에 따라 배분하는 엄격한 1, 2, 3차 의료전달체계를 갖추고 있다. 즉 거주지내 1차 진료의의 진료의뢰서가 있어야 2차 진료를 받을 수 있고, 2차 진료의의 진료의뢰서가 있어야 3차 진료를 받을 수 있다.

47 National Health Insurance를 실시하는 나라가 아닌 것은?

❙광주 9급 2005

확인 Check! ○ △ ×

① 독 일　　② 대한민국
③ 프랑스　　④ 영 국

해설 콕

국가의 의료제도 분류체계(OECD)

구 분	사회보험방식 (비스마르크형)	국민보건서비스방식 (베버리지형)	소비자주권방식 (민간의료보험형)
대표국가	네덜란드, 독일, 일본, 프랑스, 대한민국	영국, 뉴질랜드, 이탈리아, 스페인, 캐나다, 스웨덴, 덴마크	미국

48 〈보기〉에서 설명하는 보건의료체계로 가장 옳은 것은?

❙서울시 9급 2020

확인 Check! ○ △ ×

보기

- 건강권의 개념이 보편화되어 있는 국가에서 채택하고 있는 유형이다.
- 보건의료서비스 수혜자는 전체 국민이다.
- 모든 보건의료서비스는 무료이며 재원은 조세에서 조달된다.

① 공적부조형　　② 복지국가형
③ 의료보험형　　④ 국민보건서비스형

해설 콕

국민보건서비스형은 의료서비스를 기본적 생존권으로 보고, 조세에 의한 재원조달을 통해 거의 무료로 제공되는 형이다. 영국, 뉴질랜드, 이탈리아 등이 대표적이다.

① **공적부조형** : 저소득층의 의료서비스를 정부의 일반재정에 의존하는 형으로, 공중보건 및 1차 의료 중심의 서비스가 제공된다.
② **복지국가형** : 사회보험이나 조세에 의해 보건의료서비스를 제공하며, 보건의료서비스 제공의 많은 부분이 민간에 의하지만 질과 비용의 통제에 관해서는 정부가 개입한다.
③ **의료보험형** : 의료보험을 통한 재원조달을 하는 형으로, 독일, 프랑스, 일본, 한국 등이 대표적이다.

정답 45 ③ 46 ① 47 ④ 48 ④

49 NHS에 대한 설명이 아닌 것은? ❙충북 9급 2007

☑ 확인 Check! ○ △ ×

① 한국, 일본, 독일이 시행하고 있다.
② 조세는 지방세로 충당하고 있다.
③ 의료비 통제효과가 크다.
④ 전 국민을 대상으로 한다.

해설 콕

한국, 일본, 독일이 시행하고 있는 방식은 NHI방식(National Health Insurance)이다.

50 국가보건서비스방식(NHS)을 도입한 국가들의 문제점이 아닌 것은?

☑ 확인 Check! ○ △ ×

① 의료의 질 저하 초래
② 입원대기환자의 급증
③ 인두제로 인한 개원의들의 입원의뢰 남발
④ 의료비 억제기능의 취약

해설 콕

NHS는 인두제와 봉급제를 혼합한 지불방식으로 치료보다 예방에 치중하므로 의료비 억제기능이 강하다.

심화 Tip

국가보건서비스방식(NHS)의 문제점
- 의료의 질 저하 초래
- 입원대기환자의 급증(입원의뢰 남발로 대기기간 장기화)
- 인두제를 취하게 되므로 개원의의 상급병원으로의 입원의뢰 남발
- 예방 중심

51 사회보험방식의 의료보장제도를 채택하고 있는 국가는? ❙경기 9급 2005

☑ 확인 Check! ○ △ ×

① 독일, 미국 ② 독일, 일본
③ 일본, 영국 ④ 미국, 일본

해설 콕

미국은 소비자주권방식, 영국은 국민보건서비스방식을 채택하고 있다.

52 우리나라의 보건의료는 어디에 속하는가? ❙충북 9급 2004

☑ 확인 Check! ○ △ ×

㉠ NHS	㉡ NHI
㉢ 조합방식	㉣ 통합방식

① ㉡, ㉢ ② ㉠, ㉢
③ ㉡, ㉣ ④ ㉠, ㉡, ㉢

해설 콕

우리나라는 사회보험방식의 의료보장제도(NHI)를 채택하고 있으며, 1998년 10월 출범한 국민의료보험관리공단(227개 지역의료보험조합과 공교의료보험관리공단의 통합조직)과 140개 직장의료보험조합이 하나의 보험자인 '국민건강보험공단'으로 완전 통합되어 종전의 조합방식에서 통합방식으로 변경되었다.

심화 Tip

조합방식과 통합방식

구 분	조합방식	통합방식
의 의	다수의 기관을 보험자로 하여 관리운영하는 방식을 말한다.	보험자를 공적인 기관으로 단일화하여 관리운영하는 방식을 말한다. 현재 우리나라에서는 국민건강보험공단을 보험자로 하여 관리운영하고 있다.
특 징	• 조합관리의 효율성 • 노사협력과 공동체 의식의 함양 • 주민참여에 의한 자치적 운영 • 건강보험 분쟁의 국지화 • 보험급여관리의 효율성	• 사회통합기능 제고 • 보험료의 형평부담 • 보험급여의 형평성 확보 • 관리운영비의 절감 • 소득재분배와 위험분산기능의 확대

정답 49 ① 50 ④ 51 ② 52 ③

53 다음 중 대부분 국가의 보건의료체계에서 일반적으로 간주되는 5개 구성 요소에 해당하지 않는 것은?

☑ 확인 Check!
○
△
×

| 서울시 9급 2014

① 보건의료자원
② 보건의료조직
③ 보건의료관리
④ 보건의료서비스 제공
⑤ 보건의료서비스 유형의 개발

해설 콕

의료체계의 하부구조의 다섯 분야는 의료자원의 개발, 자원의 조직화, 의료서비스의 제공으로 구성되는 3개의 주축 분야와 이 3개 분야를 지원하는 재정적 지원과 정책 및 관리의 2개 분야를 말한다.

5개 요소	내 용
의료자원의 개발 (보건의료자원)	• 의료인력 : 의사, 간호사, 약사, 보건기사, 행정요원 및 기타 관련 인력 • 의료시설 : 병원, 의원, 약국 및 기타 진료소 등 • 의료기기 및 소모품 : 진단, 치료 등 보건의료 활동에 쓰이는 장비와 물자 • 의료지식체계 : 질병의 예방, 치료, 재활과 건강증진에 관련된 여러 지식과 기술
자원의 조직화 (보건의료조직)	• 국가보건의료당국 • 의료보험기구 • 보건과 관련된 정부기관 • 민간기관 • 독립된 민간부문
의료서비스의 제공	• 1차 의료 • 2차 의료 • 3차 의료
재정적 지원 (경제적 지원, 보건의료재정)	• 공공재원 : 정부(중앙 및 지방)재정, 건강보험재정 • 민간기업(기업주) • 조직화된 민간기구 : 자선단체, 임의보험 • 지역사회의 노력 : 지역사회 내의 자발적인 공동조달 • 외국 원조 : 외국의 지원, 국제연합과 같은 국제기관의 지원 • 개인 가계(개인지출) : 이용자 본인의 개별부담
정책 및 관리	• 지 휘 • 의사결정 – 계획 – 실행 및 달성 – 모니터링 및 평가 – 정보지원 • 규 제

54 세계보건기구에서 제시한 국가보건의료체계를 구성하는 보건의료자원에 해당하는 것을 모두 고른 것은?

확인 Check! ○ △ ×

> ㉠ 보건의료인력
> ㉡ 보건의료시설
> ㉢ 보건의료장비 및 물자
> ㉣ 보건의료지식 및 기술

① ㉠, ㉡
② ㉠, ㉡, ㉢
③ ㉠, ㉡, ㉣
④ ㉠, ㉡, ㉢, ㉣

해설 콕

국가보건의료체계의 하부구조(WHO)

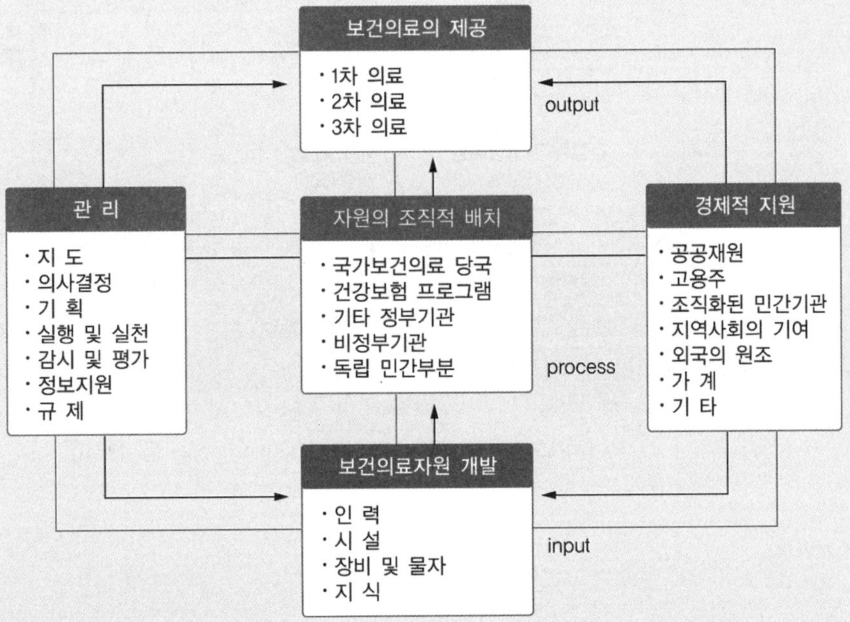

CHAPTER 7 보건의료

55 세계보건기구 모델(Kleczkowski 등, 1984)에서 국가보건의료체계의 하부구조를 형성하는 주요 구성요소에 해당하지 않는 것은?

▎서울시 9급 2022

확인 Check! ○ △ ×

① 자원의 조직적 배치
② 의료 이용자 행태
③ 보건의료자원 개발
④ 보건의료서비스의 제공

해설 콕

국가보건의료체계의 하부구조

세계보건기구(WHO ; World Health Organization)는 국가보건의료체계의 구성요소로 보건의료서비스의 제공, 자원의 조직적 배치, 보건의료자원 개발, 재정지원, 경영관리로 제시하고 있다.

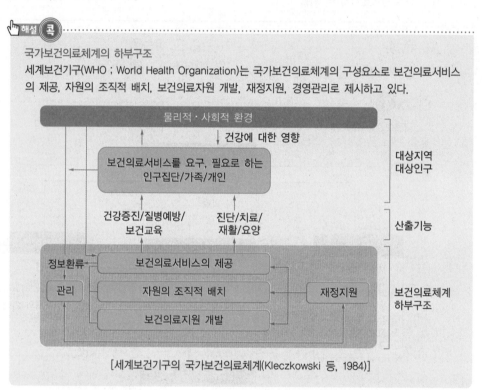

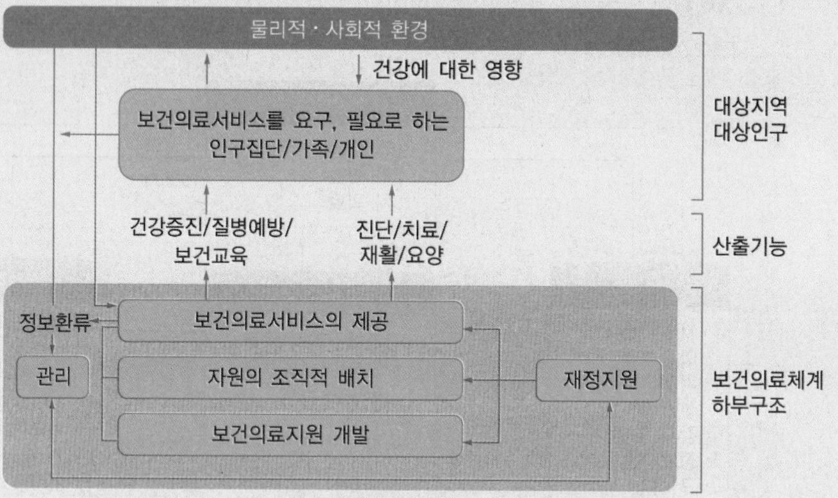

[세계보건기구의 국가보건의료체계(Kleczkowski 등, 1984)]

56 국가보건의료체계의 하부구성요소에 속하는 것은?

▎서울시 9급 2001

확인 Check! ○ △ ×

가. 국민의 요구에 맞는 보건의료의 제공
나. 보건의료자원의 개발
다. 보건의료자원의 조직적 배치
라. 보건의료의 재정조달

① 가, 나, 다
② 가, 다
③ 나, 라
④ 라
⑤ 가, 나, 다, 라

해설 콕

가, 나, 다, 라 모두 하부구성요소에 해당한다.

57 다음 중 국가보건의료체계 하부구조와 구성요소 연결이 잘못된 것은? ㅣ서울시 7급 2014

확인 Check! ○ △ ×

① 조직 – 국가보건의료 당국, 비정부기관, 독립민간부문
② 관리 – 지도, 의사결정, 기획, 실행, 감시 및 평가, 정보지원, 규제
③ 자원 – 외국의 원조, 재정
④ 재원 – 공공재원, 지역사회의 기여
⑤ 보건의료서비스 – 1차, 2차, 3차 의료기관

해설 콕

외국의 원조, 재정은 재원에 해당한다.

58 다음 중 국가보건의료제도의 하부구조와 구성요소가 잘못 연결된 것은? ㅣ경기 9급 2007

확인 Check! ○ △ ×

① 보건의료관리체계 – 지도력
② 경제적 지원체계 – 병원
③ 보건의료자원체계 – 의료기술
④ 보건의료조직체계 – 건강보험조직

해설 콕

병원은 보건의료자원체계에 해당한다.

59 보건의료체계의 하부구조와 구성요소를 잘못 연결한 것은? ㅣ대전시 9급 2005

확인 Check! ○ △ ×

① 자원의 개발 – 보건의료인력
② 자원의 조직화 – 민간기관
③ 보건의료의 제공 – 3차 예방사업
④ 경제적 지원 – 의사결정

해설 콕

의사결정은 정책 및 관리요소에 해당한다.

정답 55 ② 56 ⑤ 57 ③ 58 ② 59 ④

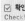

60 국가보건의료체계의 하부구성요소와 내용의 연결이 잘못된 것은? ❙ 대전시 9급 간호직 2005

☑ 확인 Check! ○ △ ×

① 보건의료서비스 – 1, 2, 3차 예방
② 재원조달 – 공공재원, 외국의 원조
③ 관리 – 의사결정, 지도성
④ 보건의료자원의 개발 – 국가 당국, 비정부기관

해설 콕

국가 당국, 비정부기관은 보건의료자원의 조직요소에 해당한다.

61 WHO가 제시한 보건의료체계 하부구조 중 보건의료기관 병상수와 관련있는 것은? ❙ 대전시 9급 2008

☑ 확인 Check! ○ △ ×

① 보건의료자원의 개발
② 보건의료서비스
③ 재원조달
④ 관 리

해설 콕

보건의료기관 병상수는 보건의료자원의 개발 중 의료기기 및 소모품에 해당한다.

62 우리나라 의료인력에 관한 설명으로 옳지 않은 것은?

☑ 확인 Check! ○ △ ×

① 의사인력 중 전문의 비중이 높고 개원 전문의가 많다.
② 의료인력의 지역별 분포가 불균형을 이루고 있다.
③ 전문과목별 전문의 구성비율은 균형을 이루고 있다.
④ 의료인력에 대한 장기적인 인력수급계획이 미비하다.

해설 콕

우리나라 의료인력에 대한 문제점은 다음과 같다.
- 의사인력 중 전문의 비율이 높고 개원 전문의가 많다.
- 전문과목별 전문의 구성비율이 불균형을 이룬다.
- 의료인력의 지역별 분포가 불균형을 이룬다.
- 장기적인 의료인력 수급계획이 미비하다.

63 보건의료자원에 해당하지 않는 것은?

I 서울시 9급 2006

☑ 확인 Check! ○ △ ×

① 보건의료조직
② 지 식
③ 물 자
④ 정 보
⑤ 시 설

해설 콕

보건의료조직은 자원의 조직적 배치에 해당한다.

※ **보건의료자원** : 인력, 시설, 장비 및 물자, 지식(정보)

64 보건의료자원에 해당하지 않는 것으로 가장 옳은 것은?

I 서울시 9급 2020

☑ 확인 Check! ○ △ ×

① 보건의료인력
② 보건의료시설
③ 보건의료지식
④ 건강보험재정

해설 콕

건강보험재정은 보건의료체계의 운영에 필요한 재원으로 '경제적 지원'에 해당한다.

I 심화 Tip I

보건의료자원

구 분	요 소
보건의료인력	의사, 간호사, 약사, 보건기사, 행정요원 및 기타 관련 인력
보건의료시설	병원, 의원, 약국 및 진료소 등
보건의료기기 및 소모품	진단, 치료 등 의료 활동에 소요되는 관련 기기와 소모품
보건의료지식	질병의 예방, 치료, 재활과 건강증진에 관련된 제반지식과 기술

65 보건의료자원의 분류에서 옳지 않은 것은?

I 경기 9급 2004

☑ 확인 Check! ○ △ ×

① 보건의료장비
② 물 자
③ 보건인력
④ 보건행태

해설 콕

보건형태는 자원의 조직적 배치에 해당한다.

정답 60 ④ 61 ① 62 ③ 63 ① 64 ④ 65 ④

66 의료서비스의 수요가 가용자원을 초과할 때 기획을 통해 보건의료서비스의 우선순위를 결정하는 역할을 하는 것은?

확인 Check! ○ △ ×

① 보건의료자원의 개발
② 자원의 조직적 배치
③ 경제적 재원
④ 관 리
⑤ 보건의료 제공

해설 콕

의료서비스의 수요가 가용자원을 초과할 때 기획을 통해 보건의료서비스의 우선순위를 결정하는 역할을 하는 것은 자원의 조직적 배치(보건의료조직)이다.

67 보건의료인력 계획을 위하여 의료수요를 예측할 때 고려해야 할 것이 아닌 것은?

Ⅰ경기 9급 2006

확인 Check! ○ △ ×

① 국민의 교육수준
② 도시화 정도
③ 의과대학의 졸업생 수
④ 경제수준

해설 콕

보건인력기획의 방법

수요예측	인구증가, 경제성장, 교육수준의 향상, 의학기술 발달, 교통 발달 감안 조정
공급예측	사망, 이직, 새로운 졸업생 수, 신설된 의과대학 등으로 조정

68 국가차원의 보건의료인력 관리의 개선을 위해 고려할 사항은?

Ⅰ서울시 9급 2005

확인 Check! ○ △ ×

가. 각종 인력의 역할과 기능을 합리적으로 설정해야 한다.
나. 의료기관의 직종별 의료인력 정원의 기준설정이 필요하다.
다. 의료인력의 능력을 향상시켜야 한다.
라. 의료인력의 지역간 분포가 개선되어야 한다.

① 가, 나, 다
② 가, 다
③ 나, 라
④ 라
⑤ 가, 나, 다, 라

해설 콕

보건의료인력 관리
- 각종 인력의 역할과 기능을 합리적으로 설정해야 한다.
- 의료기관의 직종별 의료인력 정원기준의 설정과 조정이 필요하다.
- 의료인력의 지역간 분포가 개선되어야 한다.
- 의료인력의 능력을 향상시켜야 한다.
- 기존 의료인력의 효율적 활용을 위한 접근수단의 개발이 필요하다.

69 **보건의료인에 대한 설명 중 가장 옳지 않은 것은?** ❙서울시 9급 2018

확인 Check! ○ △ ×

① 응급구조사가 되려는 사람은 보건복지부장관의 면허를 받아야 한다.
② 치과기공사가 되려는 사람은 보건복지부장관의 면허를 받아야 한다.
③ 보건교육사가 되려는 사람은 보건복지부장관의 자격증을 교부받아야 한다.
④ 간호조무사가 되려는 사람은 보건복지부장관의 자격인정을 받아야 한다.

해설 콕

응급구조사가 되려는 사람은 보건복지부장관이 실시하는 시험에 합격한 후 보건복지부장관의 자격인정을 받아야 한다.
② 의료기사(임상병리사, 방사선사, 물리치료사, 작업치료사, 치과기공사 및 치과위생사) 등이 되려면 의료기사 등의 국가시험에 합격한 후 보건복지부장관의 면허를 받아야 한다.
③ 보건복지부장관은 국민건강증진 및 보건교육에 관한 전문지식을 가진 자에게 보건교육사의 자격증을 교부할 수 있다.
④ 간호조무사가 되려는 사람은 보건복지부령으로 정하는 교육과정을 이수하고 간호조무사 국가시험에 합격한 후 보건복지부장관의 자격인정을 받아야 한다.

70 **보건의료체계의 시스템이론 중 환자와 공급자의 상호작용은 어디에 해당하는가?**

확인 Check! ○ △ ×

① 투 입 ② 과 정
③ 산 출 ④ 환 경

해설 콕

보건의료체계의 시스템이론 중 환자와 공급자의 상호작용은 과정에 해당된다.

정답 66 ② 67 ③ 68 ⑤ 69 ① 70 ②

71 보건의료체계의 투입-산출 모형에 관한 설명으로 옳지 않은 것은? ❙서울시 9급 2017

☑ 확인 Check! ○ △ ×

① 환경에는 사회체계와 국가정책이 포함된다.
② 삶의 질에 근거한 안녕상태는 최종산출에 해당한다.
③ 과정은 보건의료공급자와 수요자 간의 상호작용이다.
④ 소인성 요인과 필요 요인은 투입요소 중 보건의료전달체계의 특성이다.

해설 콕

소인성 요인과 필요 요인은 투입요소 중 위험집단(의료서비스의 대상인 인구집단 또는 환자)의 특성이다.

심화 Tip

투입-산출 모형

1. **투입** : 의료체계에는 보건의료전달체계와 의료서비스의 대상인 인구집단 또는 환자의 두 체계가 있다.

투입요소	보건의료전달체계	위험집단(의료서비스의 대상인 인구집단 또는 환자)
특 성	• 가용성 • 조 직 • 재 정	• 소인성 • 가능성 • 필 요

2. **전환과정** : 실제적인 의료전달 과정에 있어서 수요자(환자)와 보건의료 공급자 간의 상호작용이 일어나는 것을 말한다.
3. **산출** : 투입과 과정을 통한 결과를 말하는 것으로 형평, 효율, 효과와 같은 중간결과와 인구의 삶과 질에 바탕을 둔 안녕과 같은 최종결과가 포함된다.
4. **분석 및 환류** : 산출물과 목표의 차이를 인지하고 재정비하는 것을 말한다. 여기에서는 산출결과와 목표와의 차이를 평가하고 그 원인을 찾아서 해결하는 부분이다.
5. **환경** : 보건의료체계를 둘러싸고 있는 부분으로 보건의료체계는 이러한 환경에 영향을 받는다. 환경에는 물리적인 환경(기후, 수질), 사회의 체계(문화, 지식), 국가의 정책이 포함된다.

72 보건관리의 체계모형에서 투입요소로 바르게 묶인 것은?

☑ 확인 Check! ○ △ ×

① 인력, 물자, 자금, 건물의 디자인
② 지휘, 조직, 인사, 통제
③ 동기부여, 갈등, 의사소통, 의사결정
④ 환자회복, 환자진료, 연구
⑤ 자금, 인사관리, 재무관리

해설 콕

보건관리의 체계모형

기본적으로 보건조직을 외적 환경과 상호작용을 하면서 투입을 전환과정을 통하여 산출로 바꾸는 체계를 말한다.

구 분	요 소
투입요소	인력(직원의 기술, 경험, 태도, 교육 및 훈련, 환자 중증도), 물자(장비, 공급품, 테크놀로지), 건물 설계(건물의 디자인, 크기), 자금, 정보 등
전환과정	관리과정(기획, 조직, 인사, 지휘, 통제, 예산)과 관리지원기능(의사결정, 의사소통, 동기부여, 갈등관리)
산 출	투입요소가 전환과정을 거쳐서 얻은 결과로서 보건생산성을 측정하는 지표, 의료의 질 평가, 환자진료, 재원일수, 환자만족, 직원의 만족, 사망률, 합병증 발생률 등

73 보건관리 모형에서 투입요소 중 하나인 인력은 소비자 투입요소와 생산자 투입요소로 나눌 수 있다. 소비자 투입요소에 해당하는 것은 무엇인가?

확인 Check! ○ △ ×

① 환자상태, 의료요구도
② 의료진의 기술, 환자상태
③ 의료진의 경험
④ 의료진의 교육수준

해설 콕

투입요소

소비자 투입요소	환자상태, 의료요구도
생산자 투입요소	의료진의 기술, 경험, 태도, 교육, 훈련 등

74 귤릭(Gulick)의 7단계 관리과정(POSDCoRB)에 해당하지 않는 것은? ▎서울시 9급 2021

확인 Check! ○ △ ×

① 인사(Staffing) ② 지휘(Directing)
③ 통제(Controlling) ④ 예산(Budgeting)

해설 콕

귤릭(Gulick)의 7단계 관리과정(POSDCoRB)

기획(Planning) – 조직(Organizing) – 인사(Staffing) – 지휘(Directing) – 조정(Coordinating) – 보고(Reporting) – 예산(Budgeting)

정답 71 ④ 72 ① 73 ① 74 ③

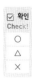

75 관리과정을 기획, 조직, 지휘, 통제로 분류하였을 때 〈보기〉의 특징에 해당하는 단계는?

☑ 확인 Check!
○
△
×

| 서울시 9급 2021

보 기

- 목표를 설정하고 이를 달성하기 위한 과정을 결정한다.
- 관련 자료를 수집 및 분석하여 문제점을 파악한다.
- 실현가능성, 형평성, 효과성 등을 고려하여 대안을 평가하며, 경제적 합리성, 정치적 합리성 등을 고려하여 최종 대안을 선택한다.

① 기 획 ② 조 직
③ 지 휘 ④ 통 제

해설 콕

② **조직** : 조직의 목적을 달성하기 위해 공식적 구조를 만드는 것
③ **지휘** : 관리자가 무엇을 할 것인지 계획을 하고, 그 일을 어떻게 할지 조직을 하고 직원에게 할당한 후 조직의 목표를 달성하기 위해 직원에게 업무를 지시하는 것
④ **통제** : 통제의 목적은 질을 높게 유지하면서 조직의 목표를 달성하는 것

76 보건의료조직의 특성에 대한 설명으로 옳지 않은 것은?

| 지방직 9급 2010

☑ 확인 Check!
○
△
×

① 자본집약적인 동시에 노동집약적이다.
② 다양한 전문직종으로 구성되어 있어 갈등의 소지가 항상 존재한다.
③ 명확한 목표설정이 어렵고 경영성과를 평가하는 기준이 애매한 경우가 많다.
④ 업무의 양과 종류의 변동이 크지 않아 조직을 통제하기 쉽다.

해설 콕

업무의 양과 종류의 변동이 커서 통제하기가 쉽지 않다.
① 병원시설에 막대한 자본이 필요한 자본집약적인 특성을 가지고 있는 한편, 보건의료서비스는 다양한 직종의 협력이 필요한 노동집약성 서비스이다.
② 의사, 간호사, 약사, 물리치료사, 방사선사 등 다양한 전문직종으로 구성되어 있어 갈등의 소지가 항상 존재한다.
③ 다양한 전문직종으로 구성된 방대한 조직으로 명확한 목표설정이 어렵고, 경영성과를 평가하는 기준이 애매한 경우가 많다.

77 우리나라 보건의료체계에서 정부의 역할로 옳지 않은 것은?

ㅣ지방직 9급 2011

☑ 확인 Check!
○
△
×

① 보건의료 소비자로서의 역할
② 국민에 대한 정보 제공자로서의 역할
③ 보건의료 공급자로서의 역할
④ 보건의료 공급자에 대한 규제자로서의 역할

해설 콕

보건의료 소비자로서의 역할은 환자의 역할에 해당한다.

심화 Tip

보건의료체계에서 정부의 역할
1. 규제자로서의 역할
2. 서비스 제공자로서의 역할
3. 재원조달 및 지불자로서의 역할
4. 정보 제공자로서의 역할

78 우리나라는 보건의료자원이 공공부문보다는 민간부문에 집중되어 있다. 이에 따른 문제점에 대한 설명으로 가장 옳지 않은 것은?

ㅣ서울시 9급 2016

☑ 확인 Check!
○
△
×

① 의료기관의 도시지역 편중
② 국민의료비의 과도한 상승
③ 예방 중심의 보건의료서비스
④ 보건정책 추진의 어려움

해설 콕

공공부문보다는 민간부문에 집중되면서 예방 중심보다 치료 중심의 보건의료서비스로 집중되고 있다.

79 우리나라 보건의료체계의 현황에 대한 설명으로 옳은 것은?

ㅣ지방직 9급 2011

☑ 확인 Check!
○
△
×

① 보건의료시설 중 공공부문이 차지하는 비중이 낮다.
② 종별에 따른 의료기관 기능이 잘 분화되어 있다.
③ 의료기관이 도시와 농촌지역에 균형적으로 분포되어 있다.
④ 농촌지역의 보건의료서비스는 공공보건조직이 전담한다.

정답 75 ① 76 ④ 77 ① 78 ③ 79 ①

해설 콕

우리나라는 민간의료부문이 전체 의료기관의 80% 이상을 차지할 정도로 비중이 높다.
② 의원과 병원, 대형병원간 의료기관 종별 기능이 상호 중복되어 환자 상태에 맞는 최적의 의료가 공급・이용되지 못하고 비효율을 초래하고 있다.
③ 보건의료자원의 지역적 분포가 불균형적이다.
④ 농촌지역의 보건의료서비스는 공공보건조직뿐만 아니라, 민간보건조직도 담당하고 있다.

80 우리나라 보건의료체계의 특징으로 거리가 먼 것은?

확인 Check! ○ △ ×

① 공공보건의료의 취약성
② 보건행정체계의 이원성
③ 의료자원 배분의 균형성
④ 보건의료 공급자의 다원성

해설 콕

우리나라 보건의료체계의 특징

공공보건부문의 취약성	민간의료부문에의 높은 의존도
보건행정체계의 이원적 구조	• 보건복지부 : 정책결정기관, 기술지원, 감독권 • 행정안전부 : 인사권, 예산집행권
보건의료체계 상호 간의 기능적 단절성	민간과 공공부분, 공공부분 사이, 민간기관 사이의 협조 부족
보건의료 공급자의 다원성	현대의학, 한의학, 약학 등의 갈등과 서비스 중복
보건조직의 다원화	행정 관할 부서의 다양, 업무의 연계성 부족

81 우리나라 보건의료체계에 대한 설명으로 옳은 것은?

확인 Check! ○ △ ×

① 의사 중 전문의 수의 비율이 절대적으로 낮은 형편이다.
② 치료 중심의 서비스보다는 예방 중심의 서비스가 제공된다.
③ 공공보건의료부문이 민간부문에 비하여 취약하다.
④ 보건의료자원의 배분이 지역적으로 잘 되어 있다.

해설 콕

민간의료부문이 전체 의료기관의 80% 이상을 차지하고 있다.
①・② 일반의사에 비해 전문의의 비중이 크며, 행위별수가제의 원칙 때문에 예방보다 치료에 치중하고 있다.
④ 우리나라의 보건의료체계는 의료기관과 인력의 지역간 불균등 분포가 심각하고, 일차적 의료가 극히 미비하다.

82 우리나라 보건의료정책의 과제라 보기 어려운 것은?

☑ 확인 Check! ○ △ ×

① 지역간 의료이용의 격차 해소
② 국민 보건의료비의 억제
③ 효율적인 의료공급체계의 조절
④ 전 국민 건강보험의 실시

해설 콕

전 국민 건강보험은 1989년 7월부터 시행되고 있다.
우리나라 보건의료정책의 과제는 지역간 의료이용의 격차를 해소하고, 의료비의 억제대책 및 효율적인 의료공급체계의 확립 등이라고 할 수 있다.

83 우리나라의 의료비 지불 형태는?

| 전북 9급 2006

☑ 확인 Check! ○ △ ×

① 제3자 지불체계
② 현금급여형
③ 변이형제도
④ 의료저축제도
⑤ 예산할당제

해설 콕

제3자 지불제도
의료보험의 적용자는 필요 시에 의료서비스를 이용하고 의료공급자가 제3자인 건강보험공단에 환자 진료비를 청구하면 제3자 지불자인 건강보험공단은 청구된 진료비를 심사하여 의료공급자에게 직접 지불하는 제도이다. 대부분의 사회보험제도를 택하는 국가에서는 제3자 지불제도의 서비스제공 방법을 택하고 있다. 우리나라는 1989년 7월 1일 전 국민 의료보험 도입 이래 전국적으로 실시하고 있다.

84 제3자 지불제형 의료보험에 대한 설명으로 옳지 않은 것은?

☑ 확인 Check! ○ △ ×

① 현금배상형보다 저소득층의 의료이용에 대한 제약이 많다.
② 과잉진료 및 부당청구의 문제가 생길 수 있다.
③ 진료비에 대한 인식이 약하므로 수진남용이 문제될 수 있다.
④ 진료비 심사에 대하여 보험자와 의료기관 간의 갈등의 소지가 있다.

해설 콕

제3자 지불제형은 의료이용시 지급해야 하는 의료비 부담이 적기 때문에 저소득층도 의료이용에 제약 없이 이용할 수 있지만, 현금배상형은 비록 추후에 상환 받을 수 있다 하더라도, 당장 의료이용자가 직접 지불해야 하는 진료비 부담으로 저소득층의 의료이용에 제약이 따른다.

정답 80 ③ 81 ③ 82 ④ 83 ① 84 ①

85 우리나라의 제3자 지불체계에 대한 내용으로 옳은 것은?
ǀ 전남 9급 2005 변형

☑ 확인 Check! ○ △ ×

① 의료비가 최소화 될 수 있다.
② 의료과잉공급이 억제된다.
③ 1988년 전 국민 의료보험 도입 이래 전국적으로 실시되고 있다.
④ 제3자란 국민건강보험공단을 말한다.

해설 콕

우리나라의 경우 현재 국민건강보험공단에서 진료비를 지불하고 있다.
① 제3자 지불제도는 의료이용자와 진료비 지불자가 다르기 때문에 이용자는 과다이용의 가능성이 있으며, 따라서 의료비는 증가하게 된다.
② 공급자인 의료기관은 의료과잉공급과 함께 부당청구의 가능성도 있다.
③ 우리나라는 1989년 7월 1일 전 국민 의료보험 도입 이래 전국적으로 실시하고 있다.

86 다음 중 의료이용에 관한 개념과 설명으로 가장 옳지 않은 것은?
ǀ 서울시 9급 2017

☑ 확인 Check! ○ △ ×

① 필요(need)는 일반인이 판단하는 것으로, 사회적 필요와 일치한다.
② 수요(demand)는 소비자들이 특정 가격 수준에서 구입하는 양으로, 실제 구매량은 아니다.
③ 미충족 의료(unmet health need)는 인지된 필요성은 있으나, 소득 등의 이유로 진료를 못 받은 경우를 말한다.
④ 욕구(want)는 개인의 건강에 부여하는 가치나 증상 민감도 등에 영향을 받는다.

해설 콕

필요(need)는 개인적 필요, 사회적 필요, 의학적 필요를 모두 포괄하는 개념이며, 일반인이 판단하는 필요는 개인적 필요와 일치한다.

87 WHO에서 일반적으로 보건의료자원의 개발 정도를 평가할 때, 고려해야 할 내용 중 '질적 수준'에 대한 설명으로 옳은 것은?
ǀ 지방직 7급 2012

☑ 확인 Check! ○ △ ×

① 보건의료자원의 개발이 얼마나 체계적으로 계획, 실행, 관리되었는지 평가한다.
② 여러 보건의료자원의 복합적 집합체로서 공급된 보건의료서비스가 주민들의 필요에 얼마나 적합한가를 나타낸다.
③ 필요한 보건의료서비스 제공에 요구되는 자원의 공급에 관한 것으로 흔히 인구당 자원의 양으로 표시한다.
④ 보건의료인력의 주요 기능수행 능력과 지식수준, 그리고 시설의 규모와 적정 시설구비 정도를 뜻한다.

해설 콕

WHO의 'International Development of Health Manpower Policy'(1982)에서 제시한 보건의료자원 개발 정도를 평가할 때 적용할 수 있는 요소는 다음과 같다.

양적 공급	필요한 의료서비스 제공에 요구되는 의료자원의 양적 공급에 관한 과제로서 흔히 인구당 자원의 양으로 표시한다.
질적 수준	의료인력의 주요 기능수행 능력과 기술, 지식수준, 그리고 시설의 규모와 적정 시설 구비의 정도를 의미한다. 최근에는 건강수준이나 삶의 질, 부작용 등의 결과(outcome)를 질적 수준의 주요 지표로 삼는 경향이 증가하였다.
분 포	인력자원의 경우에는 지리적, 직종간, 전문과목별 분포가, 그리고 시설자원의 경우에는 지리적, 종별(기능별), 규모별 분포가 주민의 의료 필요에 상응하게 분포되어 있는가에 관한 과제이다.
효율성	개발된 의료자원으로 얼마만큼의 의료서비스를 산출해 낼 수 있느냐 혹은 일정한 의료서비스를 생산하기 위하여 얼마나 많은 자원이 필요한가에 대한 과제이다. 또한 일정한 자원을 개발하는데 얼마나 많은 다른 자원이 필요한가를 가리키기도 한다.
적합성	제반 의료자원의 복합적 집합체로서 공급된 의료서비스의 역량이 대상 주민의 의료 필요에 얼마나 적합한가에 관한 과제이다.
계 획	장래에 필요한 보건의료자원의 종류와 양을 얼마나 체계적이고 정확하게 예측하고 계획하는가 하는 문제이다.
통합성	보건의료자원 개발의 중요 요소인 계획, 실행, 관리 등이 보건의료서비스 개발과 얼마나 통합적으로 이루어지는가 하는 문제이다.

88 다음 글에서 설명하는 보건의료자원의 평가요소로 옳은 것은? ❙지방직 9급 2012

확인 Check! ○ △ ×

> '의료인력 1인당 인구수'로 OECD 국가들과 우리나라의 의료인력 현황을 비교한다.

① 질적 수준(quality)
② 양적 공급(quantity)
③ 분포(distribution)
④ 효율성(efficiency)

해설 콕

필요한 의료서비스 제공에 요구되는 의료자원의 양적 공급에 관한 과제로서 흔히 인구당 자원의 양으로 표시하는 것은 양적 공급에 관한 평가요소이다.

정답 85 ④ 86 ① 87 ④ 88 ②

89 우리나라 보건의료자원의 문제점에 대한 설명으로 옳지 않은 것은?
❙ 지방직 9급 2010

☑ 확인 Check! ○ △ ×

① 보건의료자원이 공공부문보다는 민간부문에 집중되어 있다.
② 급성기병상의 과소공급과 장기요양병상의 과잉공급 문제가 있다.
③ 의사 중 전문의 비중이 높아 의료자원 낭비와 국민의료비를 증가시킬 수 있다.
④ 고가의료장비가 지속적으로 증가하는 추세에 있으며, 의료기관이 주로 도시지역에 집중되어 있다.

해설 콕

수도권 대형병원들의 병상증설로 인한 급성기병상 공급과잉문제와 장기요양보험제도의 도입으로 인한 장기요양병상 증가문제 등이 국가 전체적인 유형별 병상수급과 함께 지역별 병상수급이 가장 중요한 과제로 대두되고 있다. 반면에 공공병상 비중은 상대적으로 아주 낮은 것으로 평가되고 있다.

90 우리나라의 보건의료시설에 대한 설명으로 옳지 않은 것은?
❙ 지방직 9급 2012

☑ 확인 Check! ○ △ ×

① 공공의료기관보다 민간의료기관의 수가 더 빠르게 증가하였다.
② 전체 병상수 증가는 의원의 병상수 증가에 의해 주도되었다.
③ 민간에 대한 의존도가 커서 국가정책 수립과 집행에 제한이 된다.
④ 의료전달체계 구축을 위한 보건의료시설이 지역별로 고르게 분포되지 못한 실정이다.

해설 콕

전체 병상수 증가는 대형병원의 병상수 증가에 의해 주도되었으며, 대형병원의 병상 증설 및 과잉이용은 궁극적으로 국민의료비 전체를 증가시키는 결과를 가져오게 된다.

91 제한된 보건의료자원으로 양질의 의료를 공급하기 위한 방법으로 가장 적절한 것은?
❙ 지방직 9급 2011

☑ 확인 Check! ○ △ ×

① 저렴한 의료수가
② 종별 의료기관의 기능 정립
③ 소득계층간 균등한 의료제공
④ 의료기관의 추가적 설립

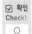

해설 콕

제한된 자원을 효율적으로 활용하여 양질의 의료를 제공할 수 있는 방안은 효과적인 의료전달체계의 확립이며, 종별 의료기관의 기능 정립 등이 그 예이다.

92 우리나라 보건의료자원에 대한 설명으로 옳은 것은? ❙ 지방직 7급 2013 변형

확인 Check! ○ △ ×

① 보건의료자원은 의료시설, 장비, 지식과 정보의 물적 요소만으로 구성되어 있다.
② 2020년 기준 국내 의사수는 인구 1,000명당 OECD 평균보다 낮다.
③ 병원은 설립 주체에 따라 국공립병원 또는 개인병원으로 나뉜다.
④ 2020년 기준 인구 백만명당 병상수는 OECD 회원국의 평균치보다 낮다.

해설 콕

2020년 기준 국내 의사수는 인구 1,000명당 2.5명으로 OECD 평균인 3.6명에 크게 못 미친다.
① 보건의료자원은 의료시설, 장비, 지식과 정보의 물적 요소 이외에 보건의료인력이 포함된다.
③ 국내 병원은 설립주체에 따라 민간의료기관과 공공의료기관으로 구분할 수 있다.
- **공공의료기관** : 국가 및 지방공사 등이 개설한 의료기관을 의미하며, 설립주체가 국가 및 지방자치단체인 국·공립병원에는 국립의과대학부속병원, 국립병원, 시립병원, 공사병원 등이 있다.
- **민간의료기관** : 학교법인, 사단법인, 재단법인, 의료법인, 사회복지법인 등이 설립한 법인병원과 개인이 개설한 개인병원이 있다.

④ 2020년 기준 인구 백만명당 병상수는 12.4병상으로 OECD 평균 4.4병상보다 높다.

93 정부가 법률로 정하여 특정 사업이 지속적, 안정적으로 운영되도록 마련한 것으로, 국민연금, 응급의료 및 국민건강증진에 특별히 마련된 자금의 형태는? ❙ 서울시 9급 2019

확인 Check! ○ △ ×

① 기 금　② 본예산
③ 특별회계　④ 추가경정예산

해설 콕

기금에 대한 설명이며, 보건복지부 소관의 기금에는 국민연금기금, 국민건강증진기금, 응급의료기금 등이 있다.
② **본예산(당초예산)** : 정기국회 심의를 거쳐 확정된 최초 예산을 말한다.
③ **특별회계** : 사업적 성격이 농후하거나 일반회계와 분리하는 것이 능률적일 것으로 판단되는 것으로서 세입은 주로 자체수입, 일반회계로부터의 전입금 등으로 구성된다.
④ **추가경정예산** : 입법부를 통과하여 이미 성립된 예산에 대해 행정부가 추가적으로 다시 편성 내용을 변경·제출하여 입법부의 승인을 받는 것을 말한다.

정답 89 ② 90 ② 91 ② 92 ② 93 ①

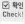

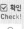

94 〈보기〉에서 보건복지부 소관 기금만을 모두 고른 것은?

❙서울시 9급 2018

☑ 확인 Check!
○
△
×

보기

ㄱ. 국민연금기금
ㄴ. 국민건강증진기금
ㄷ. 응급의료기금
ㄹ. 산업재해보상보험 및 예방기금
ㅁ. 고용보험기금
ㅂ. 사회보험성기금

① ㄱ, ㄴ, ㄷ
② ㄱ, ㅁ, ㅂ
③ ㄴ, ㄹ, ㅂ
④ ㄴ, ㅁ, ㅂ

해설 콕

보건복지부 소관의 기금은 국민연금기금, 국민건강증진기금, 응급의료기금이며, 고용노동부 소관의 기금은 산업재해보상보험 및 예방기금, 고용보험기금이다.

95 개인의 질병발생은 예측이 어렵다는 사실과 관련된 보건의료제도 또는 정책은?

❙지방직 9급 2011

☑ 확인 Check!
○
△
×

① 의료인에 대한 면허제도
② 건강보험(의료보험)
③ 진료비 심사 및 수가 통제
④ 의료전달체계

해설 콕

예측이 불가능하고 우연한 상병사고로 인한 위험에 대비하기 위하여 재정적인 준비를 필요로 하는 다수인이 자원을 결합하여 확률계산의 기초하에 의료수요를 상호분담하는 제도가 건강보험제도이다.

96 앤더슨 모형(Anderson model)에 따른 개인의 의료이용에 영향을 미치는 요인 중 의료인력과 시설의 분포, 건강보험과 같이 의료서비스를 이용할 수 있도록 하는 요인으로 가장 옳은 것은? ❙ 서울시 9급 2020

☑ 확인 Check! ○ △ ×

① 소인성 요인(predisposing factor)
② 가능성 요인(enabling factor)
③ 강화 요인(reinforcing factor)
④ 필요 요인(need factor)

해설 콕

앤더슨 모형(Anderson model)

필요 요인(need factor)	보건의료서비스에 대한 요구
가능성 요인(enabling factor)	• 보건의료자원의 접근성 : 의료서비스를 이용할 수 있도록 하는 요인 • 가족자원 : 가구의 소득, 재산, 의료보험의 적용 여부 등 • 지역사회자원 : 의료자원, 의료기관까지 가는데 걸리는 시간, 대기시간 등
소인성 요인(predisposing factor)	• 어떤 현상이 나타나게 하는 요인들 • 인구학적 요인 : 성, 연령, 결혼 상태 등 • 사회구조적 요인 : 직업, 교육 정도, 인종 등 • 건강믿음 : 질병과 보건의료에 대한 태도 등

97 Anderson의 의료이용행태 모형 중 가능성 요인(enabling factor)에 해당하는 것은? ❙ 지방직 9급 2009

☑ 확인 Check! ○ △ ×

① 성, 연령, 결혼상태
② 가구주의 직업
③ 가구의 소득, 재산
④ 질병에 대한 태도

해설 콕

①, ②, ④는 모두 소인성 요인에 해당한다.

정답 94 ① 95 ② 96 ② 97 ③

98 개인병원 의사가 종합병원의 시설과 기구 등을 이용해 진료할 수 있는 의료전달체계는?

확인 Check! ○ △ ×

| 전남 9급 2006

① 공공병원 ② 개방병원
③ 대학병원 ④ 종합병원

해설 콕

개방병원(의료법 제39조)
개방병원제도는 지역의 개원의가 2 · 3차 의료기관(개방병원)의 시설 · 장비 및 인력을 이용하여 자신의 환자에게 의료서비스를 지속적으로 제공하는 보건의료체계이다.

| 심화 Tip |

개방병원의 장점
- 개원의의 경우 초기 투자비용을 줄여 간편하게 의원개설을 할 수 있다.
- 개방병원의 경우 유휴자원을 공동이용하게 함으로써 경영개선에 기여할 수 있다.
- 대형의료기관의 환자집중을 완화함으로써 국민의료비를 절감하고 단골환자에게 지속적으로 단계별 진료가 가능하여 접근편의성을 제공할 수 있다.

99 다음 〈보기〉에 해당하는 병원의 형태는?

확인 Check! ○ △ ×

| 서울시 7급 2014

보 기

학교법인에서 설립한 의료기관으로 70병상이며, 평균재원기간이 20일이고, 진료과목은 내과, 소아과 및 산부인과가 있고, 담당 전문의가 있다.

① 단기 병원급이며, 폐쇄형 병원이다.
② 단기 병원급이며, 개방형 병원이다.
③ 군립 병원급이며, 폐쇄형 병원이다.
④ 공립 종합병원급이며, 단기 병원이다.
⑤ 장기 종합병원급이며, 개방형 병원이다.

해설 콕

담당 전문의가 있으므로 폐쇄형 병원에 해당하고, 평균병상이 30병상 이상 100병상 이하이므로 병원급에 해당하며, 평균재원일수가 20일이므로 단기 병원에 해당한다.

| 심화 Tip |

개방형 병원과 폐쇄형 병원 / 단기 병원과 장기 병원

개방 여부에 따른 분류	개방형 병원	병원이 자신이 보유한 자원의 이용을 해당 병원에 소속한 의료인에 국한하지 않고 그 병원에 소속하지 않은 의료인도 이용할 수 있게끔 하는 병원
	폐쇄형 병원	해당 병원에 소속된 의료인에게만 그 이용을 허용하고, 해당 병원에 소속되지 아니한 의료인에게는 이용할 수 없도록 하는 병원
기간에 따른 분류	단기 병원	평균입원기간 90일 이내인 병원
	장기 병원	평균입원기간 90일 이상인 병원

100 새로운 장비나 기술에 대한 투자결정에 있어서 해당 의료장비나 의료기술이 가져다 줄 이윤에 대한 전망보다는 새로운 고객의 확보, 병원의 명성, 고급기술을 이용한다는 자부심 등을 더 중요하게 고려한다는 병원형태 모형은? ❙서울시 9급 2015

☑ 확인 Check! ○ △ ×

① 이윤극대화 모형
② Newhouse 비영리 모형
③ 수입극대화 모형
④ 격차극소화 모형

해설 콕

격차극소화 모형에 대한 설명이다.

① **이윤극대화 모형** : 영리추구 병원은 이윤을 극대화하기 위하여 설비에 대한 투자를 하고 가격을 책정하며, 또한 생산량을 정하게 된다. 이들 병원은 각자가 어느 정도의 독점력을 갖게 되는데, 이것은 생산한 보건의료서비스의 질이 서로 다르고 각 병원마다 어느 정도 전문화되어 있으며, 보통 일정 지역을 혼자서 담당하기 때문이다.

② **Newhouse 비영리 모형** : 보건경제학자인 뉴하우스(Newhouse)가 1970년에 발표한 비영리병원의 형태에 관한 경제모형이다. 즉 병원경영자와 환자들에게 진료서비스의 양과 질 모두 충족시켜 줄 수 있는 균형점을 찾고자 하는 모형이다.

③ **수입극대화 모형** : 병원들이 수입극대화를 추구하는 이유는 병원산업이 처한 현실, 즉 수가통제 등의 외적 요인도 있겠으나, 내적으로는 수입이 이윤과 어느 정도 관련이 있고, 수입의 감소는 병원규모의 감소와 함께 내원환자수의 감소를 초래할 수 있기 때문 즉 수입을 극대화함으로써 시장점유율을 높이고, 장기적으로 병원 규모의 확대를 도모하려는 모형이다.

정답 98 ② 99 ① 100 ④

05 의약분업

01 의약분업의 필요성을 기술한 내용으로 옳지 않은 것은? ▎지방직 9급 2009

☑ 확인 Check! ○ △ ×

① 의약인력의 효율적인 활용 ② 의약품의 오·남용 방지
③ 약제비 절감 ④ 제약산업의 발전도모

해설 콕

의약분업의 필요성
1. 의약품(특히 항생제)의 오·남용 방지
2. 의료인력의 효율적 활용
3. 국민의료비용 부담의 완화
4. 의사 및 약사의 기능분화 및 병원과 약국의 기관분업

02 의약분업제도에 대한 설명으로 틀린 것은? ▎경기 9급 2006

☑ 확인 Check! ○ △ ×

① 2000년도부터 시행
② 강제분업
③ 완전분업
④ 주사제도 의약분업제도에 포함

해설 콕

주사제는 의약분업제도에 포함되지 않는다.

심화 Tip

의약분업
1. **목적** : 의약품의 오남용을 방지하여 국민의 생명 건강을 보호한다.
2. **의약분업방식** : 한국의 의약분업 체제는 법률에 의한 완전강제분업의 형태라고 할 수 있다.
3. **의사의 조제권** : 조제권을 원칙적으로 약사에게만 인정하고, 의사의 조제권을 인정하지 않는 태도를 취하고 있다. 다만, 일정한 예외의 사유에 해당하는 경우 의사의 조제권을 인정하고 있으나 그 범위는 일본의 예외의 범위에 비해 제한적이다.
4. **대체조제** : 약사법은 약사의 판단에 따라 의사의 처방전에 기재된 의약품과 동일한 성분 등을 지닌 의약품으로 대체하여 조제할 수 있게 규정하고 있다. 이러한 대체조제는 약사가 처방전을 발행한 의사 또는 치과의사에게 대체조제한 내용을 사후 통보만 하면 된다.

03 환자가 처방전을 받은 후 의료기관과 약국 중 원하는 곳에서 약을 조제 받을 수 있도록 하는 것은?

❙경남 9급 2002

☑ 확인 Check!
○
△
×

① 완전분업
② 임의분업
③ 강제분업
④ 일부분업

해설 콕

분업의 유형

의약분업의 유형은 완전강제분업, 부분강제분업, 그리고 임의분업으로 나뉜다.
완전강제분업이란 의사는 처방전만을 발행하고 조제권은 약사에게만 부여하는 것이며, 부분강제분업이란 의사의 조제와 약사의 임의조제는 원칙적으로 배제되지만 환자의 상태, 약품의 종류, 지역의 특성 등에 따라 의사의 조제 또는 약사의 임의조제를 허용하는 방법이다. 우리나라의 의약분업은 완전강제분업의 유형에 속한다.

실시 유형	제도 내용	주요 실시 국가
완전강제분업	• 의사 및 약사 간의 직능을 완전 분리 – 의사의 의약품 조제권 일체 불인정(다만, 약국이 없는 벽지에 한해서 예외로 의사의 투약 인정) – 약국의 임의조제 일체 불허용 • 약국의 개업 규제	독일, 프랑스, 이탈리아, 벨기에, 네덜란드, 덴마크, 노르웨이, 핀란드, 스페인, 한국
부분강제분업	• 의사의 조제권과 약사의 임의조제는 원칙적으로 배제되지만 예외 인정 • 의료기관이나 환자의 상태 또는 약품종류나 지역에 따라 의사의 조제권 허용	미국, 영국, 스위스, 폴란드, 체코
임의분업	• 제도적으로 분업체제를 갖추고 있음 • 의사가 처방전을 발행하되 필요에 따라 의사가 직접 투약	일본, 홍콩

04 의약분업에서 의약기능 분업, 약의 오남용 방지와 관련된 의료의 요건은?

❙경기 9급 2005

☑ 확인 Check!
○
△
×

① 접근용이성, 포괄성
② 질적 적정성, 경제적 합리성
③ 이용용이성, 경제적 합리성
④ 서비스의 지속성, 포괄성

해설 콕

- **의약기능 분업** : 의사와 약사가 각자의 전문성에 입각한 역할 분담으로 양질의 의료서비스를 환자에게 제공할 수 있다(질적 적정성).
- **약의 오남용 방지** : 의약품의 오남용 방지를 통하여 약물 부작용 등에 의한 국민의료비 지출을 감소시키고, 의약품의 과잉 투약 방지 등 합리적인 의약품의 사용을 유도함으로써 약제비 절감효과를 기대할 수 있다(경제적 합리성).

정답 01 ④ 02 ④ 03 ② 04 ②

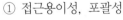

05 의약분업 후 나타난 현상 중 틀린 것은? | 경기 9급 2004

☑ 확인 Check! ○ △ ×

① 의약품 사용에 따른 약가마진이 없어진다.
② 처방전의 공개로 의약품 처방에 신중을 기하게 된다.
③ 임의조제 금지로 의약품 과다사용이 억제될 수 있다.
④ 의약품 투약서비스 수준이 저하된다.

해설 콕

의약분업의 효과

- 의약분업 전에 의사가 약을 처방하면서 발생할 수 있는 약가마진이 의약분업으로 없어진다.
- 의사의 처방 없이 약사가 임의로 항생제와 스테로이드 호르몬계열 약품 등을 판매함으로써 발생하는 의약품 오남용을 방지할 수 있다.
- 의사의 처방전 없이는 전문의약품을 구입할 수 없어 의사의 진단을 반드시 받을 수 밖에 없으므로 질병을 초기에 발견하여 장기적으로 의료비를 절감할 수 있다.
- 의사가 발급한 처방전에 대하여 약국에서 약사가 점검하게 되므로 의사는 신중하게 진단 및 처방을 하게 되어 환자는 그만큼 보호받게 된다.
- 약사는 임의제조가 금지되고 조제투여만 하게 되므로 약의 사용법, 효과, 주의사항 등 정확한 복약지도를 할 수 있다.
- 의약품의 적정사용으로 약제비를 절감할 수 있다. 의약품의 오남용 방지를 통하여 약물 부작용 등에 의한 국민의료비 지출을 감소시키고, 의약품의 과잉 투약 방지 등 합리적인 의약품의 사용을 유도함으로써 약제비 절감효과를 기대할 수 있다.
- 의사와 약사가 각자의 전문성에 입각한 역할 분담으로 양질의 의료서비스를 환자에게 제공할 수 있다.

06 의약분업의 기대효과 및 필요성에 관한 설명이 아닌 것은? | 인천시 9급 2005

☑ 확인 Check! ○ △ ×

① 의약품 오남용 방지
② 의약서비스 수준 향상
③ 의약품의 효율적 사용
④ 제3자 지불제 실시
⑤ 의약품 유통구조의 정상화

해설 콕

제3자 지불제는 건강보험공단에서 병원, 약국의 의료비를 지급하는 방식이며, 기대효과나 필요성이라고 할 수 없다.

정답 05 ④ 06 ④

CHAPTER 08

사회보장 및 의료보장

CHAPTER

08 사회보장 및 의료보장

학습목표

- ☐ 일차보건의료에 대하여 학습하고, 보건의료서비스의 특징을 학습한다.
- ☐ 의료의 관리, 의료의 질 향상 방법, 보건사업에 대하여 학습한다.
- ☐ 보건의료행정에 대한 욕구조사, 보건의료체계와 보건통계에 대하여 학습한다.

01 사회보장

01 현대 복지국가의 특징이 아닌 것은?

ㅣ강원 9급 2006

확인 Check! ○ △ ×

① 행정권의 확대 강화
② 건강권의 확립
③ 개인 자유의 최대한 보장
④ 종합적인 계획행정

해설 콕

개인 자유의 최대한 보장은 근대국가의 특징이다. 현대 복지국가에서는 개인의 자유권은 공공복리와 경제적 민주주의 원칙에 의하여 제한을 받고 있다.

02 사회보장제도의 효시는?

확인 Check! ○ △ ×

① 1601년, 영국의 구빈법
② 1834년, 영국의 개정구빈법
③ 1883년, 독일의 질병보험법
④ 1911년, 영국의 국민보험법
⑤ 1942년, 영국의 사회보장법

해설 콕

1601년 영국의 엘리자베스 구빈법을 사회보장제도의 효시로 본다.

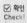

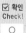

03 사회보장제도의 창시자는?

❙충북 9급 2005

☑ 확인 Check! ○ △ ×

① 존 스노우　② 비스마르크
③ 파스퇴르　④ 페텐코퍼

해설 콕

독일의 비스마르크는 세계 최초로 사회보장제도를 창시하여 1883년 의료보험, 1884년 산재보험, 1889년 노령폐질연금제도를 도입하였다.

심화 Tip

비스마르크의 사회입법의 4대원칙
- **강제보험의 원칙** : 광산업, 조선소, 건축업 등에 종사하는 저소득 임금노동자는 의무적으로 가입
- **중앙통제의 원칙** : 정부가 보험을 독점하고 엄격한 행정통제 실시
- **사보험회사 배제의 원칙** : 보험을 국가의 책임영역으로 간주하고 이윤동기 등이 침투하지 않도록 차단
- **정부보조금 지급의 원칙** : 비용은 고용주가 부담하나 정부도 보조금 지급

04 1883년 비스마르크의 사회보험 실시의 궁극적 목적은?

❙전남 9급 2005

☑ 확인 Check! ○ △ ×

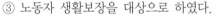

① 가난한 자를 우선으로 하였다.
② 모든 국민이 평등하게 혜택을 받을 수 있게 한다.
③ 노동자 생활보장을 대상으로 하였다.
④ 질병 발생 환자의 치료 목적을 위한 것이다.

해설 콕

비스마르크는 사회보험을 도입하여 빈곤한 노동자들의 경제적인 문제를 보완해주고자 하였다.

05 독일 Bismark의 3대 사회보험 중 가장 먼저 시작된 것은?

☑ 확인 Check! ○ △ ×

① 근로자 질병보험법　② 근로자 산업재해보험법
③ 근로자 폐질 및 노령연금법　④ 근로자 실업보험법
⑤ 근로자 국가보건법

해설 콕

- 1883년 질병보험법
- 1884년 산업재해보험법
- 1889년 폐질 및 노령연금법

정답 01 ③ 02 ① 03 ② 04 ③ 05 ①

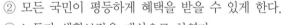

06 최초의 사회보장법이 시행된 나라는?

▌경기 9급 2004

확인 Check! ○ △ ×

① 미 국　② 영 국
③ 독 일　④ 스웨덴

해설 콕

1934년 미국의 New Deal 정책 과정에서 사회보장이 언급되었고, 이어 1935년 사회보장법(Social Security Act)이 세계 최초로 제정되었다.

심화 Tip

사회보장제도의 발전과정

- **1601년** : 영국의 엘리자베스 구빈법 시행으로 사회보장제도의 효시가 됨
- **1883년** : 독일의 비스마르크(Bismark)에 의해 처음 사회보장제도 창시
- **1935년** : 1934년 미국의 New Deal 정책 과정에서 사회보장이 언급되었고, 이어 1935년 사회보장법(Social Security Act)을 제정
- **1938년** : 뉴질랜드 사회보장법(Social Security Act) 제정
- **1942년** : 영국 베버리지Beveridge)의 보고서 – "사회보장이란 실업 · 질병 혹은 재해에 의하여 수입이 중단된 경우에 대처하기 위해서, 또한 노령에 의한 퇴직이나 본인 이외의 사망에 의한 부양의 상실에 대비하기 위해서, 또한 출생 · 사망 · 혼인 등과 관련된 특별한 지출을 감당하기 위한 소득의 보장을 의미한다"고 규정하고 1948년 국민부조법 제정으로 사회보장제도 확립
- **1948년** : UN 인권선언 22~27조 경제적, 사회적 권리(예 사회보장, 노동권, 건강권, 교육권 등) 규정
- **1952년** : ILO에서 "사회보장 최저기준에 관한 협약"이 체결

07 '요람에서 무덤까지'라는 의미로 사회보장을 시행하는 나라는?

▌인천시 9급 2005

확인 Check! ○ △ ×

① 독 일　② 프랑스
③ 미 국　④ 일 본
⑤ 영 국

해설 콕

영국의 경제학자인 베버리지가 정부의 위촉을 받아 사회보장에 관한 문제를 연구 · 조사해 1942년에 발표한 보고서는 이른바 '요람에서 무덤까지' 국민들의 사회생활을 보장한다는 복지국가이념을 대표하는 문헌이다.

08 국제노동기구(ILO)가 제시한 사회보장제도의 원칙이 아닌 것은?

지방직 7급 2016

확인 Check! ○ △ ×

① 적용대상의 보편성
② 비용부담의 공평성
③ 급여수준의 적절성
④ 행정책임의 통합성

해설 콕

국제노동기구(ILO)가 제시한 사회보장제도의 원칙

적용대상의 보편성 원칙	전체 국민을 적용대상으로 한다는 원칙	
비용부담의 공평성 원칙	공동부담의 원칙	• 재원은 보험료 또는 세금으로 충당한다. • 자산이 적은 자에게 과중한 부담이 되지 않아야 한다. • 피보험자의 경제적 상태를 고려해야 한다.
	갹출금에 대한 불가침의 원칙	• 보험료에 대한 피고용자의 부담한계는 피보험자계층의 직접 보호를 위해서 지급되는 재원의 50%를 초과해서는 안 된다. • 그 나머지는 사용자 부담, 특별세 수입, 일반재정으로부터의 보조금, 자본수입 등으로 충당되어야 한다.
	국가책임의 원칙	어떤 경우든 보험 자체의 수지로는 운영이 어려울 경우 궁극적으로 국가가 책임을 져야 한다.
급여수준의 적절성 원칙	• 현금급여의 원칙 • 정기급여의 원칙 : 사회보장은 부득이한 경우를 제외하고는 일시급여 대신 정기적 급여를 원칙으로 한다.	

09 베버리지(Beveridge)가 정의한 사회보장에 대한 설명으로 가장 옳지 않은 것은?

서울시 9급 2022

확인 Check! ○ △ ×

① 노령으로 인한 퇴직, 타인의 사망으로 인한 부양상실에 대비해야 한다.
② 실업이나 질병, 부상으로 소득이 중단되었을 때를 대처해야 한다.
③ 출생, 사망, 결혼 등과 관련된 특별한 지출을 감당하기 위한 소득보장이다.
④ 모든 국민이 다양한 사회적 위험에서 벗어나 행복하고 인간다운 생활을 할 수 있도록 자립을 지원한다.

해설 콕

④는 사회보장기본법 제2조(기본 이념)의 내용이다.
영국의 베버리지(Beveridge)가 정의한 사회보장은 "실업, 질병 또는 부상으로 인하여 수입이 중단된 경우에 대처하기 위하여, 노령에 의한 퇴직이나 부양책임자의 사망으로 인한 부양상실에 대비하고, 나아가서는 출생, 사망 및 결혼 등에 관련된 특별한 지출을 감당하기 위한 소득보장을 의미한다"고 하였다.

정답 06 ① 07 ⑤ 08 ④ 09 ④

10 베버리지의 사회보장 6대 핵심 원칙에 해당하지 않는 것은? ❙서울시 9급 2019

☑ 확인 Check! ○ △ ×

① 정액급여의 원칙
② 포괄성의 원칙
③ 급여 적절성의 원칙
④ 행정책임의 분권원칙

해설 콕

베버리지의 사회보장 6대 원칙

정액급여의 원칙 (소득과 관계없이 일정급여)	빈곤의 원인이 되는 실업, 질병, 노령, 출산, 사망 등을 모두 대상으로 하여 '요람에서 무덤까지' 최소한도의 생활을 보장할 수 있도록 동일한 급여를 지급한다는 원칙이다.
정액기여의 원칙 (동일한 보험료의 갹출)	모든 보험료는 대상자의 소득이나 재산에 관계없이 균등하게 분담하도록 하는 원칙이다.
행정책임 통합의 원칙 (관리기관의 단일성)	경비절감과 제도 간의 상호 모순을 없애기 위해 운영기관을 통합해야 한다는 원칙이다.
급여 적절성(충분성)의 원칙	급여가 액수와 시간 측면에서 적정해야 한다는 것으로서, 보험급여만으로 최저생계수준의 액수를 보장하고, 욕구가 지속되는 한 보장도 지속토록 해야 한다는 원칙이다.
포괄성의 원칙 (전 국민 대상의 원칙)	전 국민을 대상으로 누구라도 필요한 때는 사회보험 또는 공공부조에 의하여 최저생활을 위한 급여를 받을 수 있어야 한다는 원칙이다.
대상(피보험자) 분류의 원칙	피보험 대상자를 4개의 노동연령계층(피용자, 기타 유업자, 노동연령에 있는 기혼부인, 기타 무직의 노동연령자)과 2개의 비노동연령계층(노동연령에 미달한 연소자, 노동연령이 넘은 퇴직고령자)으로 분류하고, 이들 모든 인구층의 욕구를 보장한다는 원칙이다.

11 베버리지(Beveridge)의 원칙에 대한 설명으로 가장 옳지 않은 것은? ❙서울시 9급 2020

☑ 확인 Check! ○ △ ×

① 베버리지의 원칙에는 정액급여의 원칙, 정액기여의 원칙, 행정책임 분리의 원칙, 급여 적절성의 원칙 등이 있다.
② 포괄성의 원칙은 사회보험 적용 대상이 신분과 수입에 상관없이 전 국민이 되어야 한다는 것이다.
③ 대상 분류의 원칙은 지역사회의 다양한 삶의 형태를 고려하여 사회보험을 적용해야 한다는 것이다.
④ 급여 적절성의 원칙은 최저생계를 보장해야 한다는 것이다.

해설 콕

베버리지의 원칙에는 정액급여의 원칙, 정액기여의 원칙, 행정책임 통합의 원칙, 급여 적절성의 원칙 등이 있다.

12 다음 중 사회보장의 종류가 다른 것은?

❙ 지방직 7급 2013

확인 Check! ○ △ ×

① 국민연금제도 ② 고용보험제도
③ 건강보험제도 ④ 의료급여제도

해설 콕

사회보장의 유형
- **사회보험** : 국민연금, 고용보험, 건강보험, 산업재해보상보험 등
- **공공부조** : 의료급여제도
- **사회서비스(공공서비스)** : 국가 · 지방자치단체 및 민간부문의 도움이 필요한 모든 국민에게 복지, 보건의료, 교육, 고용, 주거, 문화, 환경 등의 분야에서 인간다운 생활을 보장하고 상담, 재활, 돌봄, 정보의 제공, 관련 시설의 이용, 역량 개발, 사회참여 지원 등을 통하여 국민의 삶의 질이 향상되도록 지원하는 제도

13 사회보장은 사회보험, 공공부조, 공공서비스로 이루어지는데, 이 중 사회보험에 해당하는 것이 아닌 것은?

❙ 경기 9급 2005 변형

확인 Check! ○ △ ×

① 의료급여 ② 실업급여
③ 건강보험 ④ 산업재해보상보험

해설 콕

- **사회보험** : 국민연금, 고용보험(실업급여), 건강보험, 산업재해보상보험 등
- **공공부조** : 의료급여제도(기초노령연금, 기초생활보장제도)
- **사회서비스(공공서비스)** : 장애인연금, 사회복지서비스(바우처)이용권, 요금감면, 일자리 제공, 돌봄서비스, 보육 등

14 우리나라의 공공부조 재원에 해당하는 것은?

❙ 서울시 9급 2021

확인 Check! ○ △ ×

① 보험료 ② 일반조세
③ 기여금 ④ 재정보조금

해설 콕

공공부조는 국가와 지방자치단체의 책임하에 생활 유지 능력이 없거나 생활이 어려운 국민의 최저생활을 보장하고 자립을 지원하는 제도이다. 공공부조에 필요한 재원조달은 일반조세를 통하여 마련한다.

정답 10 ④ 11 ① 12 ④ 13 ① 14 ②

15 보건복지부 지역자율사회서비스 투자사업에 해당하는 것을 모두 고른 것은?

☑ 확인 Check! ○ △ ×

가. 가사 · 간병방문 지원
나. 치매환자가족 지원
다. 산모 · 신생아 건강관리 지원
라. 장애인 활동 지원

① 가, 나, 다
② 가, 다
③ 가, 라
④ 나, 라
⑤ 가, 나, 다, 라

해설 콕

보건복지부 지역자율사회서비스 투자사업
- 지역사회서비스 투자사업
- 산모 · 신생아 건강관리 지원사업
- 가사 · 간병방문 지원사업

16 사회보험의 특징이 아닌 것은?

| 서울시 9급 2014

☑ 확인 Check! ○ △ ×

① 최저생계를 보장한다.
② 보험가입은 강제성을 지닌다.
③ 보험료 부담은 공동 부담이 원칙이다.
④ 사회적 형평성을 추구한다.
⑤ 보험료 지불능력이 없는 저소득층을 대상으로 한다.

해설 콕

사회보험은 전 국민을 대상으로 하는 일종의 빈곤 예방적 제도로 보험료 지불능력이 없는 저소득층을 대상으로 하는 공공부조제도와 다르다.

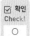

17 사회보험과 민간보험에 대한 설명이다. 옳은 것은? ❙서울시 7급 2014

☑ 확인 Check!
○
△
×

① 민간보험은 강제가입이다.
② 사회보험의 성격은 개별보험이다.
③ 사회보험료 부담방식은 정액제이다.
④ 민간보험의 재원부담은 능력비례 부담방식이다.
⑤ 사회보험은 최저생계보장 또는 기본적 의료보장이 목적이다.

해설 콕

민간보험과 사회보험

구 분	민간보험	사회보험
목 적	개인적 필요에 따른 보장	기본적 수준 보장
가입방식	임의가입	강제가입
적용대상	생명보험, 자동차보험, 화재보험, 암보험 등	질병, 분만, 산재, 노령, 실업, 폐질
수급권	계약적 수급권	법적 수급권
보험료 부담방식	• 본인 부담 • 주로 정액제	• 피용자·사용자·정부의 3자 부담 혹은 사용자·정부의 2자 부담 • 주로 정률제
재원부담	동일부담·능력무관	차등부담·능력비례
보험료 산정원리	• 개인적 등가성 원리(본인부담) • 위험률 비례 • 개인별 위험보험	• 집단적 등가성 원리(공동부담) • 소득비례 – 차등결정(형평) • 상호위험 보험
급 여	• 차등급여(계약된 급여내용 제공) • 소득재분배 기능 없음	• 균등급여 • 소득재분배

18 강제성을 띠는 사회보험으로서 우리나라에서 시행된 순서대로 나열한 것은?

확인 Check! ○ △ ×

지방직 7급 2013

① 산업재해보상보험 → 건강보험 → 국민연금 → 고용보험
② 산업재해보상보험 → 건강보험 → 고용보험 → 국민연금
③ 건강보험 → 산업재해보상보험 → 국민연금 → 고용보험
④ 건강보험 → 국민연금 → 산업재해보상보험 → 고용보험

해설 콕

실시 시기

- **산재보험** : 1964년
- **건강보험** : 1977년(노인장기요양보험 2008년 7월 1일 실시)
- **국민연금** : 1988년
- **고용보험** : 1995년

19 〈보기〉에서 우리나라의 사회보험제도 중 의료보장에 해당하는 것을 모두 고른 것은?

확인 Check! ○ △ ×

서울시 9급 2019

보 기

ㄱ. 건강보험
ㄴ. 고용보험
ㄷ. 국민연금
ㄹ. 산재보험

① ㄱ
② ㄱ, ㄴ
③ ㄱ, ㄹ
④ ㄱ, ㄴ, ㄷ, ㄹ

해설 콕

사회보험의 목적에 따른 분류

의료보장	건강보험
소득보장	상병수당, 실업보험(고용보험), 연금보험(국민연금)
의료보장 + 소득보장	산업재해보상보험
노인요양	노인장기요양보험

20 우리나라 건강보험제도의 변천 순서를 순서대로 바르게 나열한 것은? ❙전북 9급 2014

☑ 확인 Check!
○
△
×

> ㄱ. 농어촌 지역주민 의료보험 실시
> ㄴ. 전 국민 건강보험 실시
> ㄷ. 500인 이상 사업장근로자 대상 실시
> ㄹ. 도시지역주민 의료보험 실시
> ㅁ. 공무원 및 사립학교 교직원 의료보험 실시

① ㄱ → ㄷ → ㄴ → ㄹ → ㅁ
② ㄱ → ㄹ → ㅁ → ㄷ → ㄴ
③ ㄷ → ㄱ → ㄹ → ㅁ → ㄴ
④ ㄷ → ㅁ → ㄱ → ㄹ → ㄴ

해설 콕

건강보험제도의 연혁

1963. 12.	의료보험법 제정(300인 이상 사업장 조합 임의설립)
1977. 07.	500인 이상 사업장근로자 의료보험 실시(최초 강제 적용)
1979. 01.	공무원 및 사립학교 교직원 의료보험 실시
1979. 07.	300인 이상 사업장까지 의료보험 확대
1987. 02.	한방의료보험 전국 실시
1988. 07.	5인 이상 사업장까지 의료보험 당연적용 확대
1988. 01.	농・어촌지역 의료보험 실시
1989. 07.	도시지역 의료보험 실시(제도 도입 후 12년 만에 전 국민 의료보험 실시)
1989. 10.	약국의료보험 실시
2000. 07.	의료보험조직 완전통합(국민의료보험관리공단 및 139개 직장조합 통합) 국민건강보험공단 및 건강보험심사평가원 업무개시
2001. 07.	5인 미만 사업장근로자 직장가입자 편입
2002. 01.	「국민건강보험재정건전화특별법」 제정・시행(건강보험정책심의위원회 설치, 보험재정에 대한 정부지원율 명시)
2003. 07.	직장・지역 가입자 재정통합 운영
2008. 07.	노인장기요양보험 실시
2012. 07.	포괄수가제 병・의원급 의료기관 당연적용(7개 질병군 입원환자)
2013. 08.	중증질환 재난적 의료비 지원사업 실시
2015. 01.	간호・간병통합서비스 보험급여 적용
2019. 07.	외국인 지역가입자 당연적용 실시

정답 18 ① 19 ③ 20 ④

21 건강보험과 가장 관련이 깊은 보건의료의 사회·경제적 특성으로 옳은 것은?

☑ 확인 Check! ○ △ ×

Ⅰ서울시 9급 2017

① 공공재적 성격
② 보건의료공급의 비탄력성
③ 수요발생의 예측불가능성
④ 소비자 무지의 존재

해설 콕

보건의료의 사회·경제적 특성

소비자 무지(정보의 비대칭성)의 존재	질병의 원인이나 치료방법, 의약품 등에 관한 지식과 정보는 매우 전문적인 내용이어서 의사나 약사, 간호사 등 의료 인력을 제외하고, 소비자는 거의 알지 못하는 경우가 대부분이다. 소비자의 무지는 공급유인 수요현상을 창출해 국민의료비 증가를 초래할 개연성이 있다.
보건의료공급의 비탄력성(면허제도에 의한 법적 독점)	면허제도는 의료시장에서 법적 독점권을 부여하는 장치이며, 또한 관련학과 졸업자만 면허시험에 응시할 수 있으므로 의료서비스 공급시장에 대한 진입장벽을 높이는 원인이 된다.
수요발생의 예측불가능성	일반적인 상품에 대한 수요는 소비자의 구매의지에 의해 결정되지만 의료에 대한 수요는 질병이 발생해야 나타나기 때문에 수요를 예측하기가 매우 어려우며, 개별적 수요의 불확실성과 불규칙성에 대한 집단적 대응을 위해 건강보험이 필요하다.
치료의 불확실성	질병에 대한 다양성 때문에 명확한 결과를 측정하기 곤란하다.
외부효과의 존재	외부효과는 한 사람의 행위가 다른 사람에게 일방적으로 이익을 주거나 손해를 끼치는 경우를 말한다. 예 감염의 전파를 차단하는 경우 얻는 효과
공공재적 성격	보건의료는 모든 소비자에게 골고루 편익이 돌아가야 하는 재화이다.
비경합성	타인의 소비로 자기의 소비가 지장을 받지 않는 비경합성을 가지고 있다.
비배제성	대가를 지불하지 않아도 모든 사람이 함께 소비할 수 있는 재화나 서비스를 의미한다.
비영리적 동기	영리추구에 우선순위를 두지 않아 의료인에게는 영업세가 부가되지 않는다.
노동집약적인 인적 서비스	인적 서비스는 노동집약적인 성격으로 자동화에는 한계가 있다.

22 건강보험제도의 필요성과 관련이 높은 보건의료서비스의 특성은?

Ⅰ지방직 7급 2016

☑ 확인 Check! ○ △ ×

① 수요의 불확실성
② 노동집약적 성격
③ 치료결과의 불확실성
④ 법적인 공급 독점

해설 콕

일반적인 상품에 대한 수요는 소비자의 구매의지에 의해 결정되지만 의료에 대한 수요는 질병이 발생해야 나타나기 때문에 수요를 예측하기가 매우 어려우며, 개별적 수요의 불확실성과 불규칙성에 대한 집단적 대응을 위해 건강보험이 필요하다.

23 다음 중 보건의료의 경제적 특성을 설명한 것으로 관계가 없는 것은? | 경남 · 충북 9급 2014

☑ 확인 Check! ○ △ ×

① 수요예측 가능
② 외부효과의 존재
③ 공급의 독점
④ 소비자의 지식 결여

해설 콕

일반적인 상품에 대한 수요는 소비자의 구매의지에 의해 결정되지만 의료에 대한 수요는 질병이 발생해야 나타나기 때문에 수요를 예측하기가 매우 어렵다.

24 공공재와 관련된 특성이 아닌 것은? | 서울시 7급 2014

☑ 확인 Check! ○ △ ×

① 사회재(social goods)
② 배제성(excludability)
③ 소비의 집단성(collective consumption)
④ 무임승차자 문제(free-rider problem)
⑤ 비경합성(non-rivalry)

해설 콕

공공재(국방, 치안, 소방, 보건의료 등)는 사회재로 소비의 집단성, 비배제성, 비경합성을 특성으로 하며, 대가를 지불하지 않은 사람을 배제할 수 없으므로, 무임승차자의 문제가 발생하고 시장실패를 불러온다.

25 시장실패를 불러오는 보건의료서비스의 특성으로 옳지 않은 것은?

☑ 확인 Check! ○ △ ×

① 소비자의 무지가 존재한다.
② 보건의료공급이 비탄력적이다.
③ 외부효과가 존재한다.
④ 노동집약적인 서비스이다.
⑤ 정보의 비대칭성이 존재한다.

정답 21 ③ 22 ① 23 ① 24 ② 25 ④

해설 콕

보건의료서비스가 노동집약적 서비스인건 맞지만, 노동집약적인 서비스라고 시장실패가 일어나는 것은 아니다.

심화 Tip

시장실패의 요인
- 공급이 독점이다.
- 소비자의 무지가 존재한다.
- 정보의 비대칭성이 존재한다.
- 면허가 있는 자에게만 생산권(공급권)이 있다.
- 보건의료공급이 비탄력적이다.
- 외부효과가 존재한다.
- 보건의료서비스는 기본권이므로 대가없이 공급되어야 한다.

26 우리나라 건강보험이 지향하는 기본원칙으로 옳지 않은 것은?

지방직 9급 2010

확인 Check! ○ △ ×

① 대상의 보편주의 원칙
② 저부담－저급여
③ 비용부담의 공평성
④ 급여수준의 적절성

해설 콕

기본원칙
1. **대상의 보편주의** : 전 국민을 대상으로 한다.
2. **적절부담 – 적절급여** : 저부담－저급여에서 탈피하여 적절부담 – 적절급여를 원칙으로 하여 보험재정의 건전성을 도모한다.
3. **비용부담의 공평성** : 건강보험료는 각자의 능력에 따라 공평하게 부담되어야 한다.
4. **효율성과 투명성 확보** : 제도운영의 효율성과 투명성을 확보한다.
5. **의료서비스의 질적 향상** : 의료자원의 효율적 활용과 의료서비스의 질적 향상을 기한다.

27 다음 중 국민건강보험의 특성으로 옳지 않은 것은?

확인 Check! ○ △ ×

① 국민건강보험은 민간보험이 아닌 사회보험이다.
② 본인의 의사에 따라 가입하는 임의보험이다.
③ 소득수준에 따라 보험료가 차등 부과된다.
④ 보험가입자에게 법적으로 보험료 납부의무를 부과하므로 보험료 징수가 강제성을 띤다.

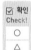

해설 콕

본인의 의사에 따라 가입하는 임의보험이 아니라, 법률에 의해 강제 가입하는 보험이다.

28 **우리나라 건강보험제도의 특징으로 가장 옳은 것은?** | 서울시 9급 2022

확인 Check! ○ △ ×

① 제한된 영역의 현물급여를 제외하면 대부분 현금급여이다.
② 일정한 조건을 갖추면 국민이 판단하여 가입할 수 있는 임의 가입 방식이다.
③ 소득수준이나 재산의 정도 등 부담능력에 따라 보험료가 책정된다.
④ 건강보험심사평가원은 가입자 및 피부양자의 자격관리, 보험료의 부과·징수 업무를 담당하고 있다.

해설 콕

국민건강보험은 사회적 연대를 기초로 의료비 문제를 해결하는 것을 목적으로 하므로 소득수준이나 재산의 정도 등 보험료 부담능력에 따라서 보험료를 부과한다.
① 우리나라는 현물급여(가입자 및 피부양자의 질병·부상·출산 등에 대한 요양급여 및 건강검진)를 원칙으로 하되 현금급여(요양비, 장애인보장구 급여비, 본인부담상한액, 임신·출산 진료비 등)를 병행하고 있다.
② 일정한 법적 요건이 충족되면 본인의 의사와 관계없이 건강보험가입이 강제되며, 보험료 납부의무가 부여된다.
④ 국민건강보험공단은 가입자 및 피부양자의 자격관리, 보험료의 부과·징수 업무를 담당하고 있다.

29 **다음 중 우리나라 건강보험제도가 지니고 있는 사회보험으로서의 원칙적인 성격 중 타당하지 않은 것은?** | 전북·충북 9급 2014

확인 Check! ○ △ ×

① 장기보험 ② 사회보험
③ 전 국민 대상 ④ 강제보험

해설 콕

국민건강보험의 특성
• 국민건강보험은 민간보험이 아닌 사회보험이다.
• 본인의 의사에 따라 가입하는 임의보험이 아니라, 법률에 의해 강제 가입하는 보험이다.
• 국민연금과 같이 장기보험이 아닌 회계연도가 1년인 단기보험에 속한다.
• 적용범위가 전 국민인 보편적 사회보험이다.
• 소득수준에 따라 보험료가 차등 부과되지만 필요에 따라 보험료가 균등하게 부과되는 소득분배기능이 강한 사회보험이다.
• 보험제도가 실질적으로 운영되도록 하기 위하여 보험가입자에게 법적으로 보험료 납부의무를 부과하므로 보험료 징수가 강제성을 띤다.

정답 26 ② 27 ② 28 ③ 29 ①

30 우리나라 사회보장체계에서 사회보험에 해당하는 것은?

❙서울시 9급 2021

☑ 확인 Check!
○
△
×

① 복지서비스 ② 국민연금제도
③ 국민기초생활보장제도 ④ 의료급여제도

해설 콕

사회보험은 국민이 질병, 사망, 노령, 실업, 기타 신체장애 등으로 인하여 소득의 감소나 활동 능력의 상실이 발생하였을 때 보험의 방식으로 대처함으로써 국민의 건강과 소득을 보장하는 제도를 말한다(사회보장기본법 제3조 제2호). 우리나라의 경우 국민연금, 국민건강보험, 노인장기요양보험, 산재보험, 고용보험 등이 이에 해당된다.

31 우리나라 사회보험에 대한 설명으로 옳지 않은 것은?

❙지방직 9급 2009

☑ 확인 Check!
○
△
×

① 보험가입 방식은 당연적용이다.
② 보험료는 소득수준에 따라 차등 부과한다.
③ '의료급여'는 사회보험에 속한다.
④ 기본적 의료보장 또는 최저생계보장이 목적이다.

해설 콕

의료급여는 공공부조에 해당한다.

32 우리나라 민영보험에서 운영되는 실손형 급여보상방법은?

❙서울시 9급 2015

☑ 확인 Check!
○
△
×

① 국민보건서비스 ② 지방보건서비스
③ 제3자 지불제도 ④ 상환제

해설 콕

민영의료보험은 국민건강보험이 보장하지 않는 부분을 보장하는 보험상품으로 실제로 지출된 의료비만큼 보험금을 지급한다. 현재 민영의료보험은 환자가 의료비용을 병원에 지불한 후 보험사에 이를 청구해 되돌려 받는 상환제 방식으로 운영되고 있다. 환자 입장에서는 소액 의료비의 경우 절차상의 번거로움을 이유로 청구를 포기할 수 있고, 의료비가 없으면 의료서비스를 받지 못하는 문제점을 안고 있다.

※ 제3자 지불제도는 병원이 민영보험으로부터 직접 의료비를 지급받는 제도이다. 제3자 지불제도는 환자와 의료비 지급자가 다르기 때문에 의료기관이 의료서비스를 과잉공급하거나 부당청구할 가능성이 높다.

33 다음 글에서 노인장기요양보험에 대한 설명으로 옳은 것을 모두 고르면? ❙서울시 9급 2017

☑ 확인 Check!
○
△
×

가. 장기요양급여에는 재가급여, 시설급여, 현금급여가 있다.
나. 재가급여의 본인부담금은 당해 장기요양급여 비용의 100분의 20이다.
다. 장기요양보험의 보험자는 국민건강보험공단이다.
라. 신청대상은 60세 이상의 노인 또는 60세 미만의 자로서 치매, 뇌혈관성질환 등 대통령령으로 정하는 노인성 질병을 가진 자이다.

① 가, 나
② 가, 다
③ 가, 나, 다
④ 가, 나, 다, 라

해설 콕

나. 재가급여의 본인부담금은 당해 장기요양급여 비용의 100분의 15이다.

재가급여	당해 장기요양급여비용의 100분의 15
시설급여	당해 장기요양급여비용의 100분의 20

라. 신청대상은 65세 이상의 노인 또는 65세 미만의 자로서 치매, 뇌혈관성질환 등 대통령령으로 정하는 노인성 질병을 가진 자이다.

34 고령화에 따른 주요 노인보건관리에 대한 설명으로 가장 옳지 않은 것은? ❙서울시 9급 2018

☑ 확인 Check!
○
△
×

① 기존 가족구조의 변화가 노인부양 문제를 일으킨다.
② 노인은 한가지 이상의 만성질환을 가지는 경우가 많아서 의료비가 급증한다.
③ 노인장기요양보험 도입으로 65세 이상의 저소득층 노인에 한하여 장기요양서비스를 제공하고 있다.
④ 노인인구집단에 대한 소득보장 및 사회복지 서비스 확대에 따른 재정지출이 증가하고 있다.

해설 콕

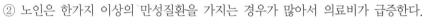

노인장기요양보험제도의 급여대상은 65세 이상 노인 또는 65세 미만의 자로서 치매, 중풍, 파킨슨병 등 노인성 질병으로 6개월 이상의 기간 동안 혼자서 일상생활을 수행하기 어려운 사람이며, 소득수준은 고려하지 않는다.

정답 30 ② 31 ③ 32 ④ 33 ② 34 ③

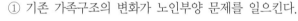

35 장기요양보험에 관한 다음 설명 중 옳은 것은? ❙경기 9급 2014

☑ 확인 Check!
○
△
×

① 장기요양급여는 재가급여와 시설급여로 두 가지로 구분한다.
② 시설급여에는 주야간보호와 단기보호가 있다.
③ 재원은 장기요양보험료, 정부지원금, 이용자의 부담금으로 운영된다.
④ 65세 이상 노인 또는 만성퇴행성질환을 가진 65세 미만의 자가 대상이다.

해설 콕

장기요양급여는 장기요양보험료, 국가 및 지방자치단체의 부담금 및 이용자 본인부담금을 재원으로 운영된다.
① 장기요양급여에는 재가급여, 시설급여, 특별현금급여가 있다.
② 주야간보호와 단기보호는 재가급여에 해당한다.
④ 65세 이상의 노인 또는 65세 미만의 자로서 치매, 뇌혈관성질환 등 대통령령으로 정하는 노인성 질병을 가진 자가 대상이다.

심화 Tip

급여의 종류(노인장기요양보험법 제23조 제1항)

재가급여	가. 방문요양 : 장기요양요원이 수급자의 가정 등을 방문하여 신체활동 및 가사활동 등을 지원하는 장기요양급여 나. 방문목욕 : 장기요양요원이 목욕설비를 갖춘 장비를 이용하여 수급자의 가정 등을 방문하여 목욕을 제공하는 장기요양급여 다. 방문간호 : 장기요양요원인 간호사 등이 의사, 한의사 또는 치과의사의 지시서(이하 "방문간호지시서"라 한다)에 따라 수급자의 가정 등을 방문하여 간호, 진료의 보조, 요양에 관한 상담 또는 구강위생 등을 제공하는 장기요양급여 라. 주ㆍ야간보호 : 수급자를 하루 중 일정한 시간 동안 장기요양기관에 보호하여 신체활동 지원 및 심신기능의 유지ㆍ향상을 위한 교육ㆍ훈련 등을 제공하는 장기요양급여 마. 단기보호 : 수급자를 보건복지부령으로 정하는 범위 안에서 일정 기간 동안 장기요양기관에 보호하여 신체활동 지원 및 심신기능의 유지ㆍ향상을 위한 교육ㆍ훈련 등을 제공하는 장기요양급여 바. 기타 재가급여 : 수급자의 일상생활ㆍ신체활동 지원 및 인지기능의 유지ㆍ향상에 필요한 용구를 제공하거나 가정을 방문하여 재활에 관한 지원 등을 제공하는 장기요양급여로서 대통령령으로 정하는 것
시설급여	장기요양기관에 장기간 입소한 수급자에게 신체활동 지원 및 심신기능의 유지ㆍ향상을 위한 교육ㆍ훈련 등을 제공하는 장기요양급여
특별현금급여	가. 가족요양비 : 가족장기요양급여 나. 특례요양비 : 특례장기요양급여 다. 요양병원간병비 : 요양병원장기요양급여

02 의료보장

01 의료보장제도의 궁극적인 목표가 아닌 것은? ❙지방직 7급 2017

☑ 확인 Check! ○ △ ×

① 의료혜택의 균등분배
② 국민의료비의 적정수준 관리
③ 첨단의료기술의 개발
④ 과중한 의료비 부담의 경감

해설 콕

의료보장제도의 목표
- 예기치 못한 의료비의 부담으로부터 국민을 경제적으로 보장(의료비로 인한 가정 경제의 파탄방지)
- 국민 간의 보건의료서비스를 균등분배(의료혜택의 균등분배)
- 보건의료사업의 극대화를 추구(국민의료의 효과성과 능률성 제고)
- 보건의료비의 적정수준을 유지(국민의료비의 증가 억제)

02 다음 중 의료보장제도의 효시가 태동한 시기는?

☑ 확인 Check! ○ △ ×

① 고대기 ② 중세기
③ 근세기 ④ 근대기
⑤ 현대기

해설 콕

1883년 독일의 질병보험법을 의료보장제도의 기원으로 본다. 따라서 근대기(1850~1900년)에 해당한다.

CHAPTER 8 사회보장 및 의료보장

03 다음 중 우리나라의 의료보장제도에 대한 설명으로 옳지 않은 것은? ❙서울시 9급 2016

☑ 확인 Check! ○ △ ×

① 국민건강보험은 장기보험의 특성을 가지고 있다.
② 의료급여제도의 재원을 충당하기 위해 의료급여기금을 설치・운영한다.
③ 노인장기요양보험의 급여는 재가급여, 시설급여, 특별현금급여로 구성되어 있다.
④ 국민건강보험 가입자는 1단계 요양급여를 받은 후 2단계 요양급여를 받아야 한다.

정답 35 ③ / 01 ③ 02 ④ 03 ①

해설 콕

국민연금과 같이 장기보험이 아닌 회계연도가 1년인 단기보험에 속한다.
② 의료급여법 제25조 제1항
③ 노인장기요양보험법 제23조 제1항
④ 요양급여는 1단계 요양급여와 2단계 요양급여로 구분하며, 가입자 또는 피부양자(이하 "가입자 등"이라 한다)는 1단계 요양급여를 받은 후 2단계 요양급여를 받아야 한다(국민건강보험 요양급여의 기준에 관한 규칙 제2조 제1항).

04 다음 중 우리나라의 의료보장 재원을 확보하는 방법으로 옳은 것은?

| 서울시 9급 2001

확인 Check! ○ △ ×

① 국가 조세
② 지방세
③ 기여금
④ 기부금
⑤ 조세와 기여금

해설 콕

의료보장의 경우 우리나라와 독일, 프랑스, 일본 등은 강제사회보험 방식을 기본으로 하고, 그 재원은 주로 근로자와 사용자가 부담하는 보험료로 조달하며, 일부는 국가에서 지원한다.

05 우리나라의 보건의료정책 중 의료접근성과 관련이 없는 것은?

| 지방직 7급 2017

확인 Check! ○ △ ×

① 보건진료소 설치
② 국민건강보험 도입
③ 의료기관인증제 도입
④ 원격의료제도 도입

해설 콕

농어촌 주민을 위한 보건진료소의 설치, 국민건강보험제도를 통한 저렴한 의료비, 벽지나 오지 또는 거동불편자를 위한 원격의료제도 등은 모두 의료접근성과 관련이 있다.

03 의료비

01 다음 중 경상의료비의 구성 항목으로 옳은 것을 모두 고르면? ❙서울시 9급 2017

☑ 확인 Check!
○
△
×

> ㉠ 자본형성
> ㉡ 개인의료비
> ㉢ 집합보건의료비

① ㉠, ㉡
② ㉠, ㉢
③ ㉡, ㉢
④ ㉠, ㉡, ㉢

해설 콕

자본형성은 국민의료비에 포함된다.

경상의료비
- 국가간 의료비 지출 수준을 비교하는데 활용된다.
- 개인의료, 집합보건의료(예방 및 공중보건사업, 보건행정관리)에 대한 공공재원과 민간재원을 모두 포함한다.
- 경상의료비 = 국민의료비 − 자본투자(병원설립, 의료장비 등 의료자원에 투자되는 부문)
- 경상의료비 = 국민 전체가 1년간 보건의료재화와 서비스를 구매하는데 지출한 최종소비

02 우리나라의 국민의료비에 포함되지 않는 것은? ❙지방직 9급 2012

☑ 확인 Check!
○
△
×

① 의료서비스 이용을 위한 교통비
② 장기요양서비스 비용
③ 보건사업 행정비용
④ 의료시설에 대한 투자비용

해설 콕

국민의료비 = 경상의료비 + 자본투자
- 경상의료비 = 총 개인보건의료비 + 예방 및 공공보건 + 보건사업 행정 및 의료보험
- 총 개인보건의료비 = 진료서비스 + 재활서비스 + 장기요양서비스 + 부수적 의료서비스 + 외래환자에 분배된 의료용품
- 자본투자 = 병원설립, 의료장비 등 의료자원에 투자되는 부문

03 예방 등의 공중보건사업과 보건행정관리에 대한 지출은?

☑ 확인 Check! ○ △ ×

① 개인의료비
② 집합보건의료비
③ 의료자본 형성
④ 경상의료비
⑤ 국민의료비

해설 콕

• 경상의료비 = 개인의료비 + 집합보건의료비
• 국민의료비 = 경상의료비 + 의료자본 형성

개인의료비	• 개인에게 이루어지는 의료서비스와 재화에 대한 지출 • 의료기관 · 약국 등에서 이루어지는 서비스 내지 재화에 대한 지출 • 보건의료서비스, 의약 및 의료용품, 안경 및 의료용구 등
집합보건의료비	• 예방 등의 공중보건사업, 보건행정관리에 대한 지출, 교육 및 연구는 의과학 약학 등 분야의 비상업적 연구 • 공중보건항목 : 질병예방 및 건강증진활동, 가족보건사업, 보건교육 및 감염병 관리 등 공중보건 관련 활동에 소요된 지출
의료자본 형성	병원이나 보건소와 같은 시설과 대형장비 구입 등에 따른 지출

04 국민의료비의 지출형태 중 개인보건의료 항목에 해당하는 것은?

☑ 확인 Check! ○ △ ×

① 질병예방 및 건강증진사업 활동
② 가족보건사업
③ 보건교육 및 감염병 관리
④ 안경 및 의료용구

해설 콕

①, ②, ③은 집합보건의료비 항목에 해당한다.

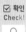

05 경제협력개발기구에 의한 국민의료비 개념 중 경상의료비에 속하지 않는 것은?

서울시 9급 2008

☑ 확인 Check! ○ △ ×

① 외래, 입원치료서비스
② 외래, 입원재활서비스
③ 의약품이나 치료용구의 구입
④ 의료기관의 신·증설 및 시설·장비의 투자비용
⑤ 모자보건이나 학교보건 등 예방공중보건서비스 이용

해설 콕

경상의료비 = 국민의료비 − 자본투자(병원설립, 의료장비 등 의료자원에 투자되는 부문)

06 진료비, 약제, 처치비 등을 조합하여 계산하는 보수지불방식은?

충남 9급 2005

☑ 확인 Check! ○ △ ×

① 행위별수가제
② 포괄수가제
③ 인두제
④ 총괄계약제

해설 콕

행위별수가제는 진료에 소요되는 약제 또는 재료비를 별도로 산정하고, 의료인이 제공하는 진료행위 하나하나마다 항목별로 가격을 책정하여 진료비를 지불하는 제도로서 가장 일반적인 지불방식이며, 시장의 거래관행에 가장 가까운 방법이다.

07 의료서비스가 증가될 수 있는 조건은 무엇인가?

충북 9급 2004

☑ 확인 Check! ○ △ ×

① 인두세
② 봉급제
③ 행위별수가제
④ 포괄적수가제

해설 콕

행위별수가제는 열심히 일하면 의료의 질과 수입을 동시에 높일 수 있기 때문에 의료서비스가 증가된다.

정답 03 ② 04 ④ 05 ④ 06 ① 07 ③

08 과잉진료의 가능성이 가장 큰 진료비 지불제도는?

부산시 9급 2005

확인 Check! ○ △ ×

① 인두제 ② 봉급제
③ 행위별수가제 ④ 포괄수가제

해설 콕

행위별수가제는 진료수가가 진료행위의 내역에 의하여 결정되는 방식으로, 진료내역이라 함은 진료내용과 진료의 양을 의미한다. 즉, 제공된 의료서비스의 단위당 가격에 서비스의 양을 곱한 만큼 보상하는 방식이다.

장 점	• 열심히 일하면 의료의 질과 수입을 동시에 높일 수 있다. • 전문화를 유도하여 의료의 발달을 가져온다. • 진료에 대한 광범위한 자료를 얻을 수 있다. • 환자들에게도 이해가 쉽고 환자에게 친절해 의사와 환자의 관계가 양호하다. • 진료행위와 진료비와의 관계 설명이 합리적이다. • 개인의 동기유발을 촉진시켜 의료기술 발전이나 생산성 증대에 기여할 수 있다.
단 점	• 과잉진료를 할 소지가 매우 크다. • 항목별로 행위를 점수화하여 진료비를 정산하는 것은 매우 복잡하고 어려운 작업이다. 따라서 관리운영비가 많이 소요된다. • 진료가 모두 끝나기 전에는 진료비에 대하여 알 수 없다. • 의료의 자본주의화를 초래하기 쉬우며, 예방보다 치료에 치중하는 경향이 있다. • 사회 각 부분 간의 소득불균형으로 국민 총 의료에 악영향을 끼칠 수 있다. • 행위별 보수를 많이 받을 수 있는 도시로 몰리게 되어 자원의 불균형 분포에 크게 영향을 준다.

09 행위별수가제의 특징이 아닌 것은?

경남 9급 2004

확인 Check! ○ △ ×

① 서비스의 증가가 가능하다.
② 질이 높다.
③ 환자와 의사의 관계가 우호적이다.
④ 치료보다 예방에 치중한다.

해설 콕

행위별수가제는 치료를 통하여 의료기관이 수입이 늘어나므로 예방보다 치료에 치중한다.

10 행위별수가제에 대한 설명이 아닌 것은?

❙강원 간호직 9급 2005

☑ 확인 Check!
○
△
×

① 의료서비스 선택에 제한이 있다.
② 의료의 발전에 기여한다.
③ 행정적으로 복잡하여 관리운영비가 많이 든다.
④ 과잉진료의 소지가 있다.
⑤ 진료비 청구로 인해 의료서비스 제공에 대한 의사의 자율권을 침해한다.

해설 콕

행위별수가제는 의사 – 환자의 재량권이 커짐에 따라 의료서비스 선택의 폭이 넓어진다.
※ 의료공급자 입장에서는 진료비 청구 절차가 복잡하고 비용이 많이 들게 되어, 의료서비스 제공에 대한 의사의 자율권을 침해할 수 있다.

11 행위별수가제의 단점은 무엇인가?

❙인천시 9급 2004

☑ 확인 Check!
○
△
×

① 의사 – 환자의 재량권이 큼
② 자율성 보장
③ 환자 – 최선의 진료
④ 고급 의료기술 개발에 기여
⑤ 의료비 상승

해설 콕

①, ②, ③, ④는 행위별수가제의 장점에 해당한다.

12 진료비의 지불방식 중 사후지불방식은?

☑ 확인 Check!
○
△
×

① 행위별수가제
② 인두제
③ 포괄수가제
④ 봉급제
⑤ 총액계약제

해설 콕

행위별수가제는 사후지불방식으로 진료가 모두 끝나기 전에는 진료비에 대하여 알 수 없다.

심화 Tip

지불보상방식
- **사전보상방식** : 총액계약제, 인두제, 봉급제, 포괄수가제
- **사후보상방식** : 행위별수가제

13 다음 〈보기〉에 해당하는 진료비 지불방식은?

❙ 서울시 9급 2017

☑ 확인 Check!
○
△
×

보 기

- 예방에 보다 많은 관심을 갖게 한다.
- 환자의 선택권이 제한된다.
- 환자의 후송・의뢰가 증가하는 경향이 있다.

① 총액계약제 ② 행위별수가제
③ 포괄수가제 ④ 인두제

해설 콕

인두제
- 의사는 자기가 맡은 주민에 대한 진료비 감소를 위해 예방의료, 공중보건, 개인위생 등에 노력하게 된다.
- 자신이 등록되어 있는 의사에게 의료를 받아야 하므로 환자의 선택권이 제한된다.
- 의사는 진료비를 줄이기 위해 환자를 성실히 치료하지 않고 상급의료기관에 후송・의뢰하려고 한다.

14 포괄수가제와 반대되는 제도로서 지역사회, 일차의료기관에 적합한 진료보수지불방식은?

☑ 확인 Check!
○
△
×

① 행위별수가제 ② 인두제
③ 총액계약제 ④ 봉급제

해설 콕

인두제는 예방에 중점을 두는 일차의료에 적합하고, 이차의료는 총액을 기준으로 하는 진료별 포괄수가제가 바람직하다.

15 주치의제도와 가장 관련이 깊은 것은?

☑ 확인 Check! ○ △ ×

① 행위별수가제 ② 포괄수가제
③ 인두제 ④ 봉급제
⑤ 총액계약제

해설 콕

인두제는 정해진 기간 동안 등록한 사람 수에 따라 일정액의 보수를 지불하는 방식이다. 일정 지역의 주민들을 대상으로 일차의료서비스를 제공하고, 등록 주민의 수에 따라 보상을 받는 영국식 주치의제도가 전형적인 예라고 할 수 있다. 이처럼 인두제는 일차의료에서 주로 사용되는 지불방법이지만, 최근에는 일차의료뿐만 아니라 이차, 삼차의료서비스를 모두 포함하는 전체 의료서비스를 대상으로 가입자 1인당 일정금액을 지불하는 포괄적 인두제가 도입되어 사용되고 있다.

16 다음의 설명은 진료비 지불보상제도의 유형 중 어느 유형에 해당하는가? ▮서울시 7급 2014

☑ 확인 Check! ○ △ ×

- 사람당 일정액을 보상하는 지불방법이다.
- 비용절감효과가 크다.
- 의료의 질이 저하될 우려가 있다.

① 포괄수가제 ② 행위별수가제
③ 봉급제 ④ 인두제
⑤ 총액계약제

해설 콕

인두제

장 점	• 진료행위가 예방측면에 초점을 맞출 수 있어 국민 총 의료비의 상승 억제효과가 있다. • 계산과정이 단순하며 제도운영의 행정비가 크게 경감된다. • 의사의 수입이 안정되어 있다. • 진료의 계속성이 증대한다. • 비용이 상대적으로 저렴하다.
단 점	• 수가가 진료행위와 서로 연계되어 있지 않다. • 환자를 성실히 치료하지 않고 상급의료기관에 의뢰하려고 한다. • 불친절하고 서비스가 형식적이 될 수 있다. • 의료의 질이 떨어지며 치료의 계속성을 유지할 수 없다.

정답 13 ④ 14 ② 15 ③ 16 ④

17 지불제도에서 인두제의 장점은?

ㅣ전북 9급 2005

☑ 확인 Check! ○ △ ×

① 의사의 동기부여가 높다.
② 의사의 자율성이 높다.
③ 국민의료비 억제가 가능하다.
④ 의료의 질이 높다.
⑤ 동료의 협조가 용이하다.

해설 콕

①·②·④ 행위별수가제의 장점이다.
⑤ 봉급제의 장점에 해당한다.

18 보수지불제도 중 인두제의 장점에 해당되지 않는 것은?

ㅣ서울시 9급 2006

☑ 확인 Check! ○ △ ×

① 의료비가 저렴하다.
② 행정이 간편하다.
③ 의사의 자율성이 보장된다.
④ 예방을 중시한다.
⑤ 의료의 계속성을 보장한다.

해설 콕

의사의 자율성이 보장되는 것은 행위별수가제의 장점이다.
※ 등록기간 동안 의료공급자는 정해진 급여범위 안에서 모든 보건의료서비스를 등록한 환자에게 제공하기 때문에 진료의 계속성이 보장된다.

19 다음 중 인두제의 효과로 기대할 수 있는 것이 아닌 것은?

☑ 확인 Check! ○ △ ×

① 질병 초기에 수준 높은 질병치료를 받을 수 있다.
② 계속적인 건강관리가 보장된다.
③ 질병예방이 강화된다.
④ 일차의료에 대한 진료비 행정업무가 간편해진다.
⑤ 의료비 상승이 억제된다.

해설 콕

인두제는 기본적으로 비교적 단순한 1차 보건의료에 적용하게 되므로 1차, 2차, 3차로 분류되는 의료전달체계의 확립이 선행되어야 한다. 따라서 어떤 환자든지 전문적인 치료를 받기 이전에 주치의의 1차 진료 후에 후송 · 의뢰가 필요한 경우에만 전문의의 진료를 받을 수 있다.

20 인두제에 대한 설명으로 틀린 것은? ❙ 대전시 9급 2008

확인 Check! ○ △ ×

① 환자에 대한 책임 증가
② 행정적 업무와 절차 간단(행정관리비 절감)
③ 지출비용의 사전 예측 가능
④ 질병예방이 강화

해설 콕

환자에 대한 책임이 증가하는 것은 행위별수가제의 특징이다.

21 영국에서 개업하는 의사에게 제공하는 진료비 지불방법은? ❙ 인천시 9급 2005

확인 Check! ○ △ ×

① 시술점수제　② 인두제
③ 포괄수가제　④ 총액계약제
⑤ 성과불제

해설 콕

영국은 2004년 인두제를 폐지하고, 기본 지불방식을 '총액계약제(Global Budget)'로 정하고, 나머지는 인센티브 개념을 도입하였다. 즉 보험자 측과 의사단체(보험의협회) 간에 국민에게 제공되는 의료서비스에 대한 진료비 총액을 추계, 협의한 후 사전에 결정된 진료비 총액을 지급하는 방식이다. 의료공급자와 보험자의 협상에 의해 전체 예산의 크기만을 결정하고, 그 전체 예산을 개별 의료공급자에게 배분하는 것은 의사 단체가 책임을 진다. 그 상세 내용은 행위별수가기준 등에 의한다. 진료의 가격과 양을 동시에 통제 및 조정함으로써 진료비지출 증가 속도를 조절하고 예측을 가능하게 하지만, 의료서비스 제공자는 과소진료를 제공할 가능성이 상존한다는 문제점도 있다.

정답 17 ③ 18 ③ 19 ① 20 ① 21 ④

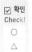

22 총액계약제에 대한 설명으로 틀린 것은?

☑ 확인 Check!
○
△
×

① 영국과 독일에서 적용하고 있다.
② 의료비 억제효과가 있다.
③ 공급자와 보험자의 협상에 의한 계약에 따라 지급한다.
④ 매년 계약 체결이 용이하다.
⑤ 신기술 적용에 제한이 있다.

해설 콕

보험자 및 의사 단체간 계약 체결의 어려움은 항상 상존하고, 전문과목별, 요양기관별로 진료비를 많이 배분받기 위한 갈등이 유발될 소지가 있다.

23 지불 측과 진료 측이 미리 진료보수 총액을 정하는 계약을 체결하고, 진료 측의 단체는 그 총액의 범위 내에서 진료를 담당하고, 지불자는 진료비에 구애받지 않고 보건의료서비스를 이용하는 제도는?

서울시 9급 2015

☑ 확인 Check!
○
△
×

① 행위별수가제
② 봉급제
③ 인두제
④ 총액계약제

해설 콕

독일에서 채택되고 있는 제도로 행위별수가제와 인두제를 혼합한 형태로 총액계약제에 대한 설명이다.

24 〈보기〉의 특징에 해당하는 진료비 지불제는?

서울시 9급 2021

☑ 확인 Check!
○
△
×

보 기

- 지불단위가 가장 크다.
- 보험자와 의사단체간 계약 체결에 어려움이 있다.
- 의료비 통제의 기능이 있으며, 과소진료의 가능성이 있다.

① 행위별수가제
② 포괄수가제
③ 인두제
④ 총액계약제

해설 콕

총액계약제는 보험자 측과 의사단체(보험의협회) 간에 인두방식 또는 건수방식으로 1년 간의 진료비 총액을 추계, 협의한 후 진료 측의 단체는 그 총액의 범위 내에서 진료를 담당하고, 지불자는 진료비에 구애받지 않고 보건의료서비스를 이용하는 제도이다.

① **행위별수가제** : 진료수가가 진료행위의 내역에 의하여 결정되는 방식으로, 제공된 의료서비스의 단위당 가격에 서비스의 양을 곱한 만큼 보상하는 방식이다.
② **포괄수가제** : 한 가지 치료행위가 기준이 아니고, 환자가 어떤 질병의 진료를 위하여 입원했었는가에 따라 의사에게 환자나 진료일당 또는 병원별 단가를 정하여 보상하는 방법이다.
③ **인두제** : 의사가 맡고 있는 환자수, 즉 자기의 환자가 될 가능성이 있는 일정지역의 주민수에 일정금액을 곱하여 이에 상응하는 보수를 지급 받는 방식이다.

25 보수지불제도 중 총액계약제에 대한 설명으로 옳지 않은 것은? ┃지방직 9급 2011

☑ 확인 Check!
○
△
×

① 일종의 서비스 묶음에 대해 지불이 이루어지는 방식이다.
② 의료공급자단체의 독점성 보장으로 인한 폐해가 우려된다.
③ 진료비 과잉청구의 시비가 줄어들 수 있다.
④ 요양기관들 사이에 진료비 배분을 두고 갈등이 발생할 수 있다.

해설 콕

① 포괄수가제에 대한 설명이다.

총액계약제의 장·단점

장 점	• 총 의료비의 억제가 가능하다. • 의료인 단체에 의한 과잉진료의 자율적 억제가 가능하다.
단 점	• 첨단의료서비스 도입의 동기가 상실될 우려가 있다. • 의료기관 혹은 의료단체에 대해 일정 기간(예 일년) 동안에 환자를 진료하는 대가로 총액을 보상하는 방식이므로, 의료공급자단체의 독점성 보장으로 인한 폐해가 우려된다. • 매년 진료비 계약을 둘러싼 교섭의 어려움으로 의료공급의 혼란을 초래할 우려가 있다.

정답 22 ④ 23 ④ 24 ④ 25 ①

26 다음 중 포괄수가제에 대한 설명으로 옳은 것을 모두 고른 것은?

❙지방직 7급 2012

확인 Check! ○ △ ×

> ㉠ 행위별수가제하에서 발생할 수 있는 과잉진료를 억제함으로써 보험재정의 안정을 도모할 수 있다.
> ㉡ 진료비 심사시 의료기관과의 마찰을 감소시킬 수 있다.
> ㉢ 진료비 청구업무의 간소화에 따른 행정비용을 절감할 수 있다.
> ㉣ 의료서비스의 양과 질을 최대화하는 경향이 있어 의료의 발전에 기여할 수 있다.

① ㉠, ㉡
② ㉡, ㉢
③ ㉠, ㉡, ㉢
④ ㉠, ㉡, ㉢, ㉣

해설 콕

포괄수가제의 장·단점

장 점	• 총 의료비의 억제가 가능하다. • 의료인 단체에 의한 과잉진료의 자율적 억제가 가능하다. • 의료기관 경영의 효율화가 가능하다. • 진료비 계산의 투명성을 높이고 진료비 청구에 대한 갈등이 적다.
단 점	• 같은 진단인데도 질병의 다른 조치에 대한 행위별 차이에 대하여 진료수가를 따로 받을 수 없다. • 병원은 치료비용을 줄이기 위하여 서비스 제공을 최소화하여 의료의 질적 수준 저하와 환자와의 마찰 우려가 있으며, 조기퇴원 등이 발생하게 된다. • 서비스가 규격화되는 경향이 있다. • 불확실한 진단이나 질병의 진료수가에 적용시키는 데는 무리가 있다. • 진단이 정확해야 하며 복잡한 질병 특히 합병증, 만성퇴행성질환을 다룰 수 없다. • 신약의 사용이나 새로운 의학기술을 적용하였을 때의 비용 차이를 무시하므로 신기술 도입에 불리하다. • 의료의 다양성이 반영되지 않으므로 의료기관의 불만이 크고 제도수용성이 낮다.

27 진단과 관련 없이 케이스 당 하나의 고정비율에 기초를 두고 진단명의 분류체계 기준에 따라 보수수준을 결합하여 지급한 것은?

❙서울시 9급 2007

확인 Check! ○ △ ×

① 등급제
② 포괄수가제
③ 총액계약제
④ 행위별수가제
⑤ 인두제

해설 콕

포괄수가제에 대한 설명이다.

28 DRG 이론에 대한 설명으로 맞는 것은? ❙서울시 9급 2005

☑ 확인 Check! ○ △ ×

가. 경제적	나. 의사의 자율권 보장, 의료의 질 상승
다. 생산성 증가	라. 의료비의 상승

① 가, 나, 다
② 가, 다
③ 나, 라
④ 라
⑤ 가, 나, 다, 라

해설 콕

나, 라는 행위별수가제의 특징에 해당한다.

29 행위별이 아닌 진단명에 따라 미리 결정된 진료비를 지불하는 방법은? ❙충남 9급 2006

☑ 확인 Check! ○ △ ×

① 포괄수가제
② 행위별수가제
③ 총액계약제
④ 인두제

해설 콕

진단별 포괄수가제에 대한 설명이다.

30 아래 지문이 언급하고 있는 의료수가 방식은? ❙경기 9급 2014

☑ 확인 Check! ○ △ ×

- 의료기관 경영의 효율화가 가능하다.
- 진료비 계산의 투명성을 높이고 진료비 청구에 대한 갈등이 적다.
- 의료비 증가 억제가 가능하다.

① 포괄수가제
② 인두제
③ 봉급제
④ 행위별수가제

해설 콕

포괄수가제에 대한 설명이다.

정답 26 ③ 27 ② 28 ② 29 ① 30 ①

31 진료비 지불보상제도를 행위별수가제에서 포괄수가제로 변경할 경우 예상되는 현상으로 옳은 것은? ❙ 지방직 7급 2017

☑ 확인 Check! ○ △ ×

① 의료서비스 양과 질의 극대화
② 고가의료장비 사용의 증가
③ 진료비 청구와 심사 등 행정절차의 간소화
④ 환자와 의사의 만족감 증가

해설 콕

동일한 질병에 정해진 진료비가 지급되므로 진료비 청구와 심사 등 행정절차가 간소화된다.
① 의료서비스의 양과 질과 상관없이 동일질병에 동일진료비가 지급되므로 의료서비스의 양과 질이 낮아진다.
② 정해진 진료비 내에서 수익을 내야 되므로 고가의료장비 사용은 억제된다.
④ 환자는 질 낮은 의료서비스를 제공받고, 의사는 질 좋은 서비스를 포기하므로 둘 다 만족하지 못한다.

32 질병군별 포괄수가제에 대한 설명으로 옳은 것은? ❙ 지방직 9급 2012

☑ 확인 Check! ○ △ ×

① 신의료기술의 도입에 유리하다.
② 제공되는 의료서비스의 양을 최대화한다.
③ 수술환자의 재원기간 단축을 유도할 수 있다.
④ 일차예방을 중요시 한다.

해설 콕

환자가 입원해서 퇴원할 때까지 발생하는 진료에 대하여 질병마다 미리 정해진 금액을 내는 제도로, 입원비가 하나로 묶여있는 제도이므로 재원기간 등의 단축을 유도할 수 있다.
① 신약의 사용이나 새로운 의학기술을 적용하였을 때의 비용 차이에 둔감하여 신기술 도입에 불리하다.
② 제공되는 의료서비스의 양을 최소화함으로써 제공되는 의료의 질이 저하될 수 있다.
④ 이차예방을 중요시 한다.

33 우리나라는 일부 의료행위에 대해 질병군별 포괄수가제로 진료비를 보상하고 있다. 다음 중 포괄수가제로 진료비가 보상되는 의료행위가 아닌 것은? ❙ 서울시 9급 2015

☑ 확인 Check! ○ △ ×

① 백내장수술
② 충수절제술
③ 슬관절치환술
④ 제왕절개분만

해설 콕

대상 질병군(질식분만은 적용 대상에서 제외)
수정체수술(백내장), 편도 · 아데노이드수술(편도선), 충수절제술(맹장), 항문 및 항문주위수술(치질), 서혜 및 대퇴부탈장수술(탈장수술), 자궁 및 자궁부속기 수술, 제왕절개분만수술

34 진료의 표준화와 진료비 산정의 간소화로 효율적인 행정이 가능하지만, 과소진료와 서비스 최소화 등의 문제점을 가진 진료비 지불방법으로 옳은 것은? | 서울시 9급 2017

확인 Check! ○ △ ×

① 인두제 ② 행위별수가제
③ 포괄수가제 ④ 총액계약제

해설 콕

포괄수가제는 진료단가가 정해져 있으므로 과소진료와 서비스 최소화가 발생할 수 있다.

35 봉급제에 관한 설명으로 올바른 것은? | 충북 9급 2005

확인 Check! ○ △ ×

① 진료의 질을 높이기 위해 노력한다.
② 진료생산성이 극대화된다.
③ 의사의 수입과 직장이 안정된다.
④ 진료행위와 수입이 직접적으로 연계된다.
⑤ 의사들이 환자의 진료에 매진한다.

해설 콕

봉급제
근무시간, 능력, 자격증, 나이(경험), 수련기관 등에 의해서 보수가 결정된다. 즉, 봉급제는 의료인의 능력에 의한 지급방식으로 모든 공직 의료인과 조직화되어 있는 병원급 의료기관에서 많이 이용되고 있다. 서비스 양이나 제공받는 사람의 수에 상관없이 일정기간에 따라 보상받는 방식이다.

장 점	• 경험을 쌓아갈수록 봉급과 수당이 올라간다. • 수입이 안정되어 있고, 대부분 시간제 근무이므로 연구할 기회가 많다. • 의사간 불필요한 경쟁을 할 필요는 없으므로 의료인 상호 간의 지식과 의료기술의 숙련도를 평가하기 쉽고 동료들이 진료행위를 감시하므로 의료의 질을 유지 · 향상시키는데 도움이 된다.
단 점	• 보건의료서비스가 관료주의화 되기 쉽다. • 의료인들의 불만(보수, 승진 등)으로 조직 이탈을 초래할 가능성이 있다. • 진료행위와 수입간 직접적인 연계가 없으므로 환자에 대한 관심이 적고 형식적일 수 있다. • 시간제 근무이므로 진료의 계속성 유지가 어렵다.

정답 31 ③ 32 ③ 33 ③ 34 ③ 35 ③

36 보수지불제도 중 봉급제의 장점은?

ㅣ전북 9급 2005

확인 Check! ○ △ ×

① 의사의 동기부여가 높다.
② 의사의 자율성이 높다.
③ 국민의료비 억제가 가능하다.
④ 의료의 질이 높다.
⑤ 동료의 협조가 용이하다.

해설 콕

의사간 불필요한 경쟁을 할 필요는 없으므로 의료인 상호 간의 지식과 의료기술의 숙련도를 평가하기 쉽고, 협조가 용이하다.

37 진료비 지불보상제도에 대한 설명으로 옳은 것은?

ㅣ지방직 7급 2013

확인 Check! ○ △ ×

① 총액계약제는 총 의료비의 상승 효과를 가져온다.
② 질병군별 포괄수가제(DRG)는 의료인의 질병예방활동에 대한 관심을 높인다.
③ 인두제는 과잉진료의 우려가 있다.
④ 행위별수가제는 첨단의과학기술의 발달을 유도한다.

해설 콕

행위별수가제는 의사 개인의 동기유발을 촉진시켜 의료기술 발전이나 생산성 증대에 기여할 수 있다.
① 의료인 단체에 의한 과잉진료의 자율적 억제가 가능하게 되어 총 의료비의 억제가 가능하다.
② 환자가 입원해서 퇴원할 때까지 발생하는 진료에 대하여 질병마다 미리 정해진 금액을 내는 제도로 일차예방인 질병예방활동보다 이차예방인 질병치료에 대한 관심이 높다.
③ 진료수가가 진료 여부와 상관없이 단순히 등록환자에 따라 결정되므로, 환자를 성실히 치료하지 않고 상급의료기관에 의뢰하려 하며, 서비스가 불친절해진다.

38 진료비 지불방법에 대한 설명으로 옳지 않은 것은?

ㅣ지방직 9급 2009

확인 Check! ○ △ ×

① 행위별수가제하에서는 질병예방이 소홀하다.
② 인두제는 첨단의료기술의 도입을 유도한다.
③ 포괄수가제는 처방의 범위와 종류를 제한한다.
④ 봉급제는 의료의 관료화를 초래할 수 있다.

해설 콕

인두제는 등록환자 또는 사람 수에 따라 일정액을 보상받는 방식으로, 의료의 질이 떨어지며, 치료의 계속성을 유지할 수 없다.

① 행위별수가제하에서는 의료의 자본주의화를 초래하기 쉬우며, 예방보다 치료에 치중하는 경향이 있다.

③ 포괄수가제는 한 가지 치료행위가 기준이 아니고, 환자가 어떤 질병의 진료를 위하여 입원했었는가에 따라 의사에게 환자나 진료일당 또는 병원별 단가를 정하여 보상하는 방법으로, 처방의 범위와 종류를 제한한다.

④ 봉급제는 의료인의 능력에 의한 지급방식으로 모든 공직 의료인과 조직화되어 있는 병원급 의료기관에서 많이 이용되고 있다. 서비스 양이나 제공받는 사람의 수에 상관없이 일정기간에 따라 보상받는 방식이다. 따라서 보건의료서비스가 관료주의화 되기 쉽다.

39 **의료제공자는 환자에게 의료서비스를 제공한 대가로 진료비를 받는데 다양한 진료보수지불제도의 장·단점에 대한 설명으로 옳지 않은 것은?** ❙지방직 7급 2010

확인 Check! ○ △ ×

① 행위별수가제도는 전문적 진료에 적합하며 의학발전을 촉진할 수 있으나, 행정관리비가 많이 소요된다.

② 인두제는 예방의료를 활성화할 수 있지만 과소진료의 소지가 있고 환자의뢰가 많아 2, 3차 진료기관에서 대기시간이 길어진다.

③ 봉급제는 진료의 양이 크게 증가하지 않으며 서비스가 관료적인 형태로 제공되기 쉽다.

④ 포괄수가제는 과잉진료를 방지하여 의료비의 상승을 억제할 수 있으나, 환자를 계속해서 치료하려고 한다.

해설 콕

환자를 계속해서 치료하려고 하는 것은 행위별수가제의 단점에 해당한다. 포괄수가제는 정해진 행위와 상관없이 질병별로 진료비를 받으므로 최소의 행위만 제공하려고 한다.

40 **진료보수지불제도의 설명 중 맞는 것은?** ❙충북 9급 2005 변형

확인 Check! ○ △ ×

① 포괄수가제제 – 보험자 측과 의사단체 간에 국민에게 제공되는 의료서비스에 대한 진료비 총액을 협의한 후, 사전에 결정된 진료비총액을 지급하는 방식

② 인두제 – 의료인들에게 그들 각자의 근무경력, 기술수준, 근무하는 의료기관의 종별 및 직책에 따라 보수수준을 결정하고 그에 따라 월 1회 또는 일정기간에 한 번씩 급료를 지급하는 방법

③ 행위별수가제 – 진료에 소요되는 약제 또는 재료비를 별도로 산정하고 의료인이 제공하는 진료행위 하나하나마다 항목별로 가격을 책정하여 진료비를 지불하는 제도

④ 총액계약제 – 일정한 수의 가입자가 특정 의료공급자에게 등록하고 의료공급자는 진료비를 등록자당 일정금액을 지불하는 방식

정답 36 ⑤ 37 ④ 38 ② 39 ④ 40 ③

해설 콕

① 총액계약제에 대한 설명이다.
② 봉급제에 대한 설명이다.
④ 인두제에 대한 설명이다.

41 다음은 의료보장제도 보수지불제도에 대한 설명이다. 틀린 것은?

Ⅰ경기 9급 2006

확인 Check! ○ △ ×

① 행위별수가제는 생산의 양과 질을 최대화시킨다.
② DRG는 의료기관의 생산성을 저하시킨다.
③ 총괄계약제는 최신의료장비의 도입의욕을 저하시킨다.
④ 봉급제는 의료가 형식적으로 된다.

해설 콕

DRG(포괄수가제)는 진료비 총액이 환자의 특성과 질환의 중증도에 따라 일정한 기준으로 정해져 있기에 투입을 최소화하여 경영과 진료를 효율화시켜야 하기에 의료기관의 생산성은 향상된다.

42 보수제도에 대한 설명 중 틀린 것은?

Ⅰ경기 9급 2004

확인 Check! ○ △ ×

① 인두제 – 상급 진료기관으로의 후송 가능성이 크다.
② 포괄수가제 – 표준화 진료로 의료비 상승 억제가 가능하다.
③ 행위별수가제 – 과다진료로 의료비 증가 가능성이 있다.
④ 총괄계약제 – 새로운 첨단의료기기 도입이 유리하다.

해설 콕

총괄계약제는 신기술 개발 및 도입, 의료의 질 향상 동기가 저하되며, 과소진료의 가능성 등으로 의료의 질 관리가 어려울 수 있다.

43 행위별수가제에 대해서 알맞은 내용은?

| 전북 9급 2005

☑ 확인 Check! ○ △ ×

① 의사의 자율성이 감소된다.
② 포괄적인 의료가 제공된다.
③ 후송이 남발된다.
④ 의료의 표준화가 가능하다.
⑤ 경제적 유인 발생시 잘 작용한다.

해설 콕

행위별수가제의 경우 경제적 유인발생시 의사의 행위와 투입된 자원이 모두 보상되므로 새로운 의학기술을 발달하게 하고, 환자 측면에서도 투입이 필요한 모든 처치와 약재, 재료대가 보상이 되므로 충분한 양질의 의료서비스를 제공받는 것이 가능하다.
① 총액계약제의 실시는 의사의 자율성 감소를 초래한다.
② 총액계약제는 포괄적인 의료를 제공할 수 있다.
③ 후송이 남발하는 것은 인두제의 단점이다.
④ 포괄수가제의 경우 의료의 표준화가 가능해진다.

44 〈보기〉에서 의료비 상승 억제효과가 있는 진료비 지불제도를 모두 고른 것은?

| 서울시 9급 2020

☑ 확인 Check! ○ △ ×

보 기

ㄱ. 인두제	ㄴ. 포괄수가제
ㄷ. 총액계약제	ㄹ. 행위별수가제

① ㄱ, ㄴ
② ㄴ, ㄷ
③ ㄱ, ㄴ, ㄷ
④ ㄱ, ㄴ, ㄷ, ㄹ

해설 콕

ㄱ. 인두제는 등록환자에 따라 일정액을 보상받는 방식으로 진료행위가 예방 측면에 초점을 맞출 수 있어 국민 총 의료비의 억제효과를 기대할 수 있다.
ㄴ. 포괄수가제는 한 가지 치료행위가 기준이 아니고, 환자가 어떤 질병의 진료를 위하여 입원했었는가에 따라 의사에게 환자나 진료일당 또는 병원별 단가를 정하여 보상하는 방식으로 경제적인 진료수행을 유도하여 의료비 상승을 통제할 수 있다.
ㄷ. 총액계약제는 보험자 측과 의사단체 간에 인두방식 또는 건수방식으로 1년 간의 진료비 총액을 추계협의한 후 진료 측의 단체는 그 총액의 범위 내에서 진료를 담당하고, 지불자는 진료비에 구애받지 않고 보건의료서비스를 이용하는 방식으로 총 의료비의 억제가 가능하다.
ㄹ. 행위별수가제는 진료수가가 진료행위의 내역에 의하여 결정되는 방식으로 제공된 의료서비스의 단위당 가격에 서비스의 양을 곱한 만큼 보상하는 방식이다. 따라서 의사 또는 의료기관의 수입을 높이기 위해 과잉진료, 과잉검사 등을 초래할 우려가 있다.

정답 41 ② 42 ④ 43 ⑤ 44 ③

45 **의료저축제도(MSA)의 도입이 가져올 것으로 기대되는 효과가 아닌 것은?**

☑ 확인 Check! ○ △ ×

① 불필요하고 낭비적인 의료이용을 줄일 수 있다.
② 적정수준의 보험재정으로도 보험급여 범위를 중증질환 중심으로 확대할 수 있다.
③ 의료저축계좌에 적립된 적립액은 의료비 이외에는 사용하지 못한다.
④ 보험료의 증가를 억제할 수 있다.
⑤ 대부분의 소비자들이 의료서비스를 정확하게 평가할 수 있다.

해설 콕

의료저축제도가 도입되더라도 제공되는 의료서비스를 정확하게 파악하지는 못한다.

| 심화 Tip |

의료저축제도(MSA)

1. **의 의**

의료저축제도는 의료보험의 구조를 기초질병에 대한 개인별 '의료저축계좌'와 고비용질병에 대비하는 '사회보험계좌'로 이원화함으로써, 제도 본연의 보험기능 회복과 재정안정화를 동시에 달성할 수 있는 제도이다. 소액의료비는 소득의 일정비율을 매월 저축한 의료저축계좌에서 지불하는 대신, 드물게 발생하는 거액의 중질병에 대해서는 부과방식의 사회보험을 활용함으로써 의료보험의 실질적인 소득재분배 기능을 높이자는 것이다. 의료저축계좌에 적립된 적립액은 의료비 이외에는 사용하지 못한다.

2. **목 적**

의료저축제도를 도입해야 한다는 근거는 이 제도가 의료비지출을 줄일 수 있다는데 있다. 그리고 의료비지출 감소의 가장 중요한 근거는 의료저축제도에서는 개인이 불필요한 의료이용을 '스스로 줄여서' 즉, 의료수요자의 모랄해저드를 없앰으로써 의료비를 절감하게 될 것이라는 점이다.

3. **효 과**

① 사회보험으로서 전 국민 건강보험제도를 운용하고 있는 우리나라는 언제든지 건강보험재정이 악화될 수 있는 구조이면서도 가계는 의료비로 인해 파탄에 직면할 수 있는 모순적인 구조인 것이다. 이러한 문제를 개혁하지 않고는 보험료는 더 인상될 수밖에 없는데, 의료저축제도를 도입해서 억제할 수 있다.
② 도덕적 해이(현 건강보험에서 야기되는 과잉진료, 의료 쇼핑 등)를 억제하고 의료비 급증을 예방함으로써 건강보험재정의 안정화에도 일정 부분 기여할 수 있으며, 사전적인 건강관리에 적극적인 자세(국민들의 자조노력)를 갖게 할 수도 있다.
③ 부담가능한 적정수준의 의료보험재정으로도 의료보험의 급여범위를 중증질환을 중심으로 확대할 수 있다.
④ 젊었을 때 자신이 낸 보험료가 적립되었다가 의료비 지출이 많은 노후에 자신의 의료비용으로 지불되게 함으로써, 노후의 의료비를 후세대의 부담이나 정부의 보조금 지원보다는 각자의 저축으로 해결하도록 유도함으로써 인구노령화에 효과적으로 대비할 수 있다. 그리고 정부는 저소득층의 소득수준에 따라 의료보험료를 보조함으로써 취약계층에 대한 기존의 의료보호제도를 보다 실질적으로 운영할 수 있다.

46 의료서비스의 본인부담방법으로 건당 일정액만을 보험자가 부담하고 나머지는 환자가 지불하는 방법은?

ㅣ지방직 7급 2012

☑ 확인 Check! ○ △ ×

① 정액수혜제
② 정률제
③ 정액부담제
④ 일정액공제제

해설 콕

정액수혜제는 이용하는 의료서비스 건당 일정액만을 보험자가 부담하고 나머지는 환자가 지불하는 본인부담 방법으로 의료이용자에게 상당한 부담이 되는 비용분담제도이다.

47 건강보험에서 지불하는 보험급여의 최고액을 정하여 그 이하의 진료비에 대해서는 건강보험 혜택을 받게 되고 최고액을 초과하는 진료비에 대해서는 이용자가 부담하는 방식은?

ㅣ경남 9급 2004

☑ 확인 Check! ○ △ ×

① 정률제
② 급여상한제
③ 정액부담제
④ 일정액공제제

해설 콕

급여상한제에 대한 설명이다.

48 〈보기〉에 해당하는 본인부담금제도(cost sharing system)는?

ㅣ서울시 9급 2016

☑ 확인 Check! ○ △ ×

보 기

의료비가 일정수준에 이르기 전에는 전혀 보험급여를 해주지 않고, 그 이상에 해당되는 의료비만 보험급여의 대상으로 인정한다.

① 정률부담제(coinsurance)
② 정액부담제(copayment)
③ 급여상한제(limit)
④ 일정액공제제(deductible clause)

해설 콕

총 부담금 중에서 일정수준에 이르기 전까지의 금액을 공제하여 본인부담금으로 하고 일정수준을 넘는 금액만 지불하는 방식을 일정액공제제라 한다.

심화 Tip

비용부담의 제 수단

구 분	방 식	특 징
정률부담제 (정률제)	보험자가 의료비용의 일정비율만 지불하고, 나머지 부분은 보험수급자가 부담하는 방식	• 본인부담률이 너무 높게 책정되면 저소득층의 필수적인 의료이용이 제한되고, 고소득층의 의료이용 억제에는 효과가 미미할 수 있다. • 우리나라의 입원과 외래에서 가장 일반적으로 사용되는 방법이다.
정액부담제	의료서비스 이용내역과 관계없이 서비스 건당 미리 정해진 일정액만 소비자가 부담하고 나머지는 보험자가 지불하는 방식	• 불필요한 값싼 서비스의 이용을 억제하는 효과가 있다. • 저소득층의 의료이용을 억제할 우려가 있다.
정액수혜제	보험자가 의료서비스 건당 일정액만 부담하고 나머지는 소비자가 직접 지불하는 방식	• 의료소비자는 보험자가 책정한 금액으로 의료서비스를 이용해야 하므로 값싼 의료제공자를 찾게 하는 경제적 동기를 부여한다. • 소비자가 값싼 의료를 찾는다면 의료공급자 간에서도 계속적으로 의료서비스의 가격과 질에서 경쟁을 유도하는 효과가 있다.
일정액공제제 (정액공제제)	의료비가 일정 수준에 이르기 전에는 전혀 보험급여를 해주지 않고, 그 이상에 해당되는 의료비만 보험급여의 대상으로 인정하는 방식	• 소화불량과 초기감기 같은 가벼운 질환에 대해서 예방과 자가치료를 유도하여 의료서비스 이용과 의료비증가를 억제할 수 있다. • 공제액의 크기에 따라서는 강력한 비용억제책이 되며, 동시에 소득역진성이 매우 크다.
급여상한제	의료보험에서 지불하는 보험급여의 최고액을 정하여 그 이하의 진료비에 대해서는 의료보험의 혜택을 받게 하고, 최고액을 초과하는 비용에 대해서는 보험이 적용되지 않게 하여 서비스 이용에 부담을 주는 방식	• 고액진료비를 발생시키는 노인인구, 암과 퇴행성 질환군 및 고가의료장비의 이용을 억제할 수가 있고, 사치성 의료가 급격하게 감소되어 의료비 절감 효과가 매우 크다. • 필수의료에도 급여상한의 설정으로 노인 계층과 중대질환에 걸린 환자군에 선택적 불이익이 발생하고, 의료보장의 위험분산효과가 소멸되어 제도의 존재가치가 훼손될 수 있다.

49 의료비 억제방안으로 일정비율의 본인부담제도는? ❙대구시 9급 2005

☑ 확인 Check! ○ △ ×

① 본인부담액보상액 ② 정액수혜제
③ 정률제 ④ 본인부담액상한제

해설 콕

일정비율을 부담하는 제도는 정률제이다.

50 의료이용시 소비자가 직접 진료비를 부담할 때의 문제점으로 옳은 것은? ❙울산시 9급 2005

☑ 확인 Check! ○ △ ×

① 저소득층의 이용이 어렵다.
② 의료이용자의 도덕적 해이가 증가한다.
③ 의료 공급의 질적 저하가 발생한다.
④ 국민의료비가 증가한다.

해설 콕

의료비용을 소비자가 직접 부담할 경우에는 저소득층은 의료비부담으로 의료이용이 어렵게 된다.
② 의료비를 직접 부담하므로 불필요한 의료이용이 줄어들어 도덕적 해이가 감소한다.
③ 의료공급의 질적 향상을 가져온다.
④ 의료기관 이용의 감소로 국민의료비가 감소하게 된다.

51 국민의료비의 증가요인과 대책에 대한 설명으로 옳지 않은 것은? ❙지방직 7급 2010

☑ 확인 Check! ○ △ ×

① 의과대학 정원감축 방안은 단기적 의료비 억제대책의 하나이며, 전공과목간, 지역간 의사수 조정은 의료비 억제에 효과적으로 기여하지 못한다.
② 건강보험을 통한 접근성 제고, 인구집단의 노령화 등은 의료비를 증가시키는 요인이 된다.
③ 의료기관 이용자의 본인부담률을 높임으로써 불필요한 의료이용을 억제할 수 있다.
④ 국가는 병원 병상수의 과잉 증설을 억제하고, 고가의료장비 도입을 억제하기 위한 제도를 사용할 수도 있다.

해설 콕

의과대학 정원감축 방안은 장기적 의료비 억제대책의 하나이며, 전공과목간, 지역간 의사수 조정은 의료비 억제에 효과적으로 기여할 수 있다.

정답 49 ③ 50 ① 51 ①

심화 Tip

의료비 증가요인과 대책

의료비 증가요인	의료수요 증가요인	• 소득증대 : 일반적으로 소득 증가율에 비해 의료비 증가율이 빠름(GDP 대비 의료비 비중 증가 추이) • 의료보장 확대 • 고령인구의 증가, 만성질환과 장애보유기간 증가 • 의료공급자에 의한 수요 증가 • 진단기법, 질병정의, 기타 대체재의 변화 • 선호 변화
	의료서비스 생산비용 상승요인	• 고가의료장비 도입, 사용 • 보건의료인 교육수련비용 상승
	제도적 요인	• 행위별수가제하에서는 공급자에 의한 수요증가 가능성 증가 • 최신 의료기술이나 고가의료장비 도입 촉진
대 책	수요측 관리방안	• 건강증진 • 진료비에 대한 본인부담(의료보험하에서 나타나는 도덕적 해이를 줄이기 위한 목적)
	공급측 관리방안	• 고가의료장비 도입 억제 • 병상 공급 규제 • 치료 적정성 검토 등 진료내용에 대한 심사 • 가격 규제 • 대체재 제공 : 노인요양시설, 주치의, 비의사 인력
	진료비 보상방식 개편	행위별수가제 개혁

52 의료비의 상승원인 중 의료수요를 증가시키는 요인에 해당하지 않는 것은 | 서울시 9급 2021

확인 Check! ○ △ ×

① 사회간접시설의 확충
② 의료인력 임금의 상승
③ 인구의 노령화
④ 건강보험의 확대

해설 콕

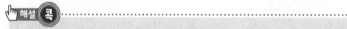

의료인력 임금의 상승은 '의료공급 측면에 의한 상승요인'에 해당한다.

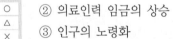

| 심화 Tip |

의료비의 상승원인

구 분	세부 내용
의료수요 측면에 의한 상승요인	• 소득 증대로 경제적 능력이 향상되어 의료서비스의 이용 증가 • 의료보장의 확대로 경제적, 정신적 부담이 낮아져 의료 이용 증가 • 인구증가 및 노령화로 인해 의료서비스의 이용 증가 • 도로망 확충 등 사회간접시설 및 사업의 발전으로 의료서비스의 이용이 수월해져서 의료수요 증가 • 건강권, 의료권의 인식이 변화하고 의료에 대한 기대나 관심의 증가
의료공급 측면에 의한 상승요인	• 의료 수가의 상승 • 고급 의료기술의 이용 증가 : 고가의 의료장비 사용 증가에 따른 의료서비스의 가격 상승, 새로운 진단방법, 치료 기술의 계속적 개발로 인한 의료서비스의 가격 상승 • 의료인력 및 병상수의 증가(의료의 생산비용 상승) : 의료서비스 종사자들의 임금 상승, 의료시설에 대한 투자 증대, 의료인력수, 의료기관수, 병상수 증가 등 의료서비스의 생산에 투입되는 재료비의 가격 상승
제도적 측면에 의한 상승요인	• 진료비 보상제도(지불보상제)의 문제점으로 인한 의료비 상승 • 보건의료전달체계의 문제점으로 인한 의료비 상승 • 의료의 공공성 부족으로 인한 의료비 상승

53 의료수요를 증가시키는 요인으로 거리가 먼 것은?

☑ 확인 Check! ○ △ ×

① 건강에 대한 관심 고조
② 경제수준의 향상
③ 노인인구의 증가
④ 예방보건의료서비스의 증가

해설 콕

예방보건의료서비스의 증가는 미연에 질병을 예방함으로써 의료수요를 감소시키는 요인이 된다.

54 다음 중 국민의료비 증가요인이 아닌 것은? | 충북 9급 2014

☑ 확인 Check! ○ △ ×

① 대체의료인력의 증가
② 노인인구의 증가
③ 고가의료장비 사용 증가
④ 국민소득의 증가

해설 콕

대체의료인력이 증가하게 되면 경쟁으로 인하여 의료비가 감소할 수 있다.

정답 52 ② 53 ④ 54 ①

| 심화 Tip |

국민의료비의 증가요인

의료수요의 증가	• 소득증대로 의료를 이용할 수 있는 경제적 능력이 향상됨 • 의료보장의 확대로 의료이용의 경제적 장벽이 낮아짐 • 인구증가 및 노령화로 의료수요 증대 • 사회간접시설의 발전으로 의료이용이 용이
의료생산비용의 상승	• 전반적인 임금 상승과 함께 의료서비스 종사자들의 임금 상승 • 의료서비스 생산에 투입되는 재료비의 가격 상승
의학기술의 발전	• 고가의료장비의 사용이 많아져 의료서비스 가격 상승 • 새로운 진단, 치료기술의 발전으로 의료서비스 가격 상승

55 의료비 증가원인 중 수요적 측면이 아닌 것은? | 충북 9급 2005

확인 Check! ○ △ ×

① 소득의 증가 ② 인구의 증가, 노령화
③ 건강보험 도입 ④ 의료생산비 상승

해설 콕

의료생산비의 상승은 공급적 측면에 해당한다.

56 의료비 증가요인 중에서 공급측 요인에 해당하는 것은?

확인 Check! ○ △ ×

① 소득증가 ② 의료보험의 실시
③ 의료기술의 발전 ④ 인구의 고령화

해설 콕

의료비의 증가요인

수요측 요인	• 인구의 고령화 • 소득증가 • 의료보험의 실시
공급측 요인	• 의료기술의 발전 • 보건의료서비스 생산비용의 상승 • 진료비 지불방식과 의료공급자의 비용 증가적인 행동

57 국민의료비 증가를 억제하는 방법이 아닌 것은? ❙ 경기 9급 2005

☑ 확인 Check! ○ △ ×

① 포괄수가제 ② 행위별수가제
③ 인두제 ④ 총괄계약제

해설 콕

행위별수가제는 국민의료비를 증가시키는 제도이다.

58 국민의료비의 상승을 억제하기 위한 대책으로 옳지 않은 것은? ❙ 지방직 9급 2009

☑ 확인 Check! ○ △ ×

① 환자의 본인일부부담금을 줄인다.
② 포괄수가제를 확대 실시한다.
③ 고가의료장비의 도입을 억제한다.
④ 공공의료의 비중을 높인다.

해설 콕

환자의 본인일부부담금을 줄이게 되면 불필요한 의료수요가 증가하여 국민의료비를 상승시킨다.

59 의료기관의 서비스 행태를 통제함으로써 의료비 증가를 억제할 수 있다. 의료기관에 대한 진료비 증가 억제 방법으로 옳지 않은 것은? ❙ 지방직 9급 2010

☑ 확인 Check! ○ △ ×

① 고가의료장비의 도입 규제
② 이용도 검사
③ 의료서비스의 가격 통제
④ 본인일부부담금 제도

해설 콕

본인일부부담금 제도는 의료소비자의 행태를 통제하여 불필요한 의료수요를 줄여서 의료비를 감소시키는 정책이며, 공급자인 의료기관의 서비스 형태를 통제하여 의료비 증가를 억제하는 정책이 아니다.

정답 55 ④ 56 ③ 57 ② 58 ① 59 ④

60 국민의료비의 억제 방안으로 옳지 않은 것은?

ㅣ지방직 9급 2011

☑ 확인 Check! ○ △ ×

① 병상 수의 규제
② 고가의료장비의 도입 억제
③ 총액계약제의 도입
④ 본인부담금의 축소

해설 콕

본인부담금을 축소하게 되면 그만큼 의료이용이 증가해서 국민의료비의 증가를 가져온다.

61 증가하는 의료비를 억제하기 위한 방법이 아닌 것은?

ㅣ경기 9급 2005

☑ 확인 Check! ○ △ ×

① 병상수 증가 억제
② 고가의료장비 수입의 억제
③ 건강보험 도입
④ 본인부담률 상승

해설 콕

건강보험을 통해 의료기관을 저렴하게 이용할 수 있게 되면 불필요한 의료이용도 증가하게 되어 의료비가 증가하게 된다.

62 의료비 상승에 대한 억제 정책으로 제시될 수 있는 방안은?

ㅣ보건복지부 9급 2004

☑ 확인 Check! ○ △ ×

① 의료보험을 도입한다.
② 본인일부부담률을 인하한다.
③ 시술점수제도를 더욱 강화한다.
④ 포괄수가제를 실시한다.
⑤ 의료장비를 도입한다.

해설 콕

①, ②, ③, ⑤는 의료비 상승의 원인이 된다.

63 의료비 증가 억제 방법 중 접근성의 감소 원인은?

Ⅰ전북 9급 2006

☑ 확인 Check! ○ △ ×

① 본인부담금 증가
② 의료수가 통제
③ 포괄수가제도 도입
④ 의료이용 심사
⑤ 고가장비 도입 제한

해설 콕

본인부담금의 증가는 환자의 병원접근성을 감소시키는 원인이 된다.

64 이용자에게 의료비용의 일부를 부담하게 함으로써 의료소비자에게 비용을 인식시켜 수진 남용을 방지하고, 의료비 상승을 억제하여 건강보험재정의 안정성을 도모하기 위한 것은?

Ⅰ서울시 9급 2022

☑ 확인 Check! ○ △ ×

① 준비금
② 상환금
③ 대지급금
④ 본인일부부담금

해설 콕

제3자 지불방식의 의료보험제도하에서는 의료이용자가 의료비용에 대해 덜 의식하게 되므로 의료서비스를 남용할 가능성이 존재하게 된다. 이러한 의료이용자의 과잉수진을 방지하고, 의료비 상승을 억제하여 건강보험재정의 안정성을 도모하기 위한 것이 본인일부부담제도이다.

65 다음 중 건강보험제도에서 불필요한 의료이용을 줄이기 위해 도입하는 본인일부부담제도의 종류에 속하지 않는 것은?

Ⅰ서울시 9급 2008

☑ 확인 Check! ○ △ ×

① 정률제
② 본인부담금상한제
③ 일정액공제제
④ 정액수혜제
⑤ 정액부담제

해설 콕

본인부담금상한제는 본인이 부담하는 비용의 최대한도를 정하는 것이므로 환자의 불필요한 이용이 증가하게 된다.

정답 60 ④ 61 ③ 62 ④ 63 ① 64 ④ 65 ②

66 의료비 상승 억제 방안인 것은?

I 전남 9급 2004

☑ 확인 Check!
○
△
×

① 공급자 독점
② 외부효과
③ 국가의 통제 확대
④ 정보 비대칭

해설 콕

의료비 상승 억제를 위한 국가의 통제방법

의료비 상승 원인	국가의 통제방법
정보 비대칭(소비자의 지식 결여)	정보 제공 예 의료기관평가결과 공개
의료공급의 독점	전문직에 대한 사회적 의무 부과, 공공병원 운영
외부효과	방역체계 운영, 국가 예방접종사업
예측불가능한 수요 발생	공적 의료보험 운영, 방역체계 운영
수요와 공급의 시간적 불일치성	의료인력 및 시설 수급 계획

67 보건의료비를 감소시키기 위한 적절한 방법이 아닌 것은?

I 경기 9급 2005

☑ 확인 Check!
○
△
×

① 공적 통제 강화
② 보건교육 강화
③ 예방사업 실시
④ 본인부담률 인상
⑤ 건강검진 제외

해설 콕

건강검진을 제외하게 되면 질병을 미연에 예방할 수 있는 기회가 줄어들어 질병환자가 늘어나게 됨으로써 결국 의료비의 상승을 가져오게 된다.

68 공급자의 진료비 절감제도가 아닌 것은?

I 충남 9급 2005

☑ 확인 Check!
○
△
×

① PRO
② PSRO
③ HMO
④ FFS

해설 콕

FFS는 행위별수가제로 공급자의 진료비를 증가시키는 제도이다.

| 심화 Tip |

의료비 절감의 주요 정책

PSRO	• 1972년 환자들에게 의학적으로 필요한 의료서비스를 효율적·효과적으로 전달하기 위한 목적으로 만들어진 제도이다. • 이 제도는 의료인들의 자신들에 대한 침해라는 반대의견과 비용절감효과에 대한 국회의 부정적 평가로 인해 1981년부터 정부의 예산지원이 중단되고, 1982년에 이르러서는 완전히 폐지되었다.
PRO	• 1982년부터 PSRO의 기능을 대신하는 의료이용감사조직이다. • HCFA(미국 보건의료재정청)의 지정을 받은 조직으로 의료서비스의 적정성, 의학적 필요성, 의료시설의 타당성을 심사함으로써 의료비를 절감하는 제도이다. 우리나라의 진료비심사평가제와 유사한 제도이다.
HMO	• 가입자로부터 매월 보험료를 징수하여 이를 재원으로 공급자에게 인두제 방식의 진료비를 지급하고 가입자에게는 현물급여 방식의 서비스를 제공하는 제도이다. • 환자는 자신이 속한 일차진료의사를 통해 전문의 진료가 이루어진다. • 가입자는 자신이 속한 HMO의 일차진료의사를 통하지 않으면 모든 비용을 전액 본인이 부담해야 하므로 일차진료의사의 사례관리에 의한 서비스를 받게 되고, 이를 통해 의료비를 절감하는 제도이다.
PPO	HMO의 변형으로 환자 스스로 의사를 정하고 진료를 받을 수 있는 제도이다.
UR	재정, 사람, 건물, 공간, 시간, 기기 등 자원의 적절성과 활용도를 평가하는 활동을 통해 의료비 억제를 유도하는 제도이다.
DRG - PPS	포괄수가제

69 공급자 측면의 도덕적 해이를 방지하는 것이 아닌 것은? | 보건복지부 9급 2006

☑ 확인 Check! ○ △ ×

① UR(Utilisation Review)
② PRO(Peer Review Organisation)
③ PSRO(Professional Standard Review Organisation)
④ FFS(Fee for Service)

해설 콕

FFS(Fee for Service ; 행위별수가제)는 의료수가 내에서 의료비가 치료의 질보다는 치료의 양에 따라 책정되기 때문에 의사들이 불필요한 것을 포함해서 더 많은 치료를 제공하려는 유인책을 제공하게 된다. 즉, 공급자 측면의 도덕적 해이를 조장하는 제도이다.

정답 66 ③ 67 ⑤ 68 ④ 69 ④

04 WTO와 의료시장의 개방

01 의료시장 개방을 협의하는 국제기구와 회의로 알맞은 것은? ❙부산시 9급 2004

확인 Check! ○ △ ×

① WTO 로마회의
② WTO DDA(도하개발어젠다)
③ WHO 뉴욕회의
④ WTO 비엔나 협약

해설 콕

세계무역기구(WTO)가 2001년 11월 카타르 도하에서 개최한 제4차 각료회의에서 '도하개발어젠다(DDA)'가 채택됨에 따라 세계는 보건의료서비스 시장 개방의 급물살을 타게 되었다.

02 WTO DDA에 관한 설명 중 틀린 것은? ❙경기 9급 2006

확인 Check! ○ △ ×

① MODE1(국경간 공급) – 원격진료서비스
② MODE2(해외소비) – 한 국가의 개인 또는 기업이 다른 나라에서 서비스를 이용
③ MODE3(상업적 주제) – 외국 기업이 다른 국가의 자회사나 지사를 설립하여 서비스를 공급하는 것
④ MODE4(자연인의 이동) – 외국의 환자를 데려와 치료

해설 콕

외국의 환자를 데려와 치료하는 것은 MODE2(해외소비)에 해당한다.

WTO DDA의 공급형태

공급자의 주재 여부	공급형태	정 의	비 고
공급자가 수요지에 주재하지 않음	MODE1 (국경간 공급)	인력과 자본의 이동은 없고 서비스만 공급	원격진료, 자문
	MODE2 (해외소비)	• 소비자가 다른 나라에서 서비스 이용 • 소비자의 국가간 이동	해외진료(원정출산 등)
공급자가 수요지에 주재함	MODE3 (상업적 주재)	수요지에 서비스 공급주체를 설립하여 서비스	• 자본의 이동(투자) • 해외의료기관설립운영
	MODE4 (자연인의 이동)	수요지에 공급 인력이 주재	• 노동력의 국가간 이동 • 의료인경영자 등이 주재

03 외국인이 우리나라에 약국을 개설할 수 있는 단계는?

ㅣ강원 9급 2007

확인 Check!
○
△
×

① MODE1(국경간 공급)
② MODE2(해외소비)
③ MODE3(상업적 주재)
④ MODE4(자연인의 이동)

해설 콕

MODE1 국경간 공급 (원격의료)	• 원격의료란 청각, 시각 데이터 커뮤니케이션을 사용하는 의료시술로서, 의료전달체계, 자문, 진단, 치료, 교육, 그리고 의료상의 데이터 교환을 포함하며, 이러한 국경간 공급형태 방식의 서비스를 말한다. • 단순히 인터넷과 같은 정보통신망을 이용한 진단에 덧붙여 직접 의료용 샘플 등의 국경간 이동을 포함하는 것도 크게 보아 원격의료에 포함된다.
MODE2 해외소비	국내에서 이용할 수 없는 선진화된 의료기법 및 전문화된 치료를 해외에서 받을 수 있으며, 자국과 질적인 측면에서는 유사하지만 비용이 낮거나 혹은 자국에서 이용할 수 없는 특수서비스도 제공받는 것이다. • 경제적으로 여유가 있는 개도국의 국민들이 높은 수준의 서비스를 공급받기 위해 선진국으로 이동하는 것 • 이국적인 치료법을 기대하거나 혹은 성형수술과 같이 의료보험이 적용되지 않는 서비스를 저렴한 가격에 제공받기를 원하는 선진국 국민들의 개도국으로의 이동하는 것 • 적절한 시기에 필요한 서비스를 제공받기 어려울 경우, 혹은 가격이나 품질에 있어서 경쟁력이 있는 쪽으로 개도국들 사이나 선진국들 사이에 국민들이 이동하는 것
MODE3 상업적 주재	• 외국인에 의한 의료서비스 및 투자에 해당하는 경우로서 상업적 주재 의료서비스를 들 수 있다. • 외국인이 직접 자금을 투입하여 현지에 법인 또는 지사 등을 설립하여 현지인을 대상으로 보건의료서비스를 제공하는 것이다.
MODE4 자연인의 이동	• GATS 하에서 MODE4는 서비스 공급과 관련된 자연인의 일시적 이동을 고려한다. • 한 국가의 개인이 다른 국가로 이동하여 서비스를 공급하는 것이 그 예이다.

04 WTO의 DDA와 관련하여 바르지 못한 것은?

ㅣ경기 9급 2005

확인 Check!
○
△
×

① MODE1 – 원격 기술 지원
② MODE2 – 치료를 받기 위해 해외로 가는 것과 관련
③ MODE3 – 다른 나라에 의료관련 투자를 하는 것
④ MODE4 – 일괄 타결을 원칙으로 하되 부분 타결도 가능

해설 콕

MODE4 – 한 국가의 개인이 다른 국가로 이동하여 서비스를 공급하는 것

05 미국의 의료보장제도

01 다음 중 미국에서 정부의 예산으로 운영하며, 빈곤자를 대상으로 하는 공적 의료보장제도는?

지방직 9급 2014

☑ 확인 Check!
○
△
×

① Medicare　② Blue Shield
③ HMO　④ Medicaid
⑤ PSRO

해설 콕

메디케이드(Medicaid)
미국의 빈곤층에게 의료서비스와 건강 관련 서비스를 제공하는 가장 큰 연방정부와 주정부의 협력 프로그램(a joint federal-state program to assist the poor)이다. 실제로 모든 주들이 메디케이드 프로그램을 진행하고 있으며, 최근에는 메디케이드가 대상자나 의료비지출과 관련해서는 노인층을 대상으로 하는 메디케어를 능가하여 이른바 미국 내에서 가장 큰 공적 지원프로그램으로 자리하고 있다.

심화 Tip

미국의 의료제도

공적 의료보험	Medicare	65세 이상 노인 및 신장질환자 등
	Medicaid	일정 소득 이하의 저소득자
민간 사회보험	• Blue Shield : 계약개업의를 통한 외래서비스 • Blue Cross : 계약병원을 통한 입원서비스 • HMO : 주치의(Primary Care Physician)를 정해서 진료를 받는 시스템 • PPO : 보험회사 네트워크 내의 병원에 자유롭게 갈 수 있는 시스템 • PSRO : 의료이용평가 업무를 수행	

02 미국 건강보험의 특징이 아닌 것은?

인천시 9급 2007

☑ 확인 Check!
○
△
×

① HMO가 있다.
② 주로 국가에서 사회보험을 채택하여 이용한다.
③ medicaid가 있다.
④ medicare가 있다.

해설 콕

미국의 의료보험

- 미국은 전 국민을 대상으로 하는 공적인 의료보험 체계나 세금을 재원으로 하는 국영의료서비스 체계를 갖고 있지 않다.
- 공적인 의료보험체계로는 전체 인구 중 노인인구와 장애인과 가난한 이들을 대상으로 하는 Medicare(나이가 65세 이상인 사람들에게 의료서비스를 제공하는 제도)와 Medicaid(장애인과 가난한 이들을 대상으로 의료서비스를 제공하는 제도)가 있다.
- 인구의 대부분은 민간의료보험에 가입해 있으며, 전 인구의 15% 정도는 어떤 종류의 의료보험에도 가입하지 못하고 있다.
- HMO는 가입자로부터 매월 보험료를 징수하여 이를 재원으로 공급자에게 인두제 방식의 진료비를 지급하고 가입자에게는 현물급여 방식의 서비스를 제공하는 제도이다.

03 미국의 의료보험제도에 관한 옳은 설명은?

대구시 9급 2007

☑ 확인 Check! ○ △ ×

① 1983년 – DRG 실시 시작
② Medicaid – 노인 대상 공적 의료보험제도
③ Medicare – 저소득층 대상 공공부조제도
④ HMO – 전 국민 대상 공적 의료보험제도

해설 콕

1983년 최초의 포괄수가제(Diagnosis Related Group, DRG) 지불제도인 메디케어 DRG[Health Care Financing Administration(HCFA)–DRG]가 미국에 처음 도입된 이후, 호주와 유럽의 국가들로 확대되었으며, 우리나라에도 2013년 7월 7개 질병군에 대해 전면 도입되었다. 우리나라에서 포괄수가제 도입 목적은 행위별수가제로 인한 과잉진료 해결, 재원일수 감소를 통한 의료비 절감이었다.

② Medicaid는 극빈 또는 저소득층 가정을 위해 무료 또는 저비용으로 제공하는 미국의 건강보험 복지 프로그램이다.
③ Medicare는 65세 이상의 노인들과 65세 미만이더라도 특정한 장애나 질병을 가지고 있는 사람(신장 질환자)들을 대상으로 연방정부에서 지원하고 운영하는 의료프로그램이다.
④ HMO(Health Maintenance Organization)는 가장 보편적인 형태의 플랜으로 정해진 월 보험료를 납부하고 정해진 병원과 의사 진료에 대해서만 보험혜택을 주는 플랜이다. HMO는 가입자의 거주지 반경 100마일 내의 의사를 직접 고용하거나 병원과 계약하여 일종의 Network를 구성하고 이 Network 내에서만 보험을 적용하는 방식을 취하고 있다. 그리고 HMO에 가입하면 반드시 주치의를 정하게 되어 있다. 주치의는 건강상담, 예방, 검진 등의 역할을 하며, 만약 특정 분야의 전문의에게 진료를 받고 싶은 경우에는 주치의 상담을 통해 전문의를 소개받아야 한다.

정답 01 ④ 02 ② 03 ①

04 미국에서 주정부가 시행하는 의료보장제도로 우리나라의 의료급여에 해당하는 제도는?

☑ 확인 Check!
○
△
×

| 대전시 9급 2005

① Medicare
② Medicaid
③ Blue Cross
④ Blue Shield

해설 콕

미국의 Medicaid(메디케이드)

- 저소득층에 대한 공적 의료보험제도로 우리나라의 의료급여제도와 유사하다.
- 대상자에 대한 자산조사가 행해지고, 그 결과가 연방정부에서 규정하고 있는 빈곤선을 충족시키는지 여부에 따라 급여 여부가 결정된다.
- 대상자들은 크게 소득을 기준으로 대상자를 선정한 범주적 필요군, 의학적 상태를 기준으로 대상자를 선정한 의학적 필요군, 무보험자로 결핵이 발병한 자, 유방암이나 자궁경부암이 발병한 자와 같은 특수 집단 등으로 나누어진다.

05 미국에서 65세 이상 노인을 대상으로 시행하는 공적 의료보험에 해당하는 것으로 가장 옳은 것은?

☑ 확인 Check!
○
△
×

| 서울시 9급 2018

① Medicaid
② Medicare
③ HMO
④ PPOs

해설 콕

Madicare는 보통 65세 이상 또는 신장질환자에게 지원하는 것이고, Medicaid는 저소득층에게 지원하는 것이다.

06 미국의 의료보장 방식이 아닌 것은?

| 경남 9급 2006

☑ 확인 Check!
○
△
×

① MEDICARE
② MEDICAID
③ 인두제
④ HMO

해설 콕

미국의 경우 다양한 주체의 의료서비스 공급자가 존재하며, 의사비용과 병원비용이 구분되어 있어 의사비용은 행위별수가제가 적용되고 병원비용은 포괄수가제가 적용된다.

07 미국의 의료체계에 대한 설명으로 맞는 것은?

▎보건복지부 9급 2004

☑ 확인 Check!
○
△
×

> ㉠ 복지국가형보다 자유기업형에 가깝다.
> ㉡ 공적 부조인 Medicaid가 있다.
> ㉢ 입원환자를 위한 Blue Cross제도가 있다.
> ㉣ HMO는 포괄적 보건서비스를 주로 담당한다.

① ㉠, ㉡, ㉢
② ㉠, ㉢
③ ㉡, ㉣
④ ㉣
⑤ ㉠, ㉡, ㉢, ㉣

해설 콕

㉠ 미국은 메디케어, 메디케이드로 대표되는 특정인을 대상으로 한 공적 의료보험제도보다는 MCO(HMO, PPO, Blue Cross, Blue Shield 등)으로 대표되는 민간의료보험제도가 활성화되어 있어 자유기업형에 가깝다.
㉡ Medicaid(메디케이드)는 저소득층에 대한 공적 부조제도이다.
㉢ Blue Cross제도는 계약병원을 통한 입원서비스를 제공한다.
㉣ HMO는 가장 보편적인 형태의 플랜으로 정해진 월 보험료를 납부하고 정해진 병원과 의사 진료에 대해서만 보험혜택을 주는 것으로 포괄적 보건서비스를 주로 담당한다.

08 미국의 의료보장 방식이 아닌 것은?

▎경남 9급 2004

☑ 확인 Check!
○
△
×

① Medicare
② Medicaid
③ NHS
④ HMO

해설 콕

미국의 경우 전 국민을 대상으로 실시하는 공공의료보장제도는 없으므로, 국가보건서비스방식(NHS)과는 관계가 없다.

정답 04 ② 05 ② 06 ③ 07 ⑤ 08 ③

09 미국 의료제도 중 일차의료와 가장 관련이 있으며, 주로 노동자에게 포괄적인 서비스를 제공하는 제도는? ┃부산시 9급 2006

☑ 확인 Check!
○
△
×

① PRO
② HMO
③ Kaiser Foundation
④ Blue Shield

해설 콕

Kaiser Foundation
Kaiser Foundation(카이저 재단)의 보험에는 노동자의 60% 이상이 가입되어 있으며, 포괄적인 서비스를 제공하는 일차의료보험제도이다.
① PPO : 보험회사 네트워크 내의 병원에 자유롭게 갈 수 있는 시스템
② HMO : 주치의(Primary Care Physician)를 정해서 진료를 받는 시스템
④ Blue Shield : 계약개업의를 통한 외래서비스(민간)

┃심화 Tip┃

미국의 기타 의료보험제도
- SCHIP : 소아 및 청소년 의료보험지원제도(State Children' Health Insurance Program)
- CHAMPUS(Civilian Health and Medical Program of Uniformed Services) : 현직 군인과 은퇴(퇴역)군인의 가족에게 제공되는 건강보험
- CHAMPVA(Civilian Health and Medical Program of the Veterans Administration) : 상이 군인과 그 가족들에게 제공되는 건강보험

정답 09 ③

CHAPTER 09

건강증진 및 보건교육

CHAPTER

09 건강증진 및 보건교육

학습목표

- ☐ 건강증진의 개념, 건강결정요인, 건강모형의 종류 및 특징 등을 학습한다.
- ☐ 건강행위란 무엇이고, 건강행위의 영향 요인을 구분하여 살펴본다.
- ☐ 보건교육 전반에 대하여 살펴보고, 특히 개입수준별 보건교육이론을 명확히 학습한다.

01 건강증진

01 건강증진에 대한 설명으로 가장 옳은 것은? ┃서울시 9급 2019

☑ 확인 Check! ○ △ ×

① 질병이 없는 완전한 상태이다.
② 스스로 건강을 개선하고 관리하는 과정이다.
③ 최상의 의료서비스를 제공받는 상태이다.
④ 일차, 이차, 삼차예방으로 나뉜다.

해설 콕

건강증진은 개인이 스스로 건강을 개선하고 관리하는 과정이라고 할 수 있다.

심화 Tip

건강증진의 개념

협의의 건강증진	• 건강증진의 좁은 의미로서 일차예방수단으로 국한한다. • 적당한 운동, 영양, 휴식과 스트레스 관리를 통한 저항력을 길러주는 것이다.
광의의 건강증진	협의의 건강증진+질병위험요인의 조기발견과 관리를 위한 이차예방수단을 말한다.
세계보건기구의 정의 (1985)	건강증진은 개인으로 하여금 건강결정인자들에 대한 통제력을 증가시킴으로써 스스로 건강을 향상하게 하는 과정이다.
오타와 헌장	WHO 제1회 국제건강증진회의(1986년, 캐나다 오타와)에서 채택되었으며, 건강증진은 사람들이 자기건강에 대한 관리를 증가시켜 건강을 개선할 수 있도록 하는 과정이다.

02 다음 중 연도별 세계보건기구의 주요 표어 연결이 잘못된 것은? ❙ 지방직 9급 2014

☑ 확인 Check!
○
△
×

① 1992년 – Protecting from AIDS
② 2007년 – International health security
③ 2008년 – Protecting health from the adverse effects of climate change
④ 2013년 – Healthy heart beat, Healthy blood pressure

해설 콕

1992년 : Heartbeat–the rhythm of health

심화 Tip

연도별 세계보건기구의 주요 표어

2001년 : 정신 보건 – 배제의 중지, 돌봄에 도전(mental health : stop exclusion, dare to care)
2002년 : 보건에 대한 요구(move for health)
2003년 : 미래의 삶 형성하기(shape the future of life)
2004년 : 교통 안전(road safety)
2005년 : 모든 어머니와 아이들을 고려하기(make every mother and child count)
2006년 : 보건을 위해 함께 일하기(working together for health)
2007년 : 국제 보건 안전(international health security)
2008년 : 기후 변화로부터 건강을 보호하기(protecting health from climate change)
2009년 : 응급상황시 병원을 안전하게 만들기(make hospitals safe in emergencies)
2010년 : 도시화와 보건 – 1000개의 도시, 1000개의 삶(urbanization and health – 1000 cities, 1000 lives)
2011년 : 항균제 내성과 그 세계적 확산(Antimicrobial resistance and its global spread)
2012년 : 노화와 건강(Good health adds life to years)
2013년 : 혈압을 관리하자(Control your blood pressure)
2014년 : 작은 물림, 큰 위협 – 매개인자성 감염(Small bite Big threat)
2015년 : 식품 안전 – 농장에서 식탁으로, 안전한 식품 만들기("How safe is your food? From farm to plate, make food safe")
2016년 : 당뇨를 이기자(Beat diabetes)
2017년 : 우울증(Depression : Let's talk)
2018년 : 보편적인 건강 보장 – 모든 사람들, 모든 곳에
2019년 : 마음을 나누고, 희망을 더하고
2020년 : 간호사와 조산사를 응원해주세요(Support nurses and midwives)

정답 01 ② 02 ①

03 다음 글에서 설명하는 국제기구는?

❙ 지방직 7급 2017

☑ 확인 Check!
○
△
×

- 유행병 · 풍토병 등의 질병근절을 위한 활동을 한다.
- 건강증진을 위한 과학적이고 전문적인 집단과의 협력을 강화한다.
- 식품, 생물, 의약품 및 유사 생산물에 대하여 구체적으로 표준을 개발 및 확립한다.

① 유엔개발계획(UNDP)
② 세계보건기구(WHO)
③ 유엔인구활동기금(UNFPA)
④ 유엔아동기금(UNICEF)

해설 콕

세계보건기구(World Health Organization ; WHO)
- 국제보건사업의 지도조정, 회원국 정부의 보건 부문 발전을 위한 원조 제공
- 감염병과 풍토병 및 기타 질병퇴치활동, 보건관계 단체 간의 협력관계 증진
- 보건 · 의료분야에 대한 연구 및 제반 여건 향상 등

04 건강도시사업과 관련 있는 국제기구는?

❙ 서울시 9급 2015

☑ 확인 Check!
○
△
×

① 세계보건기구(WHO)
② 국제연합(UN)
③ 유니세프(UNICEF)
④ 세계건강협의회(GHC)

해설 콕

세계보건기구(WHO)는 1986년 새로운 건강정책 패러다임을 지향하는 건강도시(Healthy Cities) 개념을 제시하고 이를 구현할 건강도시사업(Healthy City Project)을 제안하였다. 이후 건강도시 사업은 유럽 도시에서부터 시작하여 세계 전역의 도시로 확산되면서 다양한 형태로 발전해왔다.

건강도시사업

건강도시란 주민들의 건강과 복지를 의사결정 과정의 핵심에 두는 도시이며, 그 곳에서 살고 일하는 사람들의 신체적, 정신적, 사회적, 환경적 안녕의 증진을 추구하는 지속가능성을 지향하는 도시의 비전이다. 지속가능한 도시로의 발전을 가로막고 시민의 삶의 질을 저해하는 건강문제를 근본적으로 해결하려는 정책적 노력이 건강도시사업이다.

05 건강을 외부환경의 변화에 대한 내부환경의 항상성 유지상태로 정의한 사람은?

☑ 확인 Check! ○ △ ×

❙ 서울시 9급 2014

① Hippocrates
② Bernard
③ Pasteur
④ Parson
⑤ Walsh

해설 콕

버나드(Bernard)의 건강에 대한 정의

건강이란 외부환경의 변화에 대하여 내부환경의 항상성(homeostasis)이 유지된 상태라고 하였다. 즉, 질병이란 항상성이 깨진 상태이며, 건강상태가 좋을 때에는 외부환경이 변화하더라도 내부환경을 유지하는 능력이 크고 생체에 가해지는 여러 물리적・정서적 자극에 대하여 적응하는 폭이 넓어진다고 주장하였다.

① 히포크라테스(Hippocrates)는 질병전파의 원인을 인간의 생활환경과 오염된 공기로 인하여 질병이 생긴 것으로 보는 장기설을 주장하였다.
③ 파스퇴르(Pasteur)는 질병의 자연발생설을 부정하고 미생물설을 주장했으며, 근대의학의 창시자로 불린다.
④ 파슨(Parson)은 사회적 측면에서 그 기능과 역할을 수행할 수 있는 능력과 관련하여 건강을 정의하였다. 즉, "건강이란 각 개인이 사회적 역할과 임무를 효과적으로 수행할 수 있는 최적의 상태이다"라고 주장하였다.
⑤ 왈시(Walsh)는 "건강이란 그 자신이 특수한 환경 속에서 효과적으로 그 기능을 발휘할 수 있는 능력을 말한다"고 주장하였다.

06 라론드(Lalonde)의 건강결정 요인 중 건강의 결정에 가장 큰 영향을 미치는 요인은?

☑ 확인 Check! ○ △ ×

❙ 서울시 9급 2016

① 문화적 요인
② 유전적 요인
③ 보건의료서비스
④ 개인의 생활습관

해설 콕

건강결정 요인의 기여비율은 생활습관(양식) 요인 50%, 문화적(환경적) 요인 20%, 생물학적(유전적) 요인 20%, 보건의료조직 요인(보건의료서비스) 10%라고 주장하였다.

정답 03 ② 04 ① 05 ② 06 ④

07 제1차 건강증진국제대회인 캐나다 오타와(Ottawa) 헌장에 명시된 건강증진을 위한 중요원칙에 해당하지 않는 것은?

☑ 확인 Check! ○ △ ×

❙서울시 9급 2019

① 과학적 근거의 강화(Strengthen the Science and Art of Health Promotion)
② 지지적인 환경조성(Create Supportive Environments)
③ 건강에 좋은 공공정책 수립(Build Healthy Public Policy)
④ 지역사회 행동 강화(Strengthen Community Actions)

해설 콕

WHO 제1차 국제건강증진회의(오타와, 캐나다)

3대 전략	1. **옹호** : 건강증진활동은 건강을 옹호함으로써 이들 여러 요인들을 건강에 도움이 되도록 작용하게 함을 목표로 삼는다. 2. **역량강화** : 건강증진은 건강에서 형평성을 성취시키는데 초점을 맞춘 것이다. 건강증진활동은 현시점에서 건강상태에서 차이를 감소시키는 것과 모든 사람들이 자신들의 건강상의 잠재력을 최대한 성취할 수 있도록 균등한 기회와 자원을 보장하는 것 등을 목표로 삼는다. 3. **중재** : 건강증진의 전략과 프로그램들은 서로 다른 사회적, 문화적, 경제적 체계들을 고려하여 지방의 요구들과 각 국가 및 지역들(regions)의 실현가능성 등과 적합하게 조절되어야만 한다.
5가지 활동	1. 건강한 공공정책 구축(= 건강에 좋은 공공정책 수립) 2. 지원적 환경 구축(= 지지적인 환경 조성) 3. 지역사회 활동 강화(= 지역사회 행동 강화) 4. 개인적 기술개발 5. 보건서비스 방향 재정립

08 '건강증진과 개발 – 수행역량 격차해소'라는 슬로건 아래 〈보기〉와 같은 내용을 논의한 건강증진 국제회의는?

☑ 확인 Check! ○ △ ×

❙서울시 9급 2022

보 기

- 지역사회 권능부여
- 건강지식 및 건강행동
- 보건시스템 강화
- 파트너십 및 부분간 활동
- 건강증진 역량 구축

① 제1차 회의, 캐나다 오타와
② 제2차 회의, 호주 애들레이드
③ 제4차 회의, 인도네시아 자카르타
④ 제7차 회의, 케냐 나이로비

해설 콕

제7차 회의(케냐 나이로비, 2009) : 건강증진과 개발 – 수행역량 격차해소
• 지역사회 권능부여
• 건강지식 및 건강행동
• 보건시스템 강화
• 파트너십 및 부분간 활동
• 건강증진 역량 구축

① **제1차 회의, 캐나다 오타와** : 오타와(Ottawa) 헌장, 3대 원칙과 5대 실천전략, 건강증진의 개념정립
⇒ 건강증진은 "사람들이 자기건강에 대한 관리를 증가시켜 건강을 개선할 수 있도록 하는 과정"이다.
② **제2차 회의, 호주 애들레이드** : 건강에 이로운 공공정책, 건강형평성
③ **제4차 회의, 인도네시아 자카르타** : 공공과 민간의 파트너십을 통한 보건의료개발 강조

09 다음 글에서 설명하는 것으로 옳은 것은?

❙ 서울시 9급 2017

☑ 확인 Check!
○
△
×

> 국민들의 건강증진을 성취하기 위해 건강에 대한 관심과 보건의료의 수요를 충족시키는 건강한 보건정책을 수립하도록 촉구하는 개념을 의미한다.

① ~~수용~~(Acceptance)
② 역량강화(Empowerment)
③ 연합(Alliance)
④ 옹호(Advocacy)

해설 콕

건강증진의 3대 전략

옹 호	건강에 대한 대중의 관심을 불러일으키고, 정책입안자나 행정가들에게는 보건의료수요를 충족시킬 수 있는 보건정책을 수립해야 한다는 것을 촉구하는 것이다.
역량강화	본인과 가족의 건강을 유지할 수 있게 하는 것을 그들의 권리로서 인정하며, 이들이 스스로의 건강관리에 적극 참여하며 자신들의 행동에 책임을 느끼도록 지원적인 환경을 조성하는 것이다.
연합(중재)	모든 사람들이 건강을 위한 발전을 계속하도록 건강에 영향을 미치는 경제, 언론, 학교 등 모든 관련 분야 전문가들이 협조하는 것 또는 집단 간의 연합을 말한다.

정답 07 ① 08 ④ 09 ④

10 카슬(Kasl)과 콥(Cobb)이 제시한 건강관련 행태 중 〈보기〉의 행태를 설명하는 것은?

확인 Check! ○ △ ×

I 서울시 9급 2019

보 기

40세 환자는 내과의사로부터 위암진단을 받아 자신의 건강을 되찾고, 질병의 진행을 중지시키기 위하여 치료를 받고자 일상적인 사회 역할로부터 일탈하였다.

① 건강행태
② 질병행태
③ 환자역할행태
④ 의료이용행태

해설 콕

의사로부터 진단을 받은 환자가 보이는 행위이므로 환자역할행태에 해당한다.

심화 Tip

건강행위의 종류(Kasl & Cobb, 1966)

질병예방 및 건강보호행위 (예방적 건강행위)	• 자신이 건강하고 아무런 질병의 증후가 없다고 믿는 사람들에서 나타나는 행위이다. • 예시 : 적절한 수면, 규칙적인 식습관, 적정체중 유지, 여가활동, 절주, 금연 등
질병행위	• 질병의 증후가 있다고 믿는 사람들의 감정에 의해 유발되는 행위이다. • 예시 : 증상에 대한 불만 토로, 친구 · 친지 · 친척들에게 도움을 청하거나 조언을 구함, 의사를 만나기 위해 일정을 잡음
환자역할행위	• 스스로 또는 남들이 아프다고 진단한 사람들이 보이는 행위이다. • 예시 : 의료인에게 치료 받음, 처방대로 약 복용, 건강회복을 위한 휴식

11 세계보건기구가 국가 금연사업 평가도구로 제시한 MPOWER의 각 지표에 관한 측정내용으로 잘못된 것은?

확인 Check! ○ △ ×

I 서울시 7급 2014

① Monitor : 흡연예방을 위한 정책이 있는가?
② Protect : 담뱃갑에 경고 라벨을 부착했는가?
③ Offer : 금연보조책(무료상담전화, 니코틴 대체요법 등)을 제공하고 있는가?
④ Enforce : 담배와 관련된 스폰서를 받지 못하도록 법으로 정해져 있는가?
⑤ Raise : 담뱃값은 어떤 세금으로 구성되어 있는가?

해설 콕

WHO에서 권하는 금연 정책 MPOWER는 Monitor, Protect, Offer, Warn, Enforce, Raise의 앞 글자를 딴 것이다.

Monitor	• 담배가 누구에게, 어느 정도 보급되어 있는가? • 흡연예방을 위한 정책이 있는가? 있다면 그 정책의 효과는 어떠한가? • 담배와 관련된 홍보나 로비 활동 등이 있는가?
Protect	• 담배가 인체에 미치는 영향을 아는가? • 집에도 흡연구역을 따로 지정하는가? • 의료기관, 교육기관, 대학, 정부기관, 사무실, 식당은 법적으로 지정된 금연구역인가? • 금연구역 지정과 관련된 자세한 정책이 마련되어 있는가? • 금연구역 지정과 관련된 예산이 수립되어 있는가?
Offer	• 금연 보조책(무료상담전화, 니코틴 대체요법 등)을 제공하고 있는가? • 금연 보조기관(일차의료기관, 의원 및 병원, 종합병원 등)이 있는가?
Warn	• 담뱃갑에 경고 라벨을 부착했는가? • 담뱃갑에 담배의 유해성에 관련된 정보가 얼마나 기재되었는가? • 담뱃갑에 경보 문구를 기재하도록 법적으로 정해져 있는가?
Enforce	• 담배에 관한 광고 및 홍보를 규제하도록 법으로 정해져 있는가? • 담배와 관련된 스폰서를 받지 못하도록 법으로 정해져 있는가?
Raise	• 담뱃값은 어떤 세금으로 구성되어 있는가? • 담배 세금과 관련된 정책이 마련되어 있는가?

12 다음 글에서 설명하는 건강모형으로 옳은 것은? ❙ 서울시 9급 2017

확인 Check! ○ △ ×

> • 정신과 신체의 이원성
> • 특정 병인설
> • 전문가 중심의 의료체계에 중점

① 생의학적 모형
② 생태학적 모형
③ 세계보건기구 모형
④ 사회・생태학적 모형

정답 10 ③ 11 ② 12 ①

해설 콕

생의학적 모형

정신과 신체의 이원성, 생물학적 일탈, 특정 병인설, 질병의 보편성, 과학적 중립성, 전문가 중심의 의료체계, 과도한 개입주의, 잔여적 건강개념

건강모형

생의학적 모형	• 건강과 질병을 이분법적으로 구분하여 인구집단을 질병이 없는 사람과 질병이 있는 사람으로 나눈다. • 질병은 특정 세균이나 화학물질 등 단일한 원인에 의하여 발생된다고 본다. 과학의 발전을 통해 특정 원인을 발견하고, 그 관리방법을 개발하게 되면 질병을 극복할 수 있게 된다. • 모든 질병이 인류에게 보편적인 어떤 형태로 나타난다고 본다. • 인체를 기계적 구조로 이해하며, 질병은 이 기계의 고장으로 분자와 세포 수준의 형태학적, 생화학적인 변화로 간주하는 환원주의적인 질병관을 갖는다.
생태학적 모형	• 질병은 단일 요인에 의해 발생하지 않으며, 건강과 질병은 병원체, 인간(숙주) 환경의 상호작용에 의하여 결정되게 된다. 이 세 가지 요인이 평형 상태를 이룰 때는 건강을 유지하게 되고 균형이 깨질 때는 불건강하게 되는데, 가장 중요한 것은 환경적 요인이다. • 감염성 질환의 발생기전 설명에 적합하다. • 만성퇴행성질환을 설명하지 못한다.
사회 · 생태학적 모형	• 질병발생의 영향요인을 숙주요인, 외부환경요인, 개인행태요인(병인을 포함)으로 보고, 행태적 요인을 강조한 모형이다. • AIDS, 만성퇴행성질환 등의 질환은 개인의 행태와 밀접한 관련이 있다.
총체적 모형	• 건강과 질병은 연속선상에 있으며, 질병은 다양한 복합요인에 의해 발생한다. 생활방식(50%) 환경(20%), 인간생물학(20%), 보건의료체제(10%) • 질병은 환경, 행태적인 요인이 복합적으로 작용하여 발생하며, 건강은 사회 및 내부 생태 체계가 역동적인 균형을 이루고 있는 상태이다. • 균형을 유지하도록 사회적 조력, 교육, 생물학적 치료 등 제공이 필요하다. • 국가와 지역사회의 보건의료시스템을 중요시 한다.
세계보건기구 모형	• 건강이란 단순히 질병이 없는 상태가 아니라 완전한 육체적, 정신적, 사회적 안녕이다. • 건강이란 상대적인 개념으로 주어진 유전적, 환경적 조건에서 신체의 각 부위가 적절하게 기능을 발휘할 수 있는 개체의 상태 혹은 자질을 의미한다.

13 〈보기〉의 요인이 질병발생에 영향을 미친다는 건강 접근모형은?

❙서울시 9급 2022

☑ 확인 Check!
○
△
×

보 기

- 숙주요인
- 외부환경요인
- 개인행태요인

① 전인적 모형
② 생태학적 모형
③ 생의학적 모형
④ 사회・생태학적 모형

해설 콕

사회・생태학적 모형은 생태학적 모형에서 강조하던 3대 요인(병원체요인, 숙주요인, 외부환경요인) 중 병원체요인을 개인행태요인으로 대체한 이론으로, 개인의 행태적 측면이 질병발생의 원인으로 작용한다는 모형이다. 만성퇴행성 질환의 발생과 관리를 설명하는 데에 적합하다.

① **전인적 모형** : 건강과 질병을 이분법적으로 구분하는 것이 아니라 연속선상에 있으며, 질병은 환경이나 개인행태요인 등이 복합적으로 작용하여 발생한다는 모형
② **생태학적 모형** : 병원체요인, 숙주요인, 환경요인이 균형을 이룰 때 건강함을 이룬다는 모형
③ **생의학적 모형** : 건강과 질병을 이분법적으로 구분하여 질병이 없는 상태를 건강한 상태로 보는 모형

14 지역사회의 건강증진사업을 PRECEDE－PROCEED 모형에 따라 수행하는 경우 다음 글에서 설명하는 진단 단계는?

❙지방직 7급 2016

☑ 확인 Check!
○
△
×

건강행위에 영향을 미치는 소인성요인(predisposing factors), 강화요인(reinforcing factors), 가능요인(enabling factors)을 사정하여 어느 요인이 건강행위에 우선적으로 영향을 미치는지 파악한다.

① 사회적 진단 단계
② 역학적 진단 단계
③ 교육적 진단 단계
④ 행정 및 정책 진단 단계

정답 13 ④ 14 ③

해설 콕

PRECEDE – PROCEED Model 단계

1단계	사회적 진단	• 건강을 삶의 필수적 자원으로 보고 지역사회 주민에게 무엇이 가치 있는 일인지를 진단하는 단계 • 건강과 삶의 연계성을 확보하는 단계
2단계	역학적 진단	• 사회적 사정을 통해 밝혀진 문제점과 관련된 건강문제를 파악하는 단계 • 삶의 질에 영향을 미치는 구체적인 건강 문제 또는 건강 목표를 규명하고 우선순위를 정하여 한정된 자원을 투입할 가치가 가장 큰 건강문제가 무엇인지 규명하는 단계
3단계	교육적 및 생태학적 진단	• 보건교육의 내용설정을 위한 진단단계 • 건강행동에 영향을 줄 수 있는 요인 중에서 변화시킬 수 있는 요인들을 소인성요인, 강화요인, 가능(촉진)요인으로 분류 소인성 요인: 행동을 초래하는 동기나 근거가 되는 행동 이전의 요인, 개인이 가지고 있는 특성(지식, 태도, 믿음, 가치, 인식 등) 강화 요인: 행위를 지속시키거나 그만두게 하는 요인[사회적 보상(인정, 칭찬, 존경), 물리적 보상(불편이나 통증해소 또는 비용 절감), 부정적 보상(비난, 벌금)] 가능(촉진) 요인: 행위를 실천할 수 있도록 도와주는 기술(신체운동, 휴식요법, 의료기기를 사용하는 것 등)과 자원요인
4단계	행정 및 정책 진단, 중재조정	• 프로그램 및 시행과 관련되는 조직적, 행정적 능력과 자원을 검토하고 평가 및 개선방안을 제시하는 단계 • 중재조정 단계는 조합, 배치, 공유, 조화로 분류
5단계	수행 진단(실행)	프로그램을 개발하고 시행방안을 마련하는 단계
6단계	과정평가	대상집단의 건강행위 변화를 가져오도록 계획된 프로그램의 실제 수행된 활동들에 대한 평가
7단계	영향평가	프로그램에 이용된 활동과 방법이 대상자들에게 단기적으로 나타난 바람직한 변화에 대한 평가
8단계	결과평가	프로그램을 통하여 대상자들에게 나타난 바람직한 변화가 시간이 경과됨에 따라 나타난 효과에 대한 평가

15 건강행태 모형 중 건강믿음 모형(Health Belief Model)에 대한 설명으로 가장 옳지 않은 것은? ❙서울시 9급 2021

☑ 확인 Check!
○
△
×

① 사람들은 어떤 질병에 걸릴 감수성을 생각한다.
② 일종의 심리적인 비용 – 편익 비교 모형이다.
③ 어떤 질병에 걸렸을 때 나타날 수 있는 질병의 심각성을 주관적으로 판단한다.
④ 올바른 지식의 축적을 통해 태도의 변화를 가져올 수 있으며, 이를 통해 바람직한 건강행태가 일어날 수 있다.

해설 콕

④는 인지일관성 접근모형(인지조화론)에 대한 설명이다.

심화 Tip

건강믿음 모형(Health Belief Model)
인간이 어떤 행위를 하는 것은 특정한 목표에 대한 개인의 가치, 그 목표를 달성할 가능성이 어느 정도인지에 대한 개인의 생각(믿음)에 달려있다고 보고, 개인의 인지가 의사결정에 가장 중요한 역할을 한다고 전제한다. 질병과 관련된 행위를 설명하는데 적합하기 때문에 질병예방이나, 질병 조기발견을 위한 예방적 행위를 설명하는데 적합하다. 질병예방 행위에 유의한 영향을 미치는 요인을 파악하여 적절히 중재를 제공함으로써 질병예방 행위를 꺼리는 사람들이 질병예방 행위를 할 가능성을 높이는 것을 목표로 한다.

정답 15 ④

02 보건교육

01 「국민건강증진법 시행령」 제17조에 명시된 보건교육의 내용에 포함되지 않는 것은?

확인 Check! ○ △ ×

ㅣ지방직 9급 2009

① 금연·절주 등 건강생활의 실천에 관한 사항
② 만성퇴행성질환 등 질병의 예방에 관한 사항
③ 영양 및 식생활에 관한 사항
④ 호흡기질환의 예방에 관한 사항

해설 콕

보건교육의 내용(국민건강증진법 시행령 제17조)

1. 금연·절주 등 건강생활의 실천에 관한 사항
2. 만성퇴행성질환 등 질병의 예방에 관한 사항
3. 영양 및 식생활에 관한 사항
4. 구강건강에 관한 사항
5. 공중위생에 관한 사항
6. 건강증진을 위한 체육활동에 관한 사항
7. 그 밖에 건강증진사업에 관한 사항

02 〈보기〉에 해당하는 건강행동변화 이론은?

ㅣ서울시 9급 2016

확인 Check! ○ △ ×

보 기

- Bandura 등에 의해 제시되었다.
- 보건교육 프로그램에서 교육대상자에게 성공경험을 제공함으로써 자기효능감을 갖도록 유도하였다.

① 인지조화론　　② 건강신념 모형
③ 사회인지이론　　④ 합리적 행동론

해설 콕

사회인지이론

- 인간의 행동, 인지를 포함한 개인적 요인, 환경적 요인의 세 가지가 서로 상호작용하여 개인의 행위가 독특하게 결정된다는 역동적인 모델(상호결정론)이론으로, 반두라(Bandura)가 주장하였다.
- 행동에 영향을 미치는 가장 중요한 개인의 인지활동은 "자기효능감"과 "결과"에 대한 기대이다.
- 행동에 대한 자기효능감이 높고, 그 행동을 했을 경우 그 결과에 대한 기대가 긍정적일수록 특정 행동을 수행할 가능성이 높아진다.
- 특정한 상황에서 특정한 행동의 조직과 수행을 얼마나 잘 할 수 있는가에 대한 주관적인 판단을 의미한다.

03 건강행위 변화를 위한 보건교육이론 중 개인 차원의 교육이론이 아닌 것은?

☑ 확인 Check! ○ △ ×

❙서울시 9급 2015

① 건강신념 모형(Health Belief Model)
② 프리시드-프로시드 모형(PRECEDE-PROCEED Model)
③ 귀인이론(Attribution Theory)
④ 범이론적 모형(Transtheoretical Model)

해설 콕

개인수준별 보건교육이론

개인 차원의 교육이론	개인간 차원의 교육이론	조직 및 지역사회 차원의 교육이론
• 인지일관성(인지조화론) • 건강신념 모형 • 합리적 행동/계획된 행동 • 귀인이론 • 범이론적 모형 • 생활기술접근	• 행동주의 • 사회인지이론 • 사회네트워크 및 사회적 지지	• 조직변화단계이론 • 혁신의 전파 • 프리시드-프로시드 모형 • MATCH • 사회마케팅 • 건강행동의 생태학적 모형

04 보건교육계획의 수립과정 중 제일 먼저 이루어져야 할 것은?

❙서울시 9급 2017

☑ 확인 Check! ○ △ ×

① 보건교육 평가계획의 수립
② 보건교육 평가유형의 결정
③ 보건교육 실시 방법들의 결정
④ 보건교육 요구 및 실상의 파악

해설 콕

보건교육계획의 수립과정

1. **보건교육 요구 및 실상의 파악** : 지역이나 직장의 핵심인물과의 접촉과 대화를 통해 정보를 입수하거나 여론조사, 면접 등 각종의 방법을 사용하여 대상자의 요구도 및 실상을 파악한다.
2. **보건교육 우선순위의 결정** : 요구도의 조사와 생활습관 조사, 건강진단 결과 등을 기초로 우선순위를 결정한 후, 내부자원과 외부자원의 조사에 기초하여 실행가능성을 검토한 후 내용과 목표를 결정한다.
3. **보건교육 실시 방법들의 결정** : 보건교육 내용과 목표를 달성하기 위한 가장 적절한 프로그램을 결정하는 단계이다.
4. **보건교육의 실시**
5. **보건교육 평가계획의 수립** : 평가의 목적, 원칙, 내용, 범주, 방법, 시기 등을 설정한다.

정답 01 ④ 02 ③ 03 ② 04 ④

05 다음 〈보기〉에 해당하는 보건교육 방법은?

ㅣ서울시 9급 2017

☑ 확인 Check! ○ △ ×

보 기

- 비교적 적은 비용으로 짧은 시간에 많은 사람들에게 교육할 수 있다.
- 대상자의 적극적인 참여 없이도 이루어질 수 있다.
- 내용에 관해서 대상자가 기본지식이 없을 때 많이 이용된다.
- 교육 효과 측면에서 기대치가 가장 낮다.

① 강의(lecture)
② 역할극(role play)
③ 모의실험극(simulation)
④ 분단토의(buzz session)

해설 콕

강의는 지식을 직접 가르치고 설명하는 것을 말하며, 일방적인 전달방법으로 교육 효과 측면에서 기대치가 가장 낮은 교육방법이다.

장 점	• 비교적 적은 비용으로 짧은 시간에 많은 사람들에게 교육할 수 있다. • 대상자의 적극적인 참여 없이도 이루어질 수 있다. • 내용에 관해서 대상자가 기본지식이 없을 때 많이 이용된다. • 해설이나 설명을 실감있게 전달할 수 있다.
단 점	• 교육 효과 측면에서 기대치가 가장 낮다. • 학습자의 동기유발이 어렵고 수동적으로 될 수 있으며, 설명에 치우치면 흥미를 지속시키기 어렵다. • 일방적인 지식의 전달은 학습자의 개별화, 사회화를 기대하기 어렵다.

② **역할극(role play)** : 교육내용을 청중 앞에서 실연함으로써 시청자 보건교육 효과를 얻는 방법
③ **모의실험극(simulation)** : 실험실습이 필요한 수업이나 상황이해를 위하여 모의적 상황의 설정이 필요한 수업에서 실제와 유사한 가상적 상황을 제시한 후 학습자가 이를 경험하거나 학습하도록 하는 학습형태
④ **버즈 세션(buzz session)** : 집회의 참가자가 많은 경우에 전체를 몇 개의 분단으로 나누어서 토의시키고 다시 전체 회의에서 종합하는 방법

06 일정 수준 이상의 청중을 대상으로 특정 주제에 대하여 전문가가 연설하는 방법은?

☑ 확인 Check! ○ △ ×

① 심포지엄
② 버즈 세션
③ 패널 토의
④ 집단 토의
⑤ 롤 플레잉

해설 콕

심포지엄(symposium)은 일정 수준 이상의 청중을 대상으로 특정 주제에 대하여 전문가가 연설하는 방법이다.

② **버즈 세션(buzz session)** : 많은 수의 참가 인원을 몇 개의 부분 집단으로 나누어 토의하고, 이를 다시 전체 회의에서 종합하는 토론 방식이다.
③ **패널 토의(panel discussion)** : 몇 사람의 전문가가 청중 앞 단상에 둘러앉아서 자유롭게 토론하며, 사회자가 이를 진행 · 정리하는 토론 방식이다.
④ **집단 토의(group discussion)** : 다수인(20명 정도)으로 구성하는 각자의 의견을 진술하고 사회자가 전체 의견을 종합하는 효과적인 방법이다.
⑤ **롤 플레잉(role playing)** : 개인 접촉 방법을 청중 앞에서 실연하는 방법이다. 예컨대 가정방문시 교육을 하는 보건요원과 가정주부의 대화 장면을 청중 앞에서 실현함으로써 보건교육의 효과를 얻는 방법이다.

07 저소득층이나 노인층에 가장 효과적인 보건교육 방법은?

☑ 확인 Check!
○
△
×

① 집단토론
② 강연회
③ 심포지엄
④ 실 기
⑤ 가정방문

해설 콕

저소득층이나 노인층에 가장 효과적인 보건교육의 방법은 가정방문이지만, 인원과 시간이 많이 드는 단점이 있다.

08 앤더슨(Anderson)의 공중보건사업 수행의 3대 수단에 해당하지 않는 것은?

▎서울시 9급 2021

☑ 확인 Check!
○
△
×

① 봉사행정
② 보건교육
③ 예방의료
④ 법규에 의한 통제행정

해설 콕

앤더슨(G. Anderson)은 공중보건사업 수행의 3대 수단으로 보건행정(서비스), 법규에 의한 통제행정(규제), 보건교육을 들고, 이 중에서 가장 중요한 것은 보건교육이라 하였다.

정답 05 ① 06 ① 07 ⑤ 08 ③

CHAPTER 10

보건의료관계법규

01 의료법

02 지역보건법

03 의료급여법

04 국민건강보험법

05 국민건강증진법

06 감염병 예방 및 관리에 관한 법률

07 기타 의료관계법규

CHAPTER

10 보건의료관계법규

학습목표

- ☐ 관련 보건의료관계법규를 전반적으로 학습한다.
- ☐ 의료법, 지역보건법 및 의료급여법, 국민건강보험법, 국민건강증진법 등에 대해 구체적으로 학습한다.
- ☐ 법조문을 학습할 때에는 이해와 암기가 동시에 필요하며 꼼꼼히 학습한다.

01 의료법

01 다음 중 「의료법」의 목적으로 알맞은 것은? ▌대구시 9급 2005

☑ 확인 Check! ○ △ ×

㉠ 모든 국민이 수준 높은 의료혜택을 받을 수 있도록 함 ㉡ 국민의 건강을 보호 ㉢ 국민의 건강을 증진 ㉣ 국민의료에 관하여 필요한 사항을 규정 ㉤ 보건의료행정의 필요한 사항을 규정

① ㉠, ㉡, ㉢, ㉤
② ㉠, ㉡, ㉢, ㉣
③ ㉠, ㉢, ㉣, ㉤
④ ㉠, ㉡, ㉣, ㉤

해설 콕

의료법의 목적(의료법 제1조)
의료법은 모든 국민이 수준 높은 의료 혜택을 받을 수 있도록 국민의료에 필요한 사항을 규정함으로써 국민의 건강을 보호하고 증진하는 데에 목적이 있다.

02 의료인으로 바르게 구성된 것은?

❙경북 9급 2007

☑ 확인 Check!
○
△
×

① 의사, 치과의사, 한의사, 조산사, 간호사
② 의사, 치과의사, 한의사, 조산사, 한지의사
③ 의사, 한의사, 조산사, 간호사, 물리치료사
④ 의사, 치과의사, 한의사, 한지의사, 간호사

해설 콕

의료인(의료법 제2조 제1항)
의료법에서 "의료인"이란 보건복지부장관의 면허를 받은 의사・치과의사・한의사・조산사 및 간호사를 말한다.

03 우리나라 「의료법」에 규정된 의료기관에 해당하는 것을 모두 고르면?

❙지방직 9급 2010

☑ 확인 Check!
○
△
×

㉠ 요양병원	㉡ 보건소
㉢ 조산원	㉣ 노인병원

① ㉠, ㉡, ㉢
② ㉠, ㉢
③ ㉡, ㉣
④ ㉣

해설 콕

의료기관(의료법 제3조 제2항)

구 분	종 류
의원급 의료기관	가. 의원 나. 치과의원 다. 한의원
조산원	조산사가 조산과 임산부 및 신생아를 대상으로 보건활동과 교육・상담을 하는 의료기관
병원급 의료기관	가. 병원 나. 치과병원 다. 한방병원 라. 요양병원(「장애인복지법」 제58조 제1항 제4호에 따른 의료재활시설로서 제3조의2의 요건을 갖춘 의료기관을 포함한다) 마. 정신병원 바. 종합병원

정답 01 ② 02 ① 03 ②

04 「의료법」에 의한 의료기관으로 알맞은 것은?

I 경남 9급 2005

☑ 확인 Check!
○
△
×

① 보건지소, 종합병원 ② 의원, 보건소
③ 조산원, 한방병원 ④ 요양병원, 보건의료원

해설 콕

보건소, 보건지소, 보건의료원은 의료법상 의료기관에 해당하지 않는다(의료법 제3조 제2항).

05 「의료법」상 의원급 의료기관만을 모두 고른 것은?

I 지방직 7급 2016

☑ 확인 Check!
○
△
×

㉠ 치과의원	㉡ 조산원
㉢ 한의원	㉣ 요양병원

① ㉠, ㉡ ② ㉠, ㉢
③ ㉠, ㉡, ㉢ ④ ㉡, ㉢, ㉣

해설 콕

의원급 의료기관은 의원, 치과의원, 한의원이다(의료법 제3조 제2항).

06 「의료법」에 규정되어 있는 의료기관에 관한 내용으로 옳은 것은?

I 서울시 9급 2017

☑ 확인 Check!
○
△
×

① 의원급 의료기관은 주로 입원환자를 대상으로 한다.
② 조산원은 조산사가 임산부 및 신생아를 대상으로 보건활동과 교육 상담을 하는 곳이다.
③ 상급종합병원은 보건복지부령으로 정하는 10개 이상의 진료과목을 갖추면 된다.
④ 의원급 의료기관은 의사 및 치과의사만이 개설할 수 있다.

해설 콕

② 의료법 제3조 제2항 제2호
① 의원급 의료기관은 주로 외래환자를 대상으로 한다.
③ 상급종합병원은 보건복지부령으로 정하는 20개 이상의 진료과목을 갖추면 된다.
④ 의원급 의료기관은 의사, 치과의사 또는 한의사가 개설할 수 있다.

07 300병상을 초과하는 종합병원에서 설치해야 할 필수진료과목을 모두 고르면?

☑ 확인 Check!
○
△
×

| 지방직 9급 2012

㉠ 영상의학과	㉡ 피부과
㉢ 산부인과	㉣ 치과
㉤ 비뇨기과	㉥ 응급의학과
㉦ 정신건강의학과	㉧ 소아청소년과

① ㉠, ㉡, ㉢, ㉣, ㉧
② ㉠, ㉢, ㉣, ㉦, ㉧
③ ㉠, ㉢, ㉤, ㉥, ㉦
④ ㉡, ㉣, ㉤, ㉦, ㉧

해설 콕

필수진료과목(의료법 제3조의3)

구 분	필수진료과목
100병상 이상 300병상 이하인 경우	내과, 외과, 소아청소년과, 산부인과 중 3개 진료과목, 영상의학과, 마취통증의학과와 진단검사의학과 또는 병리과를 포함한 7개 이상의 진료과목을 갖추고 각 진료과목마다 전속하는 전문의를 둘 것
300병상을 초과하는 경우	내과, 외과, 소아청소년과, 산부인과, 영상의학과, 마취통증의학과, 진단검사의학과 또는 병리과, 정신건강의학과 및 치과를 포함한 9개 이상의 진료과목을 갖추고 각 진료과목마다 전속하는 전문의를 둘 것

08 우리나라의 보건의료기관 설치기준에 대한 설명으로 옳은 것은?

| 지방직 9급 2011

☑ 확인 Check!
○
△
×

① 종합병원은 병상이 80개 이상이어야 한다.
② 읍, 면 단위별로 보건진료소가 설치되어야 한다.
③ 병원과 치과병원의 병상은 30개 이상이어야 한다.
④ 300병상을 초과하는 종합병원에는 정신건강의학과와 치과가 개설되어야 한다.

해설 콕

④ 의료법 제3조의3 제1항 제3호
① 종합병원은 병상이 100개 이상이어야 한다(의료법 제3조의3 제1항 제1호).
② 보건진료소는 의료 취약지역을 인구 500명 이상(도서지역은 300명 이상) 5천명 미만을 기준으로 구분한 하나 또는 여러 개의 리·동을 관할구역으로 하여 주민이 편리하게 이용할 수 있는 장소에 설치한다(농어촌 등 보건의료를 위한 특별조치법 시행규칙 제17조).
③ 병원과 한방병원의 병상은 30개 이상이어야 한다(의료법 제3조의2).

정답 04 ③ 05 ② 06 ② 07 ② 08 ④

09 종합병원에 대한 설명으로 옳은 것은?

❙ 지방직 9급 2010

☑ 확인 Check! ○ △ ×

① 종합병원은 의사, 치과의사, 한의사가 개설할 수 있다.
② 종합병원은 입원환자 30인 이상 수용할 수 있는 시설을 갖추어야 한다.
③ 종합병원의 진료과목은 300병상을 초과할 경우 내과 및 치과 등을 포함한 9개 이상 갖추어야 한다.
④ 종합병원은 진료과목마다 전속하는 일반의사를 갖추어야 한다.

해설 콕

300병상을 초과하는 경우에는 내과, 외과, 소아청소년과, 산부인과, 영상의학과, 마취통증의학과, 진단검사의학과 또는 병리과, 정신건강의학과 및 치과를 포함한 9개 이상의 진료과목을 갖추고 각 진료과목마다 전속하는 전문의를 두어야 한다(의료법 제3조의3 제1항 제3호).

① 의사는 종합병원 · 병원 · 요양병원 또는 의원을, 치과의사는 치과병원 또는 치과의원을, 한의사는 한방병원 · 요양병원 또는 한의원을, 조산사는 조산원만을 개설할 수 있다(의료법 제33조 제2항).
② 100개 이상의 병상을 갖추어야 한다(의료법 제3조의3 제1항 제1호).
④ 진료과목마다 전속하는 전문의를 두어야 한다(의료법 제3조의3 제1항 제2호 및 제3호)

10 「의료법」상 우리나라 보건의료기관 시설과 인력 기준에 대한 설명으로 가장 옳은 것은?

❙ 서울시 9급 2020

☑ 확인 Check! ○ △ ×

① 상급종합병원은 9개 이상의 진료과목이 개설되어야 한다.
② 치과병원과 요양병원은 30병상 이상의 입원시설이 필요하다.
③ 100병상을 초과하는 종합병원에는 반드시 치과가 포함되어야 한다.
④ 종합병원에 설치되는 필수진료과목에는 전속하는 전문의가 있어야 한다.

해설 콕

④ 의료법 제3조의3 제1항
① 상급종합병원은 20개 이상의 진료과목이 개설되어야 한다(의료법 제3조의4 제1항 제1호).
② 종합병원 · 병원 · 요양병원은 입원환자 100명 이상(병원 · 요양병원의 경우는 30명 이상)을 수용할 수 있는 입원시설이 필요하다(의료법 시행규칙 별표 3).
③ 300병상을 초과하는 종합병원에는 반드시 치과가 포함되어야 한다(의료법 제3조의3 제1항 제3호).

11 다음 중 「의료법」에 의한 상급종합병원의 요건으로 옳지 않은 것은? ▌서울시 9급 2015

☑ 확인 Check!
○
△
×

① 보건복지부령으로 정하는 인력·시설·장비 등을 갖추어야 한다.
② 10개 이상의 진료과목을 갖추고 각 진료과목마다 전문의를 두어야 한다.
③ 전문의가 되려는 자를 수련시키는 기관이어야 한다.
④ 질병군별 환자구성비율이 보건복지부령으로 정하는 기준을 충족해야 한다.

해설 콕

상급종합병원의 요건(의료법 제3조의4 제1항)
보건복지부장관은 다음 각 호의 요건을 갖춘 종합병원 중에서 중증질환에 대하여 난이도가 높은 의료행위를 전문적으로 하는 종합병원을 상급종합병원으로 지정할 수 있다.

1. 보건복지부령으로 정하는 20개 이상의 진료과목을 갖추고 각 진료과목마다 전속하는 전문의를 둘 것
2. 전문의가 되려는 자를 수련시키는 기관일 것
3. 보건복지부령으로 정하는 인력·시설·장비 등을 갖출 것
4. 질병군별(疾病群別) 환자구성 비율이 보건복지부령으로 정하는 기준에 해당할 것

12 병원과 종합병원의 병상 기준은? ▌충북 9급 2005

☑ 확인 Check!
○
△
×

① 병원은 10병상 이상, 종합병원은 50병상 이상
② 병원은 30병상 이상, 종합병원은 100병상 이상
③ 병원은 50병상 이상, 종합병원은 100병상 이상
④ 병원은 80병상 이상, 종합병원은 150병상 이상

해설 콕

병원은 30병상 이상, 종합병원은 100병상 이상이어야 한다.

13 요양병원은 몇 병상 이상을 말하는가? ▌서울시 9급 2005

☑ 확인 Check!
○
△
×

① 20 ② 30
③ 100 ④ 150
⑤ 200

정답 09 ③ 10 ④ 11 ② 12 ② 13 ②

해설 콕

병원 등(의료법 제3조의2)
병원・치과병원・한방병원 및 요양병원(이하 "병원 등"이라 한다)은 30개 이상의 병상(병원・한방병원만 해당한다) 또는 요양병상(요양병원만 해당하며, 장기입원이 필요한 환자를 대상으로 의료행위를 하기 위하여 설치한 병상을 말한다)을 갖추어야 한다. 따라서 요양병원의 경우에는 30개 이상의 병상이 필요하다.

14 「의료법」상 종합병원에 갖춰야 할 진료과목으로 알맞은 것은? ❙ 경기 9급 2004

확인 Check! ○ △ ×

① 내과, 정형외과, 소아청소년과
② 외과, 흉부외과, 산부인과
③ 정형외과, 소아청소년과, 산부인과
④ 내과, 소아청소년과, 산부인과

해설 콕

정형외과, 흉부외과는 종합병원의 필수진료과목이 아니다(의료법 제3조의3).

15 다음 중 의료기관과 의료인에 관한 설명으로 옳은 것은? ❙ 지방직 9급 2014

확인 Check! ○ △ ×

① 병원은 개설시 100병상 이상을 갖추어야 한다.
② 종합병원은 개설시 300병상 이상을 갖추어야 한다.
③ 의료인에는 의사, 치과의사, 한의사, 약사, 간호사, 조산사가 있다.
④ 보건복지부장관은 특정 질환에 대하여 난이도 높은 의료행위를 하는 병원을 전문병원으로 지정할 수 있다.

해설 콕

① 병원은 개설시 30병상 이상을 갖추어야 한다.
② 종합병원은 개설시 100병상 이상을 갖추어야 한다.
③ 의료인에는 의사, 치과의사, 한의사, 간호사, 조산사가 있다.

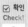

심화 Tip

의료기관의 종류

종 별	병상수	진료과목 및 의료인	비 고
종합병원	100병상 이상 300병상 이하	• 내과, 외과, 소아청소년과, 산부인과 중 3개 진료과목, 영상의학과, 마취통증의학과와 진단검사의학과 또는 병리과를 포함한 7개 이상의 진료과목 • 각 진료과목마다 전속하는 전문의	필요하면 추가로 진료과목을 설치·운영할 수 있다. 이 경우 필수 진료과목 외의 진료과목에 대하여는 해당 의료기관에 전속하지 아니한 전문의를 둘 수 있다.
	300병상 초과	• 내과, 외과, 소아청소년과, 산부인과, 영상의학과, 마취통증의학과, 진단검사의학과 또는 병리과, 정신건강의학과 및 치과를 포함한 9개 이상의 진료과목 • 각 진료과목마다 전속하는 전문의	
상급병원	–	• 보건복지부령으로 정하는 20개 이상의 진료과목을 갖추고 각 진료과목마다 전속하는 전문의를 둘 것 • 전문의가 되려는 자를 수련시키는 기관일 것 • 보건복지부령으로 정하는 인력·시설·장비 등을 갖출 것 • 질병군별 환자구성 비율이 보건복지부령으로 정하는 기준에 해당할 것 • 각 진료과목마다 전속하는 전문의	• 중증질환에 대하여 난이도가 높은 의료행위를 전문적으로 하는 종합병원 • 보건복지부장관은 상급종합병원으로 지정받은 종합병원에 대하여 3년마다 평가를 실시하여 재지정하거나 지정을 취소할 수 있다.
전문병원	30병상 이상	신경과, 유방질환, 안과, 이비인후과	병원급 의료기관 중에서 특정 진료과목이나 특정 질환 등에 대하여 난이도가 높은 의료행위를 하는 병원
	60병상 이상	화상질환, 주산기질환, 산부인과, 소아청소년과, 외과, 재활의학과	
	80병상 이상	관절질환, 뇌혈관질환, 대장항문질환, 수지접합, 심장질환, 알코올질환, 척추질환	
병원, 한방병원, 요양병원	30병상 이상	의사, 한의사	
치과병원	–	치과의사	
의원, 치과의원, 한의원, 조산원	–	의사, 치과의사, 한의사, 조산사	

정답 14 ④ 15 ④

16 「의료법」 제3조의4의 상급종합병원에 대한 설명으로 옳지 않은 것은?

| 지방직 9급 2011

☑ 확인 Check! ○ △ ×

① 중증질환에 대하여 난이도가 높은 의료행위를 전문적으로 하는 종합병원을 말한다.
② 보건복지부는 3년마다 기관에 대한 평가를 직접 시행해야 한다.
③ 보건복지부령으로 정한 전문과에는 반드시 전속 전문의가 배치되어야 한다.
④ 질병군별 환자구성 비율이 보건복지부령으로 정하는 기준을 충족해야 한다.

해설 콕

보건복지부장관은 평가업무를 관계 전문기관 또는 단체에 위탁할 수 있다(의료법 제3조의4 제3항 및 제4항).

심화 Tip

상급병원에 대한 지정 및 평가(의료법 제3조의4)

지정 및 평가자	보건복지부장관
지정 및 평가대상	상급종합병원으로 지정받은 종합병원
평가주기	매 3년
평가내용	1. 보건복지부령으로 정하는 20개 이상의 진료과목을 갖추고 각 진료과목마다 전속하는 전문의를 두었는지 여부 2. 전문의가 되려는 자를 수련시키는 기관인지 여부 3. 보건복지부령으로 정하는 인력 · 시설 · 장비 등을 갖추었는지 여부 4. 질병군별(疾病群別) 환자구성 비율이 보건복지부령으로 정하는 기준에 해당하는지 여부 5. 전문성 여부
평가의 위탁	보건복지부장관은 평가업무를 관계 전문기관 또는 단체에 위탁할 수 있다.

17 의료인의 결격사유로 옳은 것은?

☑ 확인 Check! ○ △ ×

가. 정신질환자
나. 피성년후견인, 피한정후견인에서 복권된 자
다. 마약중독자
라. 의료법을 어기고 금고 이상의 형이 선고되어 집행이 완료된 자

① 가, 나, 다
② 가, 다
③ 나, 라
④ 라
⑤ 가, 나, 다, 라

해설 콕

의료인의 결격사유(의료법 제8조)

1. 「정신건강증진 및 정신질환자 복지서비스 지원에 관한 법률」 제3조 제1호에 따른 정신질환자. 다만, 전문의가 의료인으로서 적합하다고 인정하는 사람은 그러하지 아니하다.
2. 마약・대마・향정신성의약품 중독자
3. 피성년후견인・피한정후견인
4. 이 법 또는 「형법」 제233조, 제234조, 제269조, 제270조, 제317조 제1항 및 제347조(허위로 진료비를 청구하여 환자나 진료비를 지급하는 기관이나 단체를 속인 경우만을 말한다), 「보건범죄단속에 관한 특별조치법」, 「지역보건법」, 「후천성면역결핍증 예방법」, 「응급의료에 관한 법률」, 「농어촌 등 보건의료를 위한 특별 조치법」, 「시체해부 및 보존에 관한 법률」, 「혈액관리법」, 「마약류관리에 관한 법률」, 「약사법」, 「모자보건법」, 그 밖에 대통령령으로 정하는 의료 관련 법령을 위반하여 금고 이상의 형을 선고받고 그 형의 집행이 종료되지 아니하였거나 집행을 받지 아니하기로 확정되지 아니한 자

18 환자의 기록열람을 요청할 수 있는 자는? ㅣ경남 9급 2005

확인 Check! ○ △ ×

① 환자방문객, 환자 직계존비속
② 환자본인, 배우자의 직계비속
③ 환자본인, 환자의 형제자매, 배우자의 직계비속
④ 환자본인, 환자의 직계존비속, 배우자의 직계존속
⑤ 환자의 간병인, 환자의 대리인

해설 콕

의료인, 의료기관의 장 및 의료기관 종사자는 환자의 배우자, 직계존속・비속, 형제・자매(환자의 배우자 및 직계존속・비속, 배우자의 직계존속이 모두 없는 경우에 한정한다) 또는 배우자의 직계존속이 환자 본인의 동의서와 친족관계임을 나타내는 증명서 등을 첨부하는 등 보건복지부령으로 정하는 요건을 갖추어 요청한 경우 그 기록을 열람하게 하거나 그 사본을 교부하는 등 그 내용을 확인할 수 있게 하여야 한다. 다만, 의사・치과의사 또는 한의사가 환자의 진료를 위하여 불가피하다고 인정한 경우에는 그러하지 아니하다(의료법 제21조 제3항 제1호).

정답 16 ② 17 ② 18 ④

19 의료분쟁조정 신청은 누구에게 하는가?

▌경북 간호직 2006 변형

☑ 확인 Check! ○ △ ×

① 시・도지사
② 조정중재원
③ 보건복지부장관
④ 소비자단체

해설 콕

의료분쟁의 당사자 또는 그 대리인은 보건복지부령으로 정하는 바에 따라 조정중재원에 분쟁의 조정을 신청할 수 있다(의료사고 피해구제 및 의료분쟁 조정 등에 관한 법률 제27조 제1항).

20 진료기록부 등의 보존기간이 모두 옳은 것은?

▌서울시 9급 2018

☑ 확인 Check! ○ △ ×

① 처방전(2년), 진료기록부(5년), 조산기록부(5년)
② 환자명부(5년), 진단서(3년), 간호기록부(5년)
③ 수술기록부(5년), 처방전(3년), 방사선사진 및 소견서(5년)
④ 진단서(3년), 검사내용 및 검사소견기록(3년), 수술기록부(10년)

해설 콕

진료기록부 등의 보존기간(의료법 시행규칙 제15조 제1항)

2년	처방전
3년	진단서 등의 부본(진단서・사망진단서 및 시체검안서 등을 따로 구분하여 보존할 것)
5년	환자명부, 검사내용 및 검사소견기록, 방사선 사진(영상물을 포함한다) 및 그 소견서, 간호기록부, 조산기록부
10년	진료기록부, 수술기록부

21 다음 중 「의료법 시행규칙」에서 규정하는 진단서의 법적 보존기간은?

▌경기 9급 2004

☑ 확인 Check! ○ △ ×

① 1년
② 3년
③ 5년
④ 10년

해설 콕

진단서의 보존기간은 3년이다(의료법 시행규칙 제15조 제1항 제9호).

22 의료인이 사체를 검안하였는데 변사(變死)한 것으로 의심된다면 누구에게 신고하여야 하는가?

☑ 확인 Check! ○ △ ×

Ⅰ인천시 9급 2014 변형

① 질병관리청장
② 의료기관의 장
③ 보건소장
④ 관할 경찰서장

해설 콕

의사・치과의사・한의사 및 조산사는 사체를 검안하여 변사(變死)한 것으로 의심되는 때에는 사체의 소재지를 관할하는 경찰서장에게 신고하여야 한다(의료법 제26조).

23 의료기관을 개설할 수 없는 의료인은?

Ⅰ서울시 9급 2005

☑ 확인 Check! ○ △ ×

① 의 사
② 한의사
③ 치과의사
④ 조산사
⑤ 간호사

해설 콕

의료기관의 개설(의료법 제33조)

개설권자	개설가능 의료기관
의 사	종합병원・병원・요양병원 또는 의원
치과의사	치과병원 또는 치과의원
한의사	한방병원・요양병원 또는 한의원
조산사	조산원

CHAPTER 10 보건의료관계법규

24 「의료법」에 규정되어 있는 의료기관의 개설과 관련된 설명 중 옳지 않은 것은?

☑ 확인 Check! ○ △ ×

Ⅰ서울시 9급 2008

① 의료인은 의료기관을 개설하지 않고 의료업을 할 수 없다.
② 의원을 개설하려는 자는 시장, 군수, 구청장에게 신고해야 한다.
③ 의사는 종합병원, 병원, 요양병원, 의원을 개설할 수 있다.
④ 요양병원을 개설하고자 하는 자는 시・도 의료기관개설위원회의 심의를 거쳐 시・도지사의 허가를 받아야 한다.
⑤ 의료기관을 의사, 치과의사, 한의사, 조산사만 개설할 수 있다.

정답 19 ② 20 ② 21 ② 22 ④ 23 ⑤ 24 ⑤

해설 콕

의료기관을 개설할 수 있는 자(의료법 제33조 제2항)

1. 의사, 치과의사, 한의사 또는 조산사
2. 국가나 지방자치단체
3. 의료업을 목적으로 설립된 법인(이하 "의료법인"이라 한다)
4. 「민법」이나 특별법에 따라 설립된 비영리법인
5. 「공공기관의 운영에 관한 법률」에 따른 준정부기관, 「지방의료원의 설립 및 운영에 관한 법률」에 따른 지방의료원, 「한국보훈복지의료공단법」에 따른 한국보훈복지의료공단

① 의료법 제33조 제1항
② 의료법 제33조 제3항
③ 의료법 제33조 제2항
④ 의료법 제33조 제4항

25 의원을 개원하려는 자가 거쳐야 할 절차는? ▎경북 9급 2005

확인 Check! ○ △ ×

① 시장・군수・구청장의 허가
② 시장・군수・구청장에 신고
③ 시・도지사의 허가
④ 시・도지사의 신고

해설 콕

의원・치과의원・한의원 또는 조산원을 개설하려는 자는 보건복지부령으로 정하는 바에 따라 시장・군수・구청장에게 신고하여야 한다(의료법 제33조 제3항).

26 「의료법」에서 병원을 개설할 때 거쳐야 할 절차는? ▎서울시 9급 2017 변형

확인 Check! ○ △ ×

① 시・도지사에게 신고
② 시・도 의료기관개설위원회의 심의를 거쳐 시・도지사에게 허가
③ 시장・군수・구청장에게 신고
④ 시・도 의료기관개설위원회의 심의를 거쳐 시장・군수・구청장에게 허가

해설 콕

종합병원・병원・치과병원・한방병원・요양병원 또는 정신병원을 개설하려면 시・도 의료기관개설위원회의 심의를 거쳐 보건복지부령으로 정하는 바에 따라 시・도지사의 허가를 받아야 한다(의료법 제33조 제4항).

27 의료법령에서 규정하고 있는 가정간호의 범위는?

ㅣ국시 2006

☑ 확인 Check!
○
△
×

가. 검체의 운반	나. 투 약
다. 주 사	라. 검체의 보존

① 가, 나, 다
② 가, 다
③ 나, 라
④ 라
⑤ 가, 나, 다, 라

해설 콕

가정간호(의료법 시행규칙 제24조 제1항)

1. 간 호
2. 검체의 채취(보건복지부장관이 정하는 현장검사를 포함한다) 및 운반
3. 투 약
4. 주 사
5. 응급처치 등에 대한 교육 및 훈련
6. 상 담
7. 다른 보건의료기관 등에 대한 건강관리에 관한 의뢰

28 「의료법 시행규칙」상 주로 요양이 필요한 자로서 원칙적으로 요양병원 입원 대상이 아닌 자는?

ㅣ지방직 7급 2017

☑ 확인 Check!
○
△
×

① 감염병환자
② 만성질환자
③ 외과적 수술 후 또는 상해 후 회복기간에 있는 자
④ 노인성 질환자

해설 콕

요양병원의 입원 대상은 다음 각 호의 어느 하나에 해당하는 자로서 주로 요양이 필요한 자로 한다(의료법 시행규칙 제36조 제1항).

1. 노인성 질환자
2. 만성질환자
3. 외과적 수술 후 또는 상해 후 회복기간에 있는 자

정답 25 ② 26 ② 27 ① 28 ①

29 다음 중 「의료법」상 지방자치단체장에게 신고 또는 승인받아야 하는 경우를 모두 고르면?

확인 Check! ○ △ ×

❙ 지방직 9급 2012

> ㉠ 의원을 개설한 의사 A씨는 2개월 간의 해외출장을 이유로 의사 B씨에게 진료를 맡기려고 한다.
> ㉡ 병원에 진단용 방사선 발생장치를 설치・운영하고자 한다.
> ㉢ 병원의 노사분규로 인하여 1개월 이상 휴업하고자 한다.

① ㉠, ㉡　　② ㉠, ㉢
③ ㉡, ㉢　　④ ㉠, ㉡, ㉢

해설 콕

㉠ 의원을 개설한 의사 A씨는 2개월 간의 해외출장을 이유로 의사 B씨에게 진료를 맡기려고 할 경우 시장・군수・구청장에게 변경신고서를 제출하여야 한다(의료법 시행규칙 제26조 제1항). 의사의 대진기간은 최대 6개월까지이며 6개월을 초과하여 그 의료기관을 관리할 수 없는 경우 그 개설자는 폐업 또는 휴업 신고를 하여야 한다(의료법 시행규칙 제30조 제3항).
㉡ 진단용 방사선 발생장치를 설치・운영하려는 의료기관은 보건복지부령으로 정하는 바에 따라 시장・군수・구청장에게 신고하여야 하며, 보건복지부령으로 정하는 안전관리기준에 맞도록 설치・운영하여야 한다(의료법 제37조 제1항).
㉢ 의료기관 개설자는 의료업을 폐업하거나 1개월 이상 휴업(입원환자가 있는 경우에는 1개월 미만의 휴업도 포함한다)하려면 보건복지부령으로 정하는 바에 따라 관할 시장・군수・구청장에게 신고하여야 한다(의료법 제40조 제1항).

30 다음 〈보기〉의 운영기준을 준수해야 하는 기관은?

❙ 서울시 9급 2018

확인 Check! ○ △ ×

> **보기**
> • 의사는 연평균 1일 입원환자 80명까지는 2명, 80명 초과 입원환자는 매 40명마다 1명이 근무하여야 함(한의사 포함)
> • 간호사는 연평균 1일 입원환자 6명마다 1명이 근무하여야 함
> • 간호조무사는 간호사 정원의 2/3 범위에서 근무 가능함

① 요양원　　② 병원
③ 한방병원　　④ 요양병원

해설 콕

주요 의료기관별 의사 · 간호사의 정원(의료법 시행규칙 별표 5)

요양병원	• 의사는 연평균 1일 입원환자 80명까지는 2명으로 하되, 80명을 초과하는 입원환자는 매 40명마다 1명을 기준으로 함(한의사를 포함하여 환산함). 외래환자 3명은 입원환자 1명으로 환산함 • 간호사는 연평균 1일 입원환자 6명마다 1명을 기준으로 함(다만, 간호조무사는 간호사 정원의 3분의 2 범위 내에서 둘 수 있음). 외래환자 12명은 입원환자 1명으로 환산함
한방병원	• 의사는 추가하는 진료과목당 1명(법 제43조 제2항에 따라 의과 진료과목을 설치하는 경우) • 간호사는 연평균 1일 입원환자를 5명으로 나눈 수(이 경우 소수점은 올림). 외래환자 12명은 입원환자 1명으로 환산함
종합병원 · 병원 · 의원	• 의사는 연평균 1일 입원환자를 20명으로 나눈 수(이 경우 소수점은 올림). 외래환자 3명은 입원환자 1명으로 환산함 • 간호사는 연평균 1일 입원환자를 2.5명으로 나눈 수(이 경우 소수점은 올림). 외래환자 12명은 입원환자 1명으로 환산함

31 「의료법」 제48조에 따른 의료법인 설립허가 등에 대한 내용으로 옳지 않은 것은?

❙ 지방직 7급 2013

☑ 확인 Check!
○
△
×

① 의료법인을 설립하려는 자는 시 · 도지사의 허가를 받아야 한다.
② 의료법인은 그 법인이 개설하는 의료기관에 필요한 시설이나 시설을 갖추는 데에 필요한 자금을 보유하여야 한다.
③ 의료법인이 재산을 처분하려면 시장 · 군수 · 구청장의 허가를 받아야 한다.
④ 이 법에 따른 의료법인이 아니면 의료법인이나 이와 비슷한 명칭을 사용할 수 없다.

해설 콕

의료법인이 재산을 처분하거나 정관을 변경하려면 시 · 도지사의 허가를 받아야 한다(의료법 제48조 제3항).

CHAPTER 10 보건의료관계법규

정답 29 ④ 30 ④ 31 ③

32 「의료법」상 의료법인 또는 그 법인이 개설하는 의료기관에 대한 설명으로 옳지 않은 것은?

확인 Check! ○ △ ×

I 지방직 7급 2016

① 의료법인이 정관을 변경하려면 보건복지부장관의 허가를 받아야 한다.
② 의료기관내 부설 주차장을 타인에게 위탁하여 운영할 수 있다.
③ 의료인과 의료관계자 양성이나 보수교육을 실시할 수 있다.
④ 노인복지법에 따른 노인의료복지시설을 설치·운영할 수 있다.

해설 콕

의료법인이 재산을 처분하거나 정관을 변경하려면 시·도지사의 허가를 받아야 한다(의료법 제48조 제3항).
②·③·④ 의료법 제49조 제1항

33 의료법인의 설립허가 취소사유가 아닌 것은?

확인 Check! ○ △ ×

① 정관으로 정한 사업 이외의 사업을 한 때
② 설립한 날로부터 2년 이내에 의료기관을 개설하지 아니한 때
③ 2개 이상의 의료기관을 개설한 때
④ 의료법인이 개설한 의료기관의 개설허가가 취소된 때
⑤ 보건복지부장관 또는 시·도지사가 감독을 위하여 내린 명령을 위반한 때

해설 콕

설립허가 취소(의료법 제51조)
보건복지부장관 또는 시·도지사는 의료법인이 다음 각 호의 어느 하나에 해당하면 그 설립허가를 취소할 수 있다.
1. 정관으로 정하지 아니한 사업을 한 때
2. 설립된 날부터 2년 안에 의료기관을 개설하지 아니한 때
3. 의료법인이 개설한 의료기관이 제64조에 따라 개설허가를 취소당한 때
4. 보건복지부장관 또는 시·도지사가 감독을 위하여 내린 명령을 위반한 때
5. 제49조 제1항에 따른 부대사업 외의 사업을 한 때

34 우리나라 의료기관 인증제도에 대한 설명으로 옳은 것은? ❙서울시 9급 2017

☑ 확인 Check! ○ △ ×

① 인증등급은 인증, 조건부인증으로만 구분한다.
② 인증의 유효기간은 4년, 조건부인증의 경우에는 1년이다.
③ 인증은 종합병원급 이상 의료기관이 자율적으로 인증을 신청한다.
④ 인증전담기관의 장은 의료기관 인증 신청을 접수한 날부터 15일 내에 해당 의료기관의 장과 협의하여 조사일정을 정하고 이를 통보해야 한다.

해설 콕

① 인증등급은 인증, 조건부인증, 불인증으로 구분한다.
③ 인증은 종합병원뿐만 아니라 병원급 이상 의료기관인 병원, 치과병원, 한방병원, 요양병원 등도 신청이 가능하다.
④ 인증전담기관의 장은 의료기관 인증 신청을 접수한 날부터 30일 내에 해당 의료기관의 장과 협의하여 조사일정을 정하고 이를 통보하여야 한다(의료법 시행규칙 제64조의2).

심화 Tip

인증제도

인증등급	내 용	인증기간(유효기간)
인 증	해당 의료기관이 모든 의료 서비스 제공 과정에서 환자의 안전보장과 적정 수준의 질을 달성하였음을 의미한다.	4년
조건부인증	질 향상을 위하여 노력하였으나 일부 영역에서 인증 수준에는 다소 못미치는 기관으로서, 향후 부분적 노력을 통해 인증을 받을 수 있는 가능성이 있음을 의미한다.	1년
불인증	인증 및 조건부 인종 요건을 충족하지 못한 것을 의미한다.	–

35 「의료법」상 의료기관 인증기준 및 방법에 대한 설명으로 가장 옳지 않은 것은? ❙서울시 9급 2022

☑ 확인 Check! ○ △ ×

① 인증기준에 환자의 권리와 안전, 환자 만족도 등을 포함한다.
② 인증등급은 인증, 조건부인증 및 불인증으로 구분한다.
③ 인증의 유효기간은 5년이며, 조건부인증의 유효기간은 1년이다.
④ 조건부인증은 유효기간 내에 보건복지부령에 따라 재인증을 받아야 한다.

해설 콕

인증의 유효기간은 4년으로 한다. 다만, 조건부인증의 경우에는 유효기간을 1년으로 한다(의료법 제58조의3 제3항).
① 의료법 제58조의3 제1항
② 의료법 제58조의3 제2항
④ 의료법 제58조의3 제4항

정답 32 ① 33 ③ 34 ② 35 ③

36 「의료법」상 의료기관 인증기준에 포함되는 것으로만 묶은 것은?

▮지방직 7급 2017

☑확인 Check! ○ △ ×

㉠ 환자의 권리와 안전	㉡ 직원 만족도
㉢ 의료서비스의 제공 과정 및 성과	㉣ 신의료기술의 안정성에 대한 평가

① ㉠, ㉡　② ㉠, ㉢

③ ㉠, ㉣　④ ㉡, ㉣

해설 콕

의료기관 인증기준(의료법 제58조의3 제1항)

1. 환자의 권리와 안전
2. 의료기관의 의료서비스 질 향상 활동
3. 의료서비스의 제공 과정 및 성과
4. 의료기관의 조직·인력관리 및 운영
5. 환자 만족도

37 우리나라 의료기관 인증제도에 대한 설명으로 가장 옳지 않은 것은?

▮서울시 9급 2018

☑확인 Check! ○ △ ×

① 의료기관 인증제는 모든 의료기관을 대상으로 하고 있으며, 모든 의료기관은 3년마다 의무적으로 인증신청을 하여야 한다.

② 요양병원은 의무적으로 인증신청을 하도록 의료법에 명시되어 있다.

③ 상급종합병원으로 지정받고자 하는 병원급 의료기관은 인증을 받아야 한다.

④ 전문병원으로 지정받고자 하는 병원급 의료기관은 인증을 받아야 한다.

해설 콕

요양병원을 제외한 병원급 의료기관의 장은 자율적으로 인증을 신청할 수 있으며, 요양병원의 장은 의료법에 따라 의무적으로 인증신청을 하여야 한다. 보건복지부장관은 평가 결과와 인증등급을 활용하여 의료기관에 대해 상급종합병원 지정, 전문병원 지정 등의 조치를 할 수 있다.

38 「의료법」 제62조에서 의료기관 회계기준을 규정한 이유로 적절한 것은?

▮지방직 9급 2011

☑확인 Check! ○ △ ×

① 계속성 확보　② 투명성 확보

③ 안정성 확보　④ 유동성 확보

해설 콕

의료기관 개설자는 의료기관 회계를 투명하게 하도록 노력하여야 한다(의료법 제62조 제1항).

39 다음 중 의료법령상 의료기관 개설 허가의 취소 또는 의료기관 폐쇄를 반드시 해야 하는 경우에 해당되는 것은?

확인 Check! ○ △ ×

① 개설 신고나 개설 허가를 한 날부터 3개월 이내에 정당한 사유 없이 업무를 시작하지 아니한 때
② 무자격자에게 의료행위를 하게 하거나 의료인에게 면허 사항 외의 의료행위를 하게 한 때
③ 관계 공무원의 직무 수행을 기피 또는 방해하거나 명령을 위반한 때
④ 의료기관 개설자가 거짓으로 진료비를 청구하여 금고 이상의 형을 선고받고 그 형이 확정된 때

해설 콕

의료기관 개설자가 거짓으로 진료비를 청구하여 금고 이상의 형을 선고받고 그 형이 확정된 때에는 의료기관 개설 허가의 취소 또는 의료기관 폐쇄를 명하여야 한다(의료법 제64조 제1항 제8호).

심화 Tip

개설 허가 취소 등(의료법 제64조 제1항)

보건복지부장관 또는 시장 · 군수 · 구청장은 의료기관이 다음 각 호의 어느 하나에 해당하면 그 의료업을 1년의 범위에서 정지시키거나 개설 허가의 취소 또는 의료기관 폐쇄를 명할 수 있다. 다만, 제8호에 해당하는 경우에는 의료기관 개설 허가의 취소 또는 의료기관 폐쇄를 명하여야 한다.

1. 개설 신고나 개설 허가를 한 날부터 3개월 이내에 정당한 사유 없이 업무를 시작하지 아니한 때
1의2. 제4조 제2항을 위반하여 의료인이 다른 의료인 또는 의료법인 등의 명의로 의료기관을 개설하거나 운영한 때
2. 제27조 제5항을 위반하여 무자격자에게 의료행위를 하게 하거나 의료인에게 면허 사항 외의 의료행위를 하게 한 때
3. 제61조에 따른 관계 공무원의 직무 수행을 기피 또는 방해하거나 제59조 또는 제63조에 따른 명령을 위반한 때
4. 제33조 제2항 제3호부터 제5호까지의 규정에 따른 의료법인 · 비영리법인, 준정부기관 · 지방의료원 또는 한국보훈복지의료공단의 설립허가가 취소되거나 해산된 때
4의2. 제33조 제2항을 위반하여 의료기관을 개설한 때
4의3. 제33조 제8항을 위반하여 둘 이상의 의료기관을 개설 · 운영한 때
5. 제33조 제5항 · 제7항 · 제9항 · 제10항, 제40조, 제40조의2 또는 제56조를 위반한 때. 다만, 의료기관 개설자 본인에게 책임이 없는 사유로 제33조 제7항 제4호를 위반한 때에는 그러하지 아니하다.
5의2. 정당한 사유 없이 제40조 제1항에 따른 폐업 · 휴업 신고를 하지 아니하고 6개월 이상 의료업을 하지 아니한 때
6. 제63조에 따른 시정명령(제4조 제5항 위반에 따른 시정명령을 제외한다)을 이행하지 아니한 때
7. 「약사법」 제24조 제2항을 위반하여 담합행위를 한 때
8. 의료기관 개설자가 거짓으로 진료비를 청구하여 금고 이상의 형을 선고받고 그 형이 확정된 때
9. 제36조에 따른 준수사항을 위반하여 사람의 생명 또는 신체에 중대한 위해를 발생하게 한 때

CHAPTER 10 보건의료관계법규

정답 36 ② 37 ① 38 ② 39 ④

40 「의료법」상 면허취소 사유가 아닌 것은?

❙ 국시 2006

☑ 확인 Check! ○ △ ×

① 면허를 대여한 경우
② 금고 이상의 형을 선고받은 경우
③ 일회용 주사용품 재사용 금지규정을 위반하여 사람의 생명 또는 신체에 중대한 위해를 발생하게 한 경우
④ 3회 이상 자격정지 처분을 받은 경우
⑤ 태아의 성 감별 행위를 한 경우

해설 콕

면허취소와 재교부(의료법 제65조 제1항)

보건복지부장관은 의료인이 다음 각 호의 어느 하나에 해당할 경우에는 그 면허를 취소할 수 있다. 다만, 제1호의 경우에는 면허를 취소하여야 한다.

1. 제8조 각 호(결격사유)의 어느 하나에 해당하게 된 경우
2. 제66조에 따른 자격정지 처분기간 중에 의료행위를 하거나 3회 이상 자격정지 처분을 받은 경우
3. 제11조 제1항에 따른 면허 조건을 이행하지 아니한 경우
4. 제4조의3 제1항을 위반하여 면허를 대여한 경우
5. 제4조 제6항(일회용 주사용품 재사용 금지)을 위반하여 사람의 생명 또는 신체에 중대한 위해를 발생하게 한 경우
6. 제27조 제5항을 위반하여 사람의 생명 또는 신체에 중대한 위해를 발생하게 할 우려가 있는 수술, 수혈, 전신마취를 의료인 아닌 자에게 하게 하거나 의료인에게 면허 사항 외로 하게 한 경우

41 의료인의 자격정지 사유가 아닌 것은?

❙ 경남 9급 2005

☑ 확인 Check! ○ △ ×

① 면허증 대여
② 품위손상행위
③ 허위진단서 작성
④ 진료비 허위청구

해설 콕

자격정지(의료법 제66조 제1항)

보건복지부장관은 의료인이 다음 각 호의 어느 하나에 해당하면 1년의 범위에서 면허자격을 정지시킬 수 있다. 이 경우 의료기술과 관련한 판단이 필요한 사항에 관하여는 관계 전문가의 의견을 들어 결정할 수 있다.

1. 의료인의 품위를 심하게 손상시키는 행위를 한 때
2. 의료기관 개설자가 될 수 없는 자에게 고용되어 의료행위를 한 때
3. 제4조 제6항(일회용 주사용품 재사용 금지)을 위반한 때
4. 제17조 제1항 및 제2항에 따른 진단서·검안서 또는 증명서를 거짓으로 작성하여 내주거나 제22조 제1항에 따른 진료기록부 등을 거짓으로 작성하거나 고의로 사실과 다르게 추가기재·수정한 때
5. 제20조(태아 성 감별 행위 등 금지)를 위반한 경우
6. 의료기사가 아닌 자에게 의료기사의 업무를 하게 하거나 의료기사에게 그 업무 범위를 벗어나게 한 때
7. 관련 서류를 위조·변조하거나 속임수 등 부정한 방법으로 진료비를 거짓 청구한 때
8. 제23조의5(부당한 경제적 이익 등 취득 금지)를 위반하여 경제적 이익 등을 제공받은 때
9. 그 밖에 이 법 또는 이 법에 따른 명령을 위반한 때

02 지역보건법

01 「지역보건법」에 의거하여 국가와 서울시는 지역사회 건강실태조사를 실시하고 있다. 이에 대한 설명으로 가장 옳지 않은 것은? ❙서울시 9급 2018

☑ 확인 Check!
○
△
×

① 지방자치단체의 장은 매년 보건소를 통해 조사를 실시한다.
② 조사항목에는 건강검진, 예방접종 등 질병 예방에 관한 내용이 포함된다.
③ 일반적으로 표본조사이지만, 필요시 전수조사를 실시할 수 있다.
④ 건강검진은 실측을 통해 통상 2년에 1회 실시하나, 사무직이 아닐 경우 1년에 1회 실시한다.

해설 콕

건강검진의 주기 및 횟수는 「지역보건법」이 아닌 「국민건강보험법」에 규정된 내용으로, 지역사회 건강실태조사에 대한 내용으로 볼 수는 없다.

심화 Tip

지역사회 건강실태조사(지역보건법 제4조, 동법 시행령 제2조)
① 국가와 지방지치단체는 지역주민의 건강 상태 및 건강 문제의 원인 등을 파악하기 위하여 매년 지역사회 건강실태조사를 실시하여야 한다.
② 질병관리청장은 보건복지부장관과 협의하여 지역사회 건강실태조사를 매년 지방자치단체의 장에게 협조를 요청하여 실시한다.
③ 협조 요청을 받은 지방자치단체의 장은 매년 보건소(보건의료원을 포함한다)를 통하여 지역주민을 대상으로 지역사회 건강실태조사를 실시하여야 한다. 이 경우 지방자치단체의 장은 지역사회 건강실태조사의 결과를 질병관리청장에게 통보하여야 한다.
④ 지역사회 건강실태조사는 표본조사를 원칙으로 하되, 필요한 경우에는 전수조사를 할 수 있다.
⑤ 지역사회 건강실태조사의 내용에는 다음의 사항이 포함되어야 한다.
- 흡연, 음주 등 건강 관련 생활습관에 관한 사항
- 건강검진 및 예방접종 등 질병 예방에 관한 사항
- 질병 및 보건의료서비스 이용 실태에 관한 사항
- 사고 및 중독에 관한 사항
- 활동의 제한 및 삶의 질에 관한 사항
- 그 밖에 지역사회 건강실태조사에 포함되어야 한다고 질병관리청장이 정하는 사항

정답 40 ⑤ 41 ① / 01 ④

02 지역보건의료계획에 관하여 그 조정을 권고할 수 있는 자는?

❙ 대구시 9급 2005

☑ 확인 Check!
○
△
×

① 보건복지부장관, 행정안전부장관
② 시・도지사, 보건복지부장관
③ 시・도지사, 시장・군수・구청장
④ 시・군・구의장, 시・도의회장

해설 콕

지역보건의료계획의 수립 등(지역보건법 제7조)

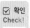

지역보건의료 계획	수립권자	특별시장・광역시장・도지사(이하 "시・도지사") 또는 특별자치시장・특별자치도지사・시장・군수・구청장(이하 "시장・군수・구청장")
	수립주기	4년
	수립목적	지역주민의 건강 증진
	포함내용	1. 보건의료 수요의 측정 2. 지역보건의료서비스에 관한 장기・단기 공급대책 3. 인력・조직・재정 등 보건의료자원의 조달 및 관리 4. 지역보건의료서비스의 제공을 위한 전달체계 구성 방안 5. 지역보건의료에 관련된 통계의 수집 및 정리
	연 계	지역보건의료계획은 「사회보장기본법」 제16조에 따른 사회보장 기본계획 및 「사회보장급여의 이용・제공 및 수급권자 발굴에 관한 법률」에 따른 지역사회보장계획 및 「국민건강증진법」 제4조에 따른 국민건강증진종합계획과 연계되도록 하여야 한다.
연차별 시행계획	수립권자	시・도지사 또는 시장・군수・구청장
	수립방법	지역보건의료계획에 따라 수립
제 출	시장・군수・구청장(특별자치시장・특별자치도지사는 제외)	시・군・구(특별자치시・특별자치도는 제외) 위원회의 심의를 거쳐 지역보건의료계획(연차별 시행계획을 포함)을 수립한 후 해당 시・군・구의회에 보고하고 시・도지사에게 제출
	특별자치시장・특별자치도지사 및 관할 시・군・구의 지역보건의료계획을 받은 시・도지사	해당 위원회의 심의를 거쳐 시・도(특별자치시・특별자치도를 포함)의 지역보건의료계획을 수립한 후 해당 시・도의회에 보고하고 보건복지부장관에게 제출
자료의 제공 및 협력을 요청	특별자치시장・특별자치도지사, 시・도지사 또는 시장・군수・구청장은 지역보건의료계획을 수립하는데에 필요하다고 인정하는 경우에는 보건의료 관련기관・단체, 학교, 직장 등에 중복・유사 사업의 조정 등에 관한 의견을 듣거나 자료의 제공 및 협력을 요청할 수 있다. 이 경우 요청을 받은 해당 기관은 정당한 사유가 없으면 그 요청에 협조하여야 한다.	

조정의 권고	권고권자	내 용
	보건복지부장관	특별자치시장 · 특별자치도지사 또는 시 · 도지사에게 보건복지부령으로 정하는 바에 따라 그 조정을 권고할 수 있다.
	시 · 도지사	시장 · 군수 · 구청장에게 보건복지부령으로 정하는 바에 따라 그 조정을 권고할 수 있다.

03 「지역보건법」의 지역보건의료계획에 대한 내용으로 옳은 것은?

| 서울시 9급 2017

☑ 확인 Check! ○ △ ×

① 지역보건의료에 관련된 통계의 수집 및 정리
② 의료비 상승 억제 정책 연구
③ 지역보건의료계획을 5년마다 수립
④ 국민의료비 측정

해설 콕

지역보건의료계획에 대한 내용(지역보건법 제7조 제1항)
1. 보건의료 수요의 측정
2. 지역보건의료서비스에 관한 장기 · 단기 공급대책
3. 인력 · 조직 · 재정 등 보건의료자원의 조달 및 관리
4. 지역보건의료서비스의 제공을 위한 전달체계 구성 방안
5. 지역보건의료에 관련된 통계의 수집 및 정리

04 「지역보건법」상 지역보건의료계획에 필수적으로 포함해야 할 내용으로 옳지 않은 것은?

| 지방직 7급 2017

☑ 확인 Check! ○ △ ×

① 응급의료에 관한 사항
② 지역보건의료서비스의 제공을 위한 전달체계 구성 방안
③ 보건의료자원의 조달 및 관리
④ 보건의료 수요의 측정

해설 콕

응급의료에 관한 사항은 「응급의료에 관한 법률」에 규정되어 있다.

정답 02 ② 03 ① 04 ①

05 지역보건의료계획에 포함되어야 할 내용을 모두 고르면?

▎지방직 9급 2010

☑ 확인 Check!
○
△
×

㉠ 보건의료자원의 조달	㉡ 보건의료 수요의 측정
㉢ 보건의료의 전달체계	㉣ 보건의료비 절감대책

① ㉠, ㉡, ㉢
② ㉠, ㉢
③ ㉡, ㉣
④ ㉣

해설 콕

보건의료비 절감대책은 포함되지 않는다.

06 다음 중 지역보건의료계획에 포함되어야 할 내용이 아닌 것은?

▎서울시 7급 2014

☑ 확인 Check!
○
△
×

① 보건의료 수요의 측정
② 보건의료에 관한 장·단기 공급대책
③ 인력·조직·재정 등 보건의료자원의 조달 및 관리
④ 보건의료의 전달체계
⑤ 지역응급의료센터의 지정

해설 콕

지역응급의료센터의 지정은 시·도지사의 업무에 해당한다(응급의료에 관한 법률 제30조).
①·②·③·④ 지역보건법 제7조 제1항

07 「지역보건법 시행령」에 의한 시·군·구 지역보건의료계획의 내용으로 옳은 것은?

▎지방직 9급 2014

☑ 확인 Check!
○
△
×

① 정신질환 등의 치료를 위한 전문치료시설의 수급에 관한 사항
② 시·군·구의 지역보건의료기관의 설치·운영의 지원에 관한 사항
③ 의료기관의 병상수급에 관한 사항
④ 지역보건의료기관과 민간의료기관 간의 기능 분담 및 발전 방향
⑤ 시·군·구의 지역보건의료기관 인력의 교육훈련에 관한 사항

해설 콕

지역보건의료계획의 세부 내용(지역보건법 시행령 제4조 제1항 및 제2항)

시・도 지역보건의료계획	1. 지역보건의료계획의 달성 목표 2. 지역현황과 전망 3. 지역보건의료기관과 보건의료 관련기관・단체 간의 기능 분담 및 발전 방향 4. 보건소의 기능 및 업무의 추진계획과 추진현황 5. 지역보건의료기관의 인력・시설 등 자원 확충 및 정비 계획 6. 취약계층의 건강관리 및 지역주민의 건강 상태 격차 해소를 위한 추진계획 7. 지역보건의료와 사회복지사업 사이의 연계성 확보 계획 8. 의료기관의 병상(病床)의 수요・공급 9. 정신질환 등의 치료를 위한 전문치료시설의 수요・공급 10. 특별자치시・특별자치도・시・군・구(구는 자치구를 말하며, 이하 "시・군・구"라 한다) 지역보건의료기관의 설치・운영 지원 11. 시・군・구 지역보건의료기관 인력의 교육훈련 12. 지역보건의료기관과 보건의료 관련기관・단체 간의 협력・연계 13. 그 밖에 시・도지사 및 특별자치시장・특별자치도지사가 지역보건의료계획을 수립함에 있어서 필요하다고 인정하는 사항
시・군・구 지역보건의료계획	1. 위 시・도 지역보건의료계획 제1호부터 제7호까지의 내용 2. 그 밖에 시장・군수・구청장이 지역보건의료계획을 수립함에 있어서 필요하다고 인정하는 사항

08 지역보건법령에서 제시된 지역보건의료계획에 대한 설명으로 옳지 않은 것은?

❙지방직 7급 2013

☑ 확인 Check! ○ △ ×

① 시・도지사 또는 시장・군수・구청장은 지역보건의료계획을 4년마다 수립하여야 한다.
② 시장・군수・구청장은 당해 시・군・구의 지역보건의료계획을 수립한 후 당해 시・군・구의회의 의결을 거쳐 특별시장・광역시장・도지사에게 제출하여야 한다.
③ 지방자치단체간 지역보건의료계획의 내용에 현저한 불균형이 있는 경우 조정권고가 필요하다.
④ 시・군・구 지역보건의료계획에는 의료기관의 병상수급 및 정신질환 등의 치료를 위한 전문치료시설의 수급에 관한 사항이 포함되어야 한다.

해설 콕

의료기관의 병상수급 및 정신질환 등의 치료를 위한 전문치료시설의 수급에 관한 사항은 시・도 지역보건의료계획에만 포함되는 사항이다(지역보건법 시행령 제4조 제1항).
① 지역보건법 제7조 제1항
② 지역보건법 제7조 제3항
③ 지역보건법 시행규칙 제2조 제1항 제5호

CHAPTER 10 보건의료관계법규

09 보건소와 보건지소의 설치 기준으로 가장 옳은 것은?

| 대구시 9급 2007

☑ 확인 Check! ○ △ ×

① 대통령령이 정하는 기준에 따라 지방자치단체의 조례로 정한다.
② 보건복지부령이 정하는 기준에 따라 지방자치단체의 조례로 정한다.
③ 대통령이 정하는 기준에 따라 보건복지부장관이 정하는 바에 따른다.
④ 지방자치단체의 조례로 정한다.

해설 콕

보건소 및 보건지소의 설치

보건소 (지역보건법 제10조)	지역주민의 건강을 증진하고 질병을 예방·관리하기 위하여 시·군·구에 1개소의 보건소(보건의료원을 포함한다)를 설치한다. 다만, 시·군·구의 인구가 30만 명을 초과하는 등 지역주민의 보건의료를 위하여 특별히 필요하다고 인정되는 경우에는 대통령령으로 정하는 기준에 따라 해당 지방자치단체의 조례로 보건소를 추가로 설치할 수 있다.
보건지소 (지역보건법 제13조)	지방자치단체는 보건소의 업무수행을 위하여 필요하다고 인정하는 경우에는 대통령령으로 정하는 기준에 따라 해당 지방자치단체의 조례로 보건소의 지소(이하 "보건지소"라 한다)를 설치할 수 있다.

10 「지역보건법」에 명시된 보건소의 주요 업무는?

| 지방직 9급 2009

☑ 확인 Check! ○ △ ×

① 성인보건사업
② 가족위생 및 보험급여
③ 구강건강 및 영양개선사업
④ 비응급의료에 관한 사항

해설 콕

보건소의 기능 및 업무(지역보건법 제11조).

1. 건강 친화적인 지역사회 여건의 조성
2. 지역보건의료정책의 기획, 조사·연구 및 평가
3. 보건의료인 및 「보건의료기본법」 제3조 제4호에 따른 보건의료기관 등에 대한 지도·관리·육성과 국민보건 향상을 위한 지도·관리
4. 보건의료 관련기관·단체, 학교, 직장 등과의 협력체계 구축
5. 지역주민의 건강증진 및 질병예방·관리를 위한 다음 각 목의 지역보건의료서비스의 제공
   가. 국민건강증진·구강건강·영양관리사업 및 보건교육
   나. 감염병의 예방 및 관리
   다. 모성과 영유아의 건강유지·증진
   라. 여성·노인·장애인 등 보건의료 취약계층의 건강유지·증진
   마. 정신건강증진 및 생명존중에 관한 사항
   바. 지역주민에 대한 진료, 건강검진 및 만성질환 등의 질병관리에 관한 사항
   사. 가정 및 사회복지시설 등을 방문하여 행하는 보건의료 및 건강관리사업
   아. 난임의 예방 및 관리

11 「지역보건법」에서 제시된 보건소의 기능 및 업무에 해당하지 않는 것은? ▮서울시 9급 2021

☑ 확인 Check!
○
△
×

① 난임의 예방 및 관리
② 감염병의 예방 및 관리
③ 지역보건의료정책의 기획, 조사・연구 및 평가
④ 보건의료 수요의 측정

해설 콕

보건의료 수요의 측정은 지역보건의료계획에 포함되는 사항이다(지역보건법 제7조 제1항 제1호)
① 지역보건법 제11조 제1항 제5호 아목
② 지역보건법 제11조 제1항 제5호 나목
③ 지역보건법 제11조 제1항 제2호

12 보건소의 업무를 모두 고르면? ▮전북・울산시 9급 2014

☑ 확인 Check!
○
△
×

ㄱ. 정신보건에 관한 사항
ㄴ. 노인보건사업
ㄷ. 가정・사회복지시설 등 방문보건의료사업
ㄹ. 감염병의 예방 및 관리

① ㄱ, ㄴ, ㄷ
② ㄴ, ㄷ, ㄹ
③ ㄱ, ㄷ, ㄹ
④ ㄱ, ㄴ, ㄷ, ㄹ

해설 콕

ㄱ, ㄴ, ㄷ, ㄹ 모두 보건소의 기능 및 업무에 해당한다(지역보건법 제11조).

정답 09 ① 10 ③ 11 ④ 12 ④

13 다음 중 「지역보건법」에서 보건소의 주된 업무가 아닌 것으로 짝지어진 것은?

☑ 확인 Check! ○ △ ×

❙ 서울시 9급 2008 변형

① 산업보건사업 - 재해예방사업
② 구강건강사업 - 영양관리사업
③ 모자보건사업 - 감염병의 예방 및 관리
④ 노인보건사업 - 정신보건사업
⑤ 장애인의 건강유지・증진 - 지역주민의 진료

해설 콕

산업보건사업과 재해예방사업은 산업안전보건공단의 업무에 해당한다.

14 우리나라의 지역보건행정조직에 대한 설명으로 옳지 않은 것은?

❙ 지방직 9급 2012 변형

☑ 확인 Check! ○ △ ×

① 보건소는 시・군・구별로 1개소씩 설치하며, 대통령으로 정하는 기준에 따라 지방자치단체의 조례로 필요한 지역에 추가로 설치할 수 있다.
② 보건소 중 「의료법」에 의한 병원의 요건을 갖춘 경우에는 보건의료원이라는 명칭을 사용할 수 있다.
③ 보건진료소는 「농어촌 등 보건의료를 위한 특별조치법」에 근거하여 설치한다.
④ 인구 500명 미만인 의료취약지역은 지방자치단체장의 승인을 받아 보건진료소를 설치할 수 있다.

해설 콕

보건진료소의 설치(농어촌 등 보건의료를 위한 특별조치법 시행규칙 제17조 제1항)

원 칙	보건진료소는 의료취약지역을 인구 500명 이상(도서지역은 300명 이상) 5천명 미만을 기준으로 구분한 하나 또는 여러 개의 리・동을 관할구역으로 하여 주민이 편리하게 이용할 수 있는 장소에 설치한다.
예 외	군수(읍・면 지역에 보건진료소를 설치・운영하는 도농복합형태의 시의 시장 및 관할구역의 도서지역에 보건진료소를 설치・운영하는 시장・구청장을 포함한다)는 인구 500명 미만(도서지역은 300명 미만)인 의료취약지역 중 보건진료소가 필요하다고 인정되는 지역이 있는 경우에는 보건복지부장관의 승인을 받아 그 지역에 보건진료소를 설치할 수 있다.

① 지역보건법 시행령 제8조
② 지역보건법 제12조
③ 농어촌 등 보건의료를 위한 특별조치법 제15조

15 보건소 및 보건지소에 관한 설명으로 옳지 않은 것은?

▮지방직 9급 2009

☑ 확인 Check!
○
△
×

① 보건소의 추가 설치는 대통령령이 정하는 기준에 따라 당해 지방자치단체의 조례로 정한다.
② 보건소장은 지역주민이 보건의료에 필요하다고 인정하는 경우에 보건지소를 설치할 수 있다.
③ 보건소 중 「의료법」 규정에 의한 병원 요건을 갖춘 경우에 '보건의료원' 명칭을 사용할 수 있다.
④ 보건소는 시 · 군 · 구별로 1개소씩 설치한다.

해설 콕

지방자치단체는 보건소의 업무수행을 위하여 필요하다고 인정하는 경우에는 대통령령으로 정하는 기준에 따라 해당 지방자치단체의 조례로 보건지소를 설치할 수 있다(지역보건법 제13조).

16 다음 중 설립의 근거법이 다른 보건기관은?

▮지방직 9급 2014

☑ 확인 Check!
○
△
×

① 보건소
② 보건지소
③ 보건진료소
④ 보건의료원

해설 콕

보건진료소는 「농어촌 등 보건의료를 위한 특별조치법」에 근거하여 리(里) · 동(洞)에 설치하도록 되어 있다(농어촌 등 보건의료를 위한 특별조치법 시행규칙 제17조).
① 지역보건법 제10조
② 지역보건법 제13조
④ 지역보건법 제12조

17 「농어촌 등 보건의료를 위한 특별조치법」 및 동법 시행규칙상 보건진료소에 대한 설명으로 가장 옳은 것은?

▮서울시 9급 2020

☑ 확인 Check!
○
△
×

① 보건진료소 설치 · 운영은 시 · 도지사만이 할 수 있다.
② 보건진료 전담공무원은 24주 이상의 직무교육을 받은 사람이어야 한다.
③ 보건진료 전담공무원은 의사 면허를 가진 자만이 할 수 있다.
④ 보건진료소는 의료취약지역을 인구 100명 이상 3천명 미만을 기준으로 구분한 하나 또는 여러 개의 리 · 동을 관할구역으로 하여 주민이 편리하게 이용할 수 있는 장소에 설치한다.

정답 13 ① 14 ④ 15 ② 16 ③ 17 ②

해설 콕

① 시장[도농복합형태의 시의 시장을 말하며, 읍 · 면 지역에서 보건진료소를 설치 · 운영하는 경우만 해당한다] 또는 군수가 보건진료소를 설치 · 운영할 수 있다. 다만, 시 · 구의 관할구역의 도서지역에는 해당 시장 · 구청장이 보건진료소를 설치 · 운영할 수 있다(농어촌 등 보건의료를 위한 특별조치법 제15조 제1항).
② · ③ 보건진료 전담공무원은 간호사 · 조산사 면허를 가진 사람으로서 보건복지부장관이 실시하는 24주 이상의 직무교육을 받은 사람이어야 한다(농어촌 등 보건의료를 위한 특별조치법 제16조 제1항).
④ 보건진료소는 의료 취약지역을 인구 500명 이상(도서지역은 300명 이상) 5천명 미만을 기준으로 구분한 하나 또는 여러 개의 리 · 동을 관할구역으로 하여 주민이 편리하게 이용할 수 있는 장소에 설치한다(농어촌 등 보건의료를 위한 특별조치법 시행규칙 제17조 제1항).

18 「지역보건법」의 보건소장에 대한 설명으로 옳지 않은 것은?

확인 Check! ○ △ ×

① 보건소에 보건소장 1인을 둔다.
② 보건소장은 의사의 면허를 가진 자 중에서 시장 · 군수 · 구청장이 임용한다.
③ 보건소장은 보건복지부장관의 지휘 · 감독을 받아 보건소의 업무를 관장한다.
④ 관할 보건지소의 직업 및 업무에 대하여 지도 · 감독한다.
⑤ 보건의무직군의 공무원을 보건소장으로 임용할 수 있다.

해설 콕

보건소장은 시장 · 군수 · 구청장의 지휘 · 감독을 받아 보건소의 업무를 관장하고 소속 공무원을 지휘 · 감독하며, 관할 보건지소, 건강생활지원센터 및 「농어촌 등 보건의료를 위한 특별조치법」 제2조 제4호에 따른 보건진료소의 직원 및 업무에 대하여 지도 · 감독한다(지역보건법 시행령 제13조 제3항).

19 보건지소장을 지휘 · 감독 하는 자는?

확인 Check! ○ △ ×

① 읍 · 면장
② 보건소장
③ 시장 · 군수
④ 시 · 도지사
⑤ 보건복지부장관

해설 콕

보건지소장은 보건소장의 지휘 · 감독을 받아 보건지소의 업무를 관장하고 소속 직원을 지휘 · 감독하며, 보건진료소의 직원 및 업무에 대하여 지도 · 감독한다(지역보건법 시행령 제14조 제2항).

20 의사, 치과의사 이외에 보건소를 이용하여 실험 및 검사를 할 수 있는 자는?

☑ 확인 Check!
○
△
×

가. 간호사	나. 약 사
다. 의료기사	라. 한의사

① 가, 나, 다
② 가, 다
③ 나, 라
④ 라
⑤ 가, 나, 다, 라

해설 콕

시설의 이용(지역보건법 제18조)
지역보건의료기관은 보건의료에 관한 실험 또는 검사를 위하여 의사·치과의사·한의사·약사 등에게 그 시설을 이용하게 하거나, 타인의 의뢰를 받아 실험 또는 검사를 할 수 있다.

21 보건소의 진료비 징수는 어떻게 하는가? ❙울산시 9급 2005 9급

☑ 확인 Check!
○
△
×

① 보건복지부장관이 정하는 기준에 따라 지방자치단체의 명령으로 정한다.
② 보건복지부령이 정하는 기준에 따라 지방자치단체의 조례로 정한다.
③ 대통령이 정하는 기준에 따라 지방자치단체의 명령으로 정한다.
④ 대통령이 정하는 기준에 따라 지방자치단체의 조례로 정한다.

해설 콕

수수료 등(지역보건법 제25조)
① 지역보건의료기관은 그 시설을 이용한 자, 실험 또는 검사를 의뢰한 자 또는 진료를 받은 자로부터 수수료 또는 진료비를 징수할 수 있다.
② 제1항에 따른 수수료와 진료비는 보건복지부령으로 정하는 기준에 따라 해당 지방자치단체의 조례로 정한다.

정답 18 ③ 19 ② 20 ③ 21 ②

03 의료급여법

01 의료비 지불능력이 없는 사람을 위한 의료보장제도는 무엇인가?

확인 Check! ○ △ ×

① 의료급여 ② 의료보험
③ 국민건강보험 ④ 생활보호
⑤ 산업재해보상보험

해설 콕

의료급여제도
- 생활유지 능력이 없거나 생활이 어려운 저소득 국민의 의료문제를 국가가 보장하는 공공부조제도로서 건강보험과 함께 국민 의료보장의 중요한 수단이 되는 사회보장제도이다.
- 생활유지 능력이 없거나 생활이 어려운 국민들에게 발생하는 의료문제, 즉 개인의 질병, 부상, 출산 등에 대해 의료서비스(진찰 · 검사, 치료 등)를 제공한다.

02 우리나라의 의료급여제도에 관한 설명으로 옳지 않은 것은? | 서울시 9급 2017

확인 Check! ○ △ ×

① 보건지소는 1차 의료급여기관에 해당한다.
② 진료비 심사기관은 건강보험심사평가원이다.
③ 의료급여사업의 보장기관은 보건복지부이다.
④ 국민기초생활보장법에 의한 의료급여 수급권자는 1종과 2종으로 구분한다.

해설 콕

의료급여에 관한 업무는 수급권자의 거주지를 관할하는 특별시장 · 광역시장 · 도지사와 시장 · 군수 · 구청장이 한다(의료급여법 제5조 제1항).
① 1차 의료급여기관은 의원, 보건소, 보건의료원 및 보건지소에 해당되며, 2차 의료급여기관은 「의료법」에 따른 시 · 도지사의 개설허가를 받은 의료기관을 의미하며, 3차 의료급여기관은 2차 의료급여기관 중 보건복지부장관이 지정한 의료기관을 의미한다(의료급여법 제9조 제2항).
② 국민건강보험법 제63조 제1항
④ 의료급여법 시행령 제3조 제1항

03 사회보장의 수단으로 공적부조제도가 있다. 우리나라에서 공적부조 방법으로 운영되는 것은?

❙충북 9급 2004

확인 Check! ○ △ ×

① 의료급여 ② 의료보험
③ 사회사업 ④ 의료구제
⑤ 의료전달

해설 콕

의료급여제도는 최저생계비 이하의 극빈층에게 의료보장을 담보하는 공공부조의 일환으로 운영되고 있다.

04 다음 중 의료보호에 해당하는 것은?

❙경북 9급 2005

확인 Check! ○ △ ×

① 국민연금 ② 국민기초생활
③ 보건의료서비스 ④ 의료급여

해설 콕

의료급여제도의 변천

- 1961년 12월 30일 법률 제913호로 「생활보호법」이 제정되었으나, 재정사정이 여의치 못하여 전면적인 실시가 되지 못하고, 생계보호만이 부분적으로 실시되었다.
- 1978년에는 「의료보호법」의 제정으로 생활보호대상자에 대한 의료보호가 행해지기 시작하였다.
- 1999년 9월 7일 「국민기초생활보장법」의 제정으로 「생활보호법」이 폐지, 대체되었다.
- 2001년 5월 「의료보호법」을 「의료급여법」으로 전면 개편하면서 종전 시·군·구별로 지급하던 의료급여 진료비를 국민건강보험공단에 위탁하여 신속히 지급하도록 하여 의료기관이 건강보험 환자와 의료급여 환자를 동등하게 대우하도록 하고 있다.

심화 Tip

「국민기초생활보장법」과 「생활보호법」의 차이

- 최저생활보장이 국민의 당연한 권리라는 점을 명확하게 하기 위하여 법률용어부터 바꾸었다. 법의 명칭을 비롯하여 법 적용 대상자(수급자 또는 수급권자), 의무자(보장기관), 보장의 내용(급여) 등도 바꾸었다.
- 법 적용대상자로서 수급권자에 대한 인구학적 제한을 철폐하였다. 「생활보호법」에서는 18세 미만과 65세 이상의 근로무능력자로 근로능력과 연령을 기준으로 하였으나, 「국민기초생활보장법」에서는 근로능력과 연령에 관계없이 최저생계비에 미달하는 모든 가구를 수급권자 기준으로 하였다.

정답 01 ① 02 ③ 03 ① 04 ④

05 「의료급여법」상 부양의무자의 범위로 맞는 것은?

❙경기 9급 2004 변형

☑ 확인 Check!
○
△
×

① 직계혈족
② 직계혈족 및 그 배우자
③ 직계혈족 및 그 배우자, 생계를 같이하는 1촌 이내 혈족
④ 직계혈족 및 그 배우자, 생계를 같이하는 2촌 이내 혈족
⑤ 직계혈족 및 그 배우자, 생계를 같이하는 4촌 이내 혈족

해설 콕

"부양의무자"란 수급권자를 부양할 책임이 있는 사람으로서 수급권자의 1촌 직계혈족 및 그 배우자를 말한다(의료급여법 제2조 제3호).

06 다음 중 「의료급여법령」상 의료급여 1종 수급권자를 모두 고르면?

❙지방직 9급 2012

☑ 확인 Check!
○
△
×

㉠ 「국민기초생활보장법」에 의한 수급자 중 근로가 곤란하다고 인정하여 보건복지부장관이 정하는 사람만으로 구성된 세대의 구성원
㉡ 「국민기초생활보장법」에 의한 수급자 중 보건복지부장관이 고시하는 희귀난치성질환을 가진 사람
㉢ 「의사상자 등 예우 및 지원에 관한 법률」에 따른 의사자 유족

① ㉠, ㉡
② ㉠, ㉢
③ ㉡, ㉢
④ ㉠, ㉡, ㉢

해설 콕

의료급여 수급권자(의료급여법 제3조 제1항, 동법 시행령 제3조 제2항, 제4항)

구 분	대상자
수급권자 (법 제3조 제1항)	1. 「국민기초생활보장법」에 따른 의료급여 수급자 2. 「재해구호법」에 따른 이재민으로서 보건복지부장관이 의료급여가 필요하다고 인정한 사람 3. 「의사상자 등 예우 및 지원에 관한 법률」에 따라 의료급여를 받는 사람 4. 「입양특례법」에 따라 국내에 입양된 18세 미만의 아동 5. 「독립유공자예우에 관한 법률」, 「국가유공자 등 예우 및 지원에 관한 법률」 및 「보훈보상대상자 지원에 관한 법률」의 적용을 받고 있는 사람과 그 가족으로서 국가보훈처장이 의료급여가 필요하다고 추천한 사람 중에서 보건복지부장관이 의료급여가 필요하다고 인정한 사람

	6. 「무형문화재 보전 및 진흥에 관한 법률」에 따라 지정된 국가무형문화재의 보유자(명예보유자를 포함한다)와 그 가족으로서 문화재청장이 의료급여가 필요하다고 추천한 사람 중에서 보건복지부장관이 의료급여가 필요하다고 인정한 사람 7. 「북한이탈주민의 보호 및 정착지원에 관한 법률」의 적용을 받고 있는 사람과 그 가족으로서 보건복지부장관이 의료급여가 필요하다고 인정한 사람 8. 「5·18민주화운동 관련자 보상 등에 관한 법률」 제8조에 따라 보상금 등을 받은 사람과 그 가족으로서 보건복지부장관이 의료급여가 필요하다고 인정한 사람 9. 「노숙인 등의 복지 및 자립지원에 관한 법률」에 따른 노숙인 등으로서 보건복지부장관이 의료급여가 필요하다고 인정한 사람 10. 그 밖에 생활유지 능력이 없거나 생활이 어려운 사람으로서 대통령령으로 정하는 사람
1종 수급권자 (시행령 제3조 제2항)	1. 법 제3조 제1항 제1호 및 제3호부터 제8호까지의 규정에 해당하는 사람 중 다음 각 목의 어느 하나에 해당하는 사람 가. 다음의 어느 하나에 해당하는 사람만으로 구성된 세대의 구성원 1) 18세 미만인 사람 2) 65세 이상인 사람 3) 「장애인고용촉진 및 직업재활법」에 따른 중증장애인 4) 질병, 부상 또는 그 후유증으로 치료나 요양이 필요한 사람 중에서 근로능력평가를 통하여 특별자치시장·특별자치도지사·시장(특별자치도의 행정시장은 제외한다)·군수·구청장(구청장은 자치구의 구청장을 말하며, 이하 "시장·군수·구청장"이라 한다)이 근로능력이 없다고 판정한 사람 5) 세대의 구성원을 양육·간병하는 사람 등 근로가 곤란하다고 보건복지부장관이 정하는 사람 6) 임신 중에 있거나 분만 후 6개월 미만의 여자 7) 「병역법」에 의한 병역의무를 이행중인 사람 나. 「국민기초생활보장법」 제32조에 따른 보장시설에서 급여를 받고 있는 사람 다. 보건복지부장관이 정하여 고시하는 결핵질환, 희귀난치성질환 또는 중증질환을 가진 사람 2. 법 제3조 제1항 제2호 및 제9호에 해당하는 사람 3. 일정한 거소가 없는 사람으로서 경찰관서에서 무연고자로 확인된 사람에 해당하는 수급권자 4. 보건복지부장관이 1종 의료급여가 필요하다고 인정하는 사람
2종 수급권자 (시행령 제3조 제4항)	1. 법 제3조 제1항 제1호 및 제3호부터 제8호까지의 규정에 해당하는 사람 중 제2항 제1호에 해당하지 않는 사람 2. 보건복지부장관이 2종 의료급여가 필요하다고 인정하는 사람

정답 05 ③ 06 ④

07 의료급여 종별 중 2종 선정의 기준에 해당하는 것은? ❙서울시 7급 2014

☑ 확인 Check! ○ △ ×

① 의상자 및 의사자 유족
② 18세 미만 국내 입양아동
③ 국가유공자, 중요무형문화재, 이재민
④ 북한이탈주민, 5・18광주민주화운동 관련자
⑤ 「국민기초생활보장법」에 의한 수급자 중 근로능력이 있는 자

해설 콕

근로능력이 없거나 근로가 곤란하다고 인정하여 보건복지부장관이 정하는 사람만으로 구성된 세대의 구성원은 1종 수급권자이고, 근로능력이 있는 자는 2종 수급권자이다(의료급여법 시행령 제3조 제4항 제1호).

08 의료급여에 관한 업무를 수행하는 주체로 가장 올바른 것은?

☑ 확인 Check! ○ △ ×

① 대통령
② 보건복지부장관
③ 특별시장・광역시장・도지사
④ 특별시장・광역시장・도지사, 시장・군수・구청장
⑤ 보건소장

해설 콕

「의료급여법」에 따른 의료급여에 관한 업무는 수급권자의 거주지를 관할하는 특별시장・광역시장・도지사와 시장・군수・구청장이 한다(의료급여법 제5조 제1항).

09 「의료급여법령」상 의료급여제도에 대한 설명으로 옳은 것은? ❙지방직 7급 2017

☑ 확인 Check! ○ △ ×

① 수급권자는 1~3종 수급권자로 구분한다.
② 의원급 의료기관도 제2차 의료급여기관이 될 수 있다.
③ 급여비용에는 본인 일부부담금이 있는 경우가 있다.
④ 의료급여수급권자는 건강검진을 받을 수 없다.

해설 콕

급여비용은 대통령령으로 정하는 바에 따라 그 전부 또는 일부를 의료급여기금에서 부담하되, 의료급여기금에서 일부를 부담하는 경우 그 나머지 비용은 본인이 부담한다(의료급여법 제10조).

① 수급권자는 1종 수급권자와 2종 수급권자로 구분한다(의료급여법 시행령 제3조 제1항).

② 의원급 의료기관은 제1차 의료급여기관이 된다.

제1차 의료급여기관	1. 시장 · 군수 · 구청장에게 개설신고를 한 의료기관(의원 · 치과의원 · 한의원 또는 조산원) 2. 보건소 · 보건의료원 및 보건지소 3. 「농어촌 등 보건의료를 위한 특별조치법」에 따라 설치된 보건진료소 4. 「약사법」에 따라 개설 등록된 약국 및 설립된 한국희귀 · 필수의약품센터
제2차 의료급여기관	시 · 도지사의 허가를 받아 개설한 종합병원 · 병원 · 치과병원 · 한방병원 또는 요양병원
제3차 의료급여기관	제2차 의료급여기관 중에서 보건복지부장관이 지정하는 의료기관

④ 시장 · 군수 · 구청장은 「의료급여법」에 따른 수급권자에 대하여 질병의 조기발견과 그에 따른 의료급여를 하기 위하여 건강검진을 할 수 있다(의료급여법 제14조 제1항).

10 우리나라 의료급여제도에 대한 설명으로 옳지 않은 것은? I 지방직 7급 2016

확인 Check!
○
△
×

① 세금으로 재원을 조달하는 공공부조제도이다.
② 1종 수급권자의 입원과 외래진료 모두 급여비용총액을 의료급여기금에서 부담한다.
③ 2종 수급권자는 입원과 외래진료 모두 급여비용총액의 일부를 본인이 부담한다.
④ 수급권자의 결정은 거주지를 관할하는 특별자치시장 · 특별자치도지사 · 시장 · 군수 · 구청장이 행한다.

해설 콕

1종 수급권자의 입원진료는 의료급여기금에서 전액 부담하지만, 외래진료는 일부를 본인이 부담한다(의료급여법 시행령 별표 1).

정답 07 ⑤ 08 ④ 09 ③ 10 ②

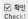

11 다음 중 의료급여의 범위에 해당하지 않는 것은?

▎대구시 9급 2007 변형

☑ 확인 Check! ○ △ ×

① 예방 및 재활
② 입 원
③ 처치・수술과 그 밖의 치료
④ 약제・치료재료의 지급
⑤ 해 산

해설 콕

해산은 「국민기초생활보장법」상의 해산급여에서 따로 제공한다(국민기초생활보장법 제13조).

| 심화 Tip |

의료급여의 내용(의료급여법 제7조 제1항)

수급권자의 질병・부상・출산 등에 대한 의료급여의 내용은 다음 각 호와 같다.

1. 진찰・검사
2. 약제(藥劑)・치료재료의 지급
3. 처치・수술과 그 밖의 치료
4. 예방・재활
5. 입 원
6. 간 호
7. 이송과 그 밖의 의료목적 달성을 위한 조치

12 의료급여에서 제공해주는 급여의 범위는?

▎서울시 9급 2003

☑ 확인 Check! ○ △ ×

가. 출 산	나. 사 망
다. 부 상	라. 예 방

① 가, 나, 다
② 가, 다
③ 가, 라
④ 라
⑤ 가, 다, 라

해설 콕

사망급여는 「국민기초생활보장법」의 장제급여에서 따로 제공한다(국민기초생활보장법 제14조).

13 의료급여제도에 관해 틀린 것은?

I충남 9급 2005 변형

☑ 확인 Check!
○
△
×

① 의료급여기관이 심사처분에 불복시 심사평가원을 상대로 이의신청을 제기할 수 있다.
② 의료급여증의 유효기간은 매년 1월 1일부터 12월 31일까지로 한다.
③ 시장・군수・구청장은 수급권자에 대하여 질병의 조기발견과 그에 따른 의료급여를 하기 위하여 건강검진을 할 수 있다.
④ 대지급금을 받은 사람(그 부양의무자를 포함한다)은 보건복지부령으로 정하는 바에 따라 대지급금을 그 거주지를 관할하는 시장・군수・구청장에게 상환하여야 한다. 이 경우 대지급금의 상환은 무이자로 한다.

해설 콕

의료급여증의 유효기간 규정이 삭제되어 매년 의료급여증을 갱신하지 않아도 되고, 주민등록증 등으로 수급자의 자격확인이 가능한 경우 의료급여증을 별도로 제시하지 않아도 된다(의료급여법 제8조).
① 급여비용의 심사・조정, 의료급여의 적정성 평가 및 급여 대상 여부의 확인에 관한 급여비용심사기관의 처분에 이의가 있는 보장기관(특별시장・광역시장・도지사와 시장・군수・구청장), 의료급여기관 또는 수급권자는 급여비용심사기관에 이의신청을 할 수 있다(의료급여법 제30조 제2항).
③ 의료급여법 제14조 제1항
④ 의료급여법 제21조 제1항

정답 11 ⑤ 12 ⑤ 13 ②

04 국민건강보험법

01 건강보험제도에 관한 설명으로 거리가 먼 것은?

☑ 확인 Check! ○ △ ×

① 일시에 과중한 의료비의 부담을 경감시켜 주기 위한 제도이다.
② 국민의 질병・부상・분만・사망 등에 대하여 보험급여를 한다.
③ 예측 불가능한 질병 및 사고 등에 대하여 위험을 분산시켜 주는 제도이다.
④ 건강보험은 사회보장체계상 사회서비스에 해당한다.

해설 콕

건강보험은 위험이나 질병 등에 대해 고액의 진료비로 가계가 파탄되는 것을 방지하기 위해 국민들이 평소에 보험료를 내어 이를 기금화 하여 보험사고가 발생하면 보험급여를 해줌으로써 국민 상호간 위험 분담을 통하여 국민의 의료서비스를 보장해 주는 제도로 사회보험에 해당한다.

심화 Tip

사회보장의 유형(사회보장기본법 제3조)

사회보험	국민에게 발생하는 사회적 위험을 보험의 방식으로 대처함으로써 국민의 건강과 소득을 보장하는 제도(국민연금, 고용보험, 건강보험, 산업재해보상보험 등)
공공부조	국가와 지방자치단체의 책임하에 생활 유지 능력이 없거나 생활이 어려운 국민의 최저생활을 보장하고 자립을 지원하는 제도
사회서비스	국가・지방자치단체 및 민간부문의 도움이 필요한 모든 국민에게 복지, 보건의료, 교육, 고용, 주거, 문화, 환경 등의 분야에서 인간다운 생활을 보장하고 상담, 재활, 돌봄, 정보의 제공, 관련 시설의 이용, 역량 개발, 사회참여 지원 등을 통하여 국민의 삶의 질이 향상되도록 지원하는 제도

02 국민건강보험의 특징으로 볼 수 없는 것은?

☑ 확인 Check! ○ △ ×

① 국민건강보험은 사회보험이다.
② 본인의 의사에 따라 가입하는 임의보험이다.
③ 소득수준에 따라 보험료가 차등 부과된다.
④ 적용범위가 전 국민인 보편적 사회보험이다.
⑤ 보험료 징수가 강제성을 띤다.

해설 콕

국민건강보험은 일정한 법적 요건이 충족되면 본인의 의사와 관계없이 건강보험가입이 강제되며, 보험제도가 실질적으로 운영되도록 하기 위하여 보험가입자에게 법적으로 보험료 납부의무를 부과하므로 보험료 징수가 강제성을 띤다.

03 우리나라 건강보험의 연혁에서 직장가입자와 지역가입자의 재정통합 연도와 노인장기요양보험 실시 연도가 순서대로 바르게 연결된 것은?

❙ 지방직 9급 2014

확인 Check! ○ △ ×

① 1989년 – 2000년
② 2000년 – 2003년
③ 2000년 – 2008년
④ 2003년 – 2008년
⑤ 2003년 – 2011년

해설 콕

국민건강보험의 연혁

- 1963년 : 의료보험법 제정
- 1977년 : 500인 이상 사업장 강제적용 실시
- 1979년 : 공무원 및 (사립학교)교직원 적용
- 1988년 : 농어촌 지역주민 적용
- 1989년 : 도시지역주민 적용확대 → 전 국민 의료보험제도 실시
- 1989년 : 약국의료보험 실시
- 1998년 : 국민의료보험관리공단 출범(1차 통합)
- 1999년 : 국민건강보험법 제정 → 2000년 시행
- 2003년 : 직장재정과 지역재정 통합
- 2007년 : 의료급여 1종 외래 본인 일부부담제 도입
- 2007년 : 노인장기요양보험법 제정
- 2008년 : 노인장기요양보험 실시
- 2011년 : 사회보험 징수통합
- 2012년 : 포괄수가제 병・의원급 의료기관 당연적용(7개 질병군 입원환자)
- 2013년 : 중증질환 재난적 의료비 지원사업 실시
- 2015년 : 간호・간병통합서비스 보험급여 적용
- 2019년 : 외국인 지역가입자 당연적용 실시

04 다음 제도를 순서대로 나열하면?

❙ 보건복지부 9급 2004

확인 Check! ○ △ ×

> ㉠ 500인 이상 작업장에 강제로 의료보험 실시
> ㉡ 공무원 및 사립학교 교직원 의료보험 실시
> ㉢ 농어촌 지역 의료보험 실시
> ㉣ 도시지역 자영업자 의료보험 실시
> ㉤ 의료보험 통합

① ㉠, ㉢, ㉡, ㉣, ㉤
② ㉢, ㉠, ㉡, ㉣, ㉤
③ ㉡, ㉠, ㉢, ㉣, ㉤
④ ㉠, ㉡, ㉢, ㉣, ㉤
⑤ ㉠, ㉡, ㉢, ㉤, ㉣

정답 01 ④ 02 ② 03 ④ 04 ④

해설 콕

㉠ 500인 이상 작업장에 강제로 의료보험 실시 : 1977년
㉡ 공무원 및 사립학교 교직원 의료보험 실시 : 1979년
㉢ 농어촌 지역의료보험 실시 : 1988년
㉣ 도시지역 자영업자 의료보험 실시 : 1989년
㉤ 의료보험 통합 : 2000년

05 우리나라 의료보험의 발전 단계에 관한 설명이다. 맞지 않는 것은?

☑ 확인 Check! ○ △ ×

① 1963년 우리나라 의료보험법이 제정되었다.
② 1977년 이후 직장인과 공무원 및 사립학교 교직원을 대상으로 의료보험이 실시되었다.
③ 1989년 농·어촌 지역의료보험 실시를 끝으로 전 국민 의료보험화가 이루어졌다.
④ 2008년 노인장기요양보험이 실시되었다.
⑤ 2007년에 의료급여 1종 외래진료에 본인 일부부담제가 도입되었다.

해설 콕

1988년 1월부터 농·어촌 주민을 지역조합을 통해 의료보험에 가입시켰고, 1989년 7월 마침내 도시지역 자영업자까지 의료보험제도에 포함되면서 전 국민 의료보험제도가 완성되었다.

06 국민건강보험법의 제정연도는?

I 전남 9급 2005

☑ 확인 Check! ○ △ ×

① 1977년
② 1988년
③ 1999년
④ 2001년

해설 콕

국민건강보험법은 1999년 2월 8일 제정되어 시행되고 있다.

07 우리나라에서 의료보험이 처음으로 실시된 시기는?

☑ 확인 Check!
○
△
×

① 1963년
② 1970년
③ 1977년
④ 1979년
⑤ 1989년

해설 콕

우리나라에서는 1963년에 의료보험법이 제정되었지만 재정마련 등 여러 가지 이유로 시행은 보류되었다. 실제로 의료보험이 실시된 것은 1977년 종업원 수 500인 이상 대기업을 대상으로 의료보험제도가 시행된 것이 최초이며, 이후 단계적으로 의료보험 적용 대상이 확대되어 1989년에 의료보험제도 도입 12년 만에 전 국민을 대상으로 건강보험이 실시되었다.

08 우리나라에서 전 국민 건강보험이 실시된 연도는?

I 경기 9급 2005

☑ 확인 Check!
○
△
×

① 1963년
② 1977년
③ 1989년
④ 2000년

해설 콕

우리나라의 의료보험법은 1963년 12월 처음으로 제정되었다. 1977년 7월부터는 사회보험으로서 건강보험이 실시되었다. 한편 1988년에는 농·어촌 지역주민, 그리고 1989년 7월 1일에는 도시 지역주민을 건강보험에 적용함으로써 전 국민 건강보험이 실현되었다.

09 우리나라의 건강보험제도에 관한 설명으로 옳지 않은 것은?

☑ 확인 Check!
○
△
×

① 적용대상자는 모두 강제 가입이다.
② 보험료는 경제적 능력에 따라 부과한다.
③ 직장이나 지역가입자의 보험료 부과방식이 동일하다.
④ 모든 의료기관을 요양기관으로 지정된다.

해설 콕

우리나라 사회보험으로서 건강보험은 법률에 의한 강제 가입, 능력에 따른 보험료의 차등 부과, 보험급여의 균등한 혜택, 보험료 분담 등의 특징을 지니며, 보험료 부과방식은 직장가입자와 지역가입자로 구분하고 있다.

정답 05 ③ 06 ③ 07 ③ 08 ③ 09 ③

10 다음 중 직장가입자의 피부양자가 아닌 자는?

☑ 확인 Check!
○
△
×

① 직장가입자의 배우자
② 직장가입자의 직계비속과 그 배우자
③ 직장가입자의 배우자의 직계존속
④ 직장가입자의 직계존속
⑤ 직장가입자의 4촌 형제

해설 콕

4촌 형제는 직장가입자의 피부양자에 해당하지 않는다.

피부양자(국민건강보험법 제5조 제2항)
다음 각 호의 어느 하나에 해당하는 사람 중 직장가입자에게 주로 생계를 의존하는 사람으로서 소득 및 재산이 보건복지부령으로 정하는 기준 이하에 해당하는 사람을 말한다.
1. 직장가입자의 배우자
2. 직장가입자의 직계존속(배우자의 직계존속을 포함한다)
3. 직장가입자의 직계비속(배우자의 직계비속을 포함한다)과 그 배우자
4. 직장가입자의 형제・자매

11 건강보험의 피부양자에서 제외되는 자는?

☑ 확인 Check!
○
△
×

① 부모가 없는 손・외손 이하인 직계비속
② 연금소득의 합계액이 연간 3,000만원인 직계존속
③ 35세인 형제
④ 65세인 자매
⑤ 「장애인복지법」에 의하여 등록된 장애인

해설 콕

피부양자로 인정되는 기준(국민건강보험법 시행규칙 별표 1 및 1의2)
1. 소득의 합계액이 연간 2,000만원 이하일 것
2. 형제자매는 30세 미만이거나 65세 이상일 것

12 건강보험가입자의 자격상실 시기로 맞는 것은?

☑ 확인 Check!
○
△
×

① 직장가입자의 피부양자가 된 날의 다음 날
② 국적을 잃은 날
③ 사망한 날의 다음 날
④ 건강보험의 적용배제 신청을 한 날의 다음 날
⑤ 의료급여대상자가 된 날의 다음 날

해설 콕

자격상실의 시기(국민건강보험법 제10조)
1. 사망한 날의 다음 날
2. 국적을 잃은 날의 다음 날
3. 국내에 거주하지 아니하게 된 날의 다음 날
4. 직장가입자의 피부양자가 된 날
5. 수급권자가 된 날
6. 건강보험을 적용받고 있던 사람이 유공자 등 의료보호대상자가 되어 건강보험의 적용배제신청을 한 날

13 「국민건강보험법」에서 정한 요양기관의 종류가 아닌 것은?

Ⅰ대구시 9급 2005

☑ 확인 Check!
○
△
×

① 종합병원
② 약 국
③ 보건지소
④ 노인보호시설

해설 콕

요양기관(국민건강보험법 제42조 제1항)
요양급여(간호와 이송은 제외한다)는 다음 각 호의 요양기관에서 실시한다. 이 경우 보건복지부장관은 공익이나 국가정책에 비추어 요양기관으로 적합하지 아니한 대통령령으로 정하는 의료기관 등은 요양기관에서 제외할 수 있다.
1. 「의료법」에 따라 개설된 의료기관
2. 「약사법」에 따라 등록된 약국
3. 「약사법」 제91조에 따라 설립된 한국희귀·필수의약품센터
4. 「지역보건법」에 따른 보건소·보건의료원 및 보건지소
5. 「농어촌 등 보건의료를 위한 특별조치법」에 따라 설치된 보건진료소

정답 10 ⑤ 11 ③ 12 ③ 13 ④

14 다음 중 틀린 것은? ❙경기 9급 2006 변형

☑ 확인 Check! ○ △ ×

① 모든 종합병원은 2단계 요양기관에 속한다.
② 병원, 의원은 모두 1단계 요양기관이다.
③ 응급환자, 분만, 치과에서 요양급여를 받는 경우 상급종합병원에서 1단계 요양의료를 받을 수 있다.
④ 상급종합병원은 2단계 의료기관이다.

해설 콕

요양급여기관의 구분(국민건강보험 요양급여의 기준에 관한 규칙 제2조)

1단계 요양급여기관	상급종합병원을 제외한 요양기관
2단계 요양급여기관	상급종합병원

15 「국민건강보험 요양급여의 기준에 관한 규칙」상 상급종합병원에 요양급여 의뢰서를 제출해야만 2단계 요양급여를 받을 수 있는 경우는? ❙서울시 9급 2016

☑ 확인 Check! ○ △ ×

① 분만의 경우
② 치과에서 요양급여를 받는 경우
③ 혈우병 환자가 요양급여를 받는 경우
④ 상급종합병원 근무자의 배우자가 요양급여를 받는 경우

해설 콕

가입자 등이 상급종합병원에서 1단계 요양급여를 받을 수 있는 경우(국민건강보험 요양급여의 기준에 관한 규칙 제2조 제3항)

1. 「응급의료에 관한 법률」 제2조 제1호에 해당하는 응급환자인 경우
2. 분만의 경우
3. 치과에서 요양급여를 받는 경우
4. 「장애인복지법」 제32조에 따른 등록 장애인 또는 단순 물리치료가 아닌 작업치료・운동치료 등의 재활치료가 필요하다고 인정되는 자가 재활의학과에서 요양급여를 받는 경우
5. 가정의학과에서 요양급여를 받는 경우
6. 당해 요양기관에서 근무하는 가입자가 요양급여를 받는 경우
7. 혈우병 환자가 요양급여를 받는 경우

16 요양급여 의뢰서 없이 2단계 진료기관에서 1단계 요양급여를 받을 수 있는 경우는?

☑ 확인 Check!
○
△
×

① 내과에서 요양급여를 받는 경우
② 이비인후과에서 요양급여를 받는 경우
③ 비뇨기과에서 요양급여를 받는 경우
④ 안과에서 요양급여를 받는 경우
⑤ 치과에서 요양급여를 받는 경우

해설 콕

가정의학과나 치과에서 요양급여를 받는 경우 요양급여 의뢰서 없이 2단계 진료기관에서 1단계 요양급여를 받을 수 있다(국민건강보험 요양급여의 기준에 관한 규칙 제2조 제3항).

17 전문요양기관을 지정할 수 있는 자는?

☑ 확인 Check!
○
△
×

① 시장・군수・구청장
② 시・도지사
③ 보건소장
④ 보건복지부장관
⑤ 해당 의료기관의 장

해설 콕

전문요양기관(국민건강보험법 제42조 제2항)
보건복지부장관은 효율적인 요양급여를 위하여 필요하면 보건복지부령으로 정하는 바에 따라 시설・장비・인력 및 진료과목 등 보건복지부령으로 정하는 기준에 해당하는 요양기관을 전문요양기관으로 인정할 수 있다. 이 경우 해당 전문요양기관에 인정서를 발급하여야 한다.

18 「국민건강보험법」에서 규정하고 있는 요양급여에 해당하지 않는 것은? ❙서울시 9급 2022

☑ 확인 Check!
○
△
×

① 이 송
② 예방・재활
③ 진찰・검사
④ 간병・간호

정답 14 ① 15 ④ 16 ⑤ 17 ④ 18 ④

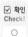

해설 콕

요양급여(국민건강보험법 제41조 제1항)
가입자와 피부양자의 질병, 부상, 출산 등에 대하여 다음 각 호의 요양급여를 실시한다.
1. 진찰 · 검사
2. 약제(藥劑) · 치료재료의 지급
3. 처치 · 수술 및 그 밖의 치료
4. 예방 · 재활
5. 입 원
6. 간 호
7. 이송(移送)

19 「국민건강보험법」상 가입자와 피부양자의 질병, 부상, 출산 등에 대하여 제공하는 요양급여에 해당되는 것만을 모두 고른 것은? ▌지방직 7급 2013

확인 Check! ○ △ ×

㉠ 진찰 · 검사	㉡ 예방 · 재활
㉢ 입 원	㉣ 간 호
㉤ 이 송	

① ㉠, ㉡, ㉢
② ㉠, ㉢, ㉣
③ ㉠, ㉢, ㉣, ㉤
④ ㉠, ㉡, ㉢, ㉣, ㉤

해설 콕

모두 요양급여에 해당한다.

20 다음 중에서 건강보험급여가 제공되는 것에 해당되는 것은?

확인 Check! ○ △ ×

가. 질 병	나. 부 상
다. 분 만	라. 선글라스 안경

① 가, 나, 다
② 가, 다
③ 나, 라
④ 라
⑤ 가, 나, 다, 라

해설 콕

가입자와 피부양자의 질병, 부상, 출산 등에 대하여 보험급여가 지급된다(국민건강보험법 제41조 제1항).

21 우리나라 건강보험급여 중에서 부가급여에 해당하는 것은?

☑ 확인 Check! ○ △ ×

① 요양급여 ② 요양비
③ 건강검진 ④ 장제비

해설 콕

보험급여
- 보험급여에는 보험자의 공급의무가 있는 법정급여와 관련법의 하위법령에 의하여 급여 실시 여부 및 보장정도를 결정할 수 있는 부가급여로 나눈다.
- 법정급여로는 요양급여, 요양비, 건강검진이 있고, 부가급여로는 임신·출산 진료비, 장제비, 상병수당 등이 있다.

22 건강보험급여의 정지사유가 아닌 것은?

▎부산시 9급 2004 변형

☑ 확인 Check! ○ △ ×

① 국외에 체류하는 경우
② 실직한 경우
③ 교도소에 준하는 시설에 수용되어 있는 경우
④ 「병역법」에 따른 현역병(지원에 의하지 아니하고 임용된 하사를 포함한다), 전환복무된 사람 및 군간부후보생

해설 콕

급여의 정지(국민건강보험법 제54조)
보험급여를 받을 수 있는 사람이 다음 각 호의 어느 하나에 해당하면 그 기간에는 보험급여를 하지 아니한다. 다만, 제3호 및 제4호의 경우에는 제60조에 따른 요양급여를 실시한다.
1. 삭제 〈2020. 4. 7.〉
2. 국외에 체류하는 경우
3. 제6조 제2항 제2호에 해당하게 된 경우[「병역법」에 따른 현역병(지원에 의하지 아니하고 임용된 하사를 포함한다), 전환복무된 사람 및 군간부후보생]
4. 교도소, 그 밖에 이에 준하는 시설에 수용되어 있는 경우

심화 Tip

현역병 등에 대한 요양급여비용의 지급(국민건강보험법 제60조 제1항)
공단은 제54조 제3호 및 제4호에 해당하는 사람이 요양기관에서 대통령령으로 정하는 치료 등(이하 "요양급여"라 한다)을 받은 경우 그에 따라 공단이 부담하는 비용(이하 "요양급여비용"이라 한다)과 요양비를 법무부장관·국방부장관·경찰청장·소방청장 또는 해양경찰청장으로부터 예탁받아 지급할 수 있다. 이 경우 법무부장관·국방부장관·경찰청장·소방청장 또는 해양경찰청장은 예산상 불가피한 경우 외에는 연간(年間) 들어갈 것으로 예상되는 요양급여비용과 요양비를 대통령령으로 정하는 바에 따라 미리 공단에 예탁하여야 한다.

정답 19 ④ 20 ① 21 ④ 22 ②

23 건강보험제도하에서 소비자의 의료이용 과정에 나타날 수 있는 도덕적 해이를 방지하기 위해 도입된 제도가 아닌 것은?

☑ 확인 Check!
○
△
×

▮ 지방직 9급 2011

① 본인부담금상한제
② 본인부담정액제
③ 본인부담정률제
④ 급여상한제

해설 콕

본인부담금상한제를 취하게 되면 본인부담금을 넘는 부분에 대해서는 본인이 부담하지 않기 때문에 의료이용과정에서 도덕적 해이가 발생할 수 있다.

24 우리나라 국민건강보험에서 적용하고 있는 진료비 본인부담금 산정 방법이 아닌 것은?

☑ 확인 Check!
○
△
×

▮ 지방직 7급 2016

① 정액부담제(co-payment)
② 정률제(co-insurance)
③ 연간 본인부담상한제
④ 연간 일정액공제제(deductibles)

해설 콕

우리나라의 건강보험 본인부담금제도는 기본적으로 연간 '본인부담상한제'를 바탕으로 정률제(co-insurance)와 정액제(co-payment) 방식을 채택하고 있다(국민건강보험법 시행령 별표 2 및 별표 3 참조).

연간 본인부담 상한제	개인별 소득수준에 따라 급여 의료비의 상한액을 정해놓고, 그것을 초과한 본인부담금에 대해 정부가 지원해주는 제도
정률제	• 진료비 총액에 대하여 일정 비율을 적용한 비용을 환자가 부담하는 방식 • 장점 : 수익자부담원칙이 적용 • 단점 : 진료비가 너무 고액이거나 장기적으로 진료를 받아야 하는 환자에게는 경제적으로 큰 부담을 줄 수 있음
정액제	• 제공되는 서비스의 분량과 무관하게 정해져 있는 금액만 부담하는 방식 • 장점 : 진료비가 소액 발생하는 가벼운 질환의 경우 수진 빈도를 억제 • 단점 : 수익자부담원칙을 벗어날 수 있는 불공평성

25 본인일부부담제에 대한 설명이 아닌 것은?

ㅣ보건복지부 9급 2004

☑ 확인 Check!
○
△
×

① 현행 우리나라 본인일부부담제는 일정액공제제이다.
② 조기진단, 필수 보건의료서비스를 억제하는 부정적 문제를 야기할 수 있다.
③ 의료의 남용을 막기 위한 제도이다.
④ 가벼운 질환 발생시 의료서비스 이용을 자제시켜 의료비 지출을 줄일 수 있다.
⑤ 본인일부부담금제도는 가난한 계층에 직접적인 부담을 주어 진료권을 제한하게 되는 문제가 대두된다.

해설 콕

현행 본인일부부담제는 환자가 비용을 분담하는 방식에 따라 정률제, 정액제, 본인부담상한제로 구분한다.

정률제	• 의료비용의 일정비율을 환자가 부담하는 방식이다. • 우리나라의 경우, 1963년 의료보험법 제정시점부터 본인부담정률제 방식으로 시작하였다.
정액제	• 의료서비스의 총 금액 중 일정 금액만을 환자가 부담하는 방식이다. • 1986년부터 의원급 대상의 소액 외래 진료비의 경우 정액제를 실시하고 있다.
본인부담상한제	• 환자가 1년 동안 부담하는 금액에 대한 상한선을 설정하고 상한선을 초과하는 진료비는 보험자가 부담하는 방식이다. • 2004년부터 본인부담상한제를 실시하기 시작하였다.

[본인부담상한액]

연 도	요양병원 입원일수	연평균 보험료 분위 저소득 → 고소득						
		1구간 (1분위)	2구간 (2~3 분위)	3구간 (4~5 분위)	4구간 (6~7 분위)	5구간 (8분위)	6구간 (9분위)	7구간 (10분위)
2022년	120일 이하	83만원	103만원	155만원	289만원	360만원	443만원	598만원
	120일 초과	128만원	160만원	217만원				

정답 23 ① 24 ④ 25 ①

26 진료비와 약제비에 본인부담을 차등 적용하는 이유는?

I 국시 2002

☑ 확인 Check!
○
△
×

① 종합병원 이용자는 부담능력이 있으므로
② 종합병원은 시설투자가 많으므로
③ 건강보험재정에 도움을 주려고
④ 종합병원에 환자가 집중되는 것을 분산하기 위해

해설 콕

정부는 대형병원 쏠림현상을 극복하기 위한 방안으로 진료비와 약제비에 본인부담을 차등 적용하고 있다.

27 우리나라의 의료비 지불 형태는?

I 전북 9급 2005

☑ 확인 Check!
○
△
×

① 본인전액부담제
② 의사 – 환자 직불제
③ 제3자 지불체계
④ 현금배상제
⑤ 상환제

해설 콕

건강보험의 유형

구 분	내 용	제 도	대표적 국가
현금배상형	• 피보험자가 의료기관을 이용하고 진료비를 지불한 후 영수증을 보험자에게 제출하면, 일정한 비율의 현금을 상환 받게 되는 형태 • 의료기관의 선택권이 보장됨 • 이용시 현금이 있어야 함	상환제, 환불제	프랑스
제3자 지불형	• 피보험자가 의료기관을 이용할 때 진료비를 부담하지 않거나 일부만을 부담하고 의료기관이 나머지 진료비를 보험자에게 청구하면 보험자가 이를 지불하는 형태 • 과잉진료 및 부당청구의 우려	직접서비스형	한국, 일본, 독일 등
변이형	• 보험자가 의료기관을 직접 소유하거나 타 의료기관과의 계약에 의하여 피보험자들에게 포괄적인 의료서비스를 제공하는 형태 • 보험자가 의료기관을 운영하므로 의료비 절감, 행정절차 간편 • 의료기관 선택권 제한, 의료서비스 제공의 최소화 우려	미국의 건강유지기구 (HMO)	남미 국가

28 우리나라 보험체계가 아닌 것은? ▎울산시 9급 2007

☑ 확인 Check! ○ △ ×

① 현물서비스형 ② 현금배상형
③ 제3자 지불제 ④ 의료서비스형
⑤ 강제가입

해설 콕

우리나라 보험체계

- **강제가입** : 일정한 법적 요건이 충족되면 본인의 의사에 관계없이 강제 적용된다.
- **부담능력에 따른 보험료의 차등 부담(형평부과)** : 사회보험방식인 건강보험에서는 사회적인 연대를 기초로 의료비 문제를 해결하려는 것이 목적이므로 소득수준 등 보험료부담능력에 따라 차등적으로 부담한다.
- **보험급여의 균등한 수혜** : 보험료 부과수준에 관계없이 관계법령에 의하여 균등하게 보험급여가 이루어진다.
- **보험료 납부의 강제성** : 가입이 강제적이라는 점에서 강제보험제도의 실효성을 확보하기 위하여 피보험자에게는 보험료 납부의 의무가 주어지며, 보험자에게는 보험료 징수의 강제성이 부여된다.
- **건강보험은 단기보험** : 1년 단위의 회계연도를 기준으로 수입과 지출을 예정하여 보험료를 계산하며, 지급조건과 지급액도 보험료 납입기간과는 상관이 없고 지급기간이 단기이다.
- **현물서비스형(제3자 지불제)** : 현물급여형은 보험자, 가입자, 요양기관의 3자 결정방식을 뜻하며, 제3자 지불방식, 즉 위탁지불제로서 보험자와 요양기관이 미리 수가를 정한 후 가입자(환자)가 진료를 받으면 진료비를 건강보험공단에 위탁하여 요양기관에서 보험자에게 청구하고 보험자는 진료비를 심사 조정하여 지불하는 방식이다.

29 우리나라 의료보험제도의 특성이 아닌 것은?

☑ 확인 Check! ○ △ ×

① 법률에 의한 강제가입
② 영구적, 영속적 사고를 대상
③ 보험료율의 분담
④ 제3자 지불제의 선택
⑤ 소득재분배 기능

해설 콕

건강보험은 단기보험으로서 1년 단위의 회계연도를 기초로 보험료를 예정하여 납부한 후 정산토록 하고 있으며, 지급기간도 단기이다.

정답 26 ④ 27 ③ 28 ② 29 ②

30 다음 중 건강보험의 사회보험적 특징은?

ㅣ경기 9급 2004

☑ 확인 Check!
○
△
×

> 가. 보험료의 균등성
> 나. 급여의 균등성
> 다. 가입의 강제성
> 라. 가입의 자율성

① 나, 다
② 가, 다
③ 가, 라
④ 가, 나, 다

해설 콕

가. 건강보험은 사회연대를 기초로 의료비 문제를 해결하는 것이 목적이므로 부담능력에 따라 보험료를 차등 부담한다.
나. 건강보험의 경우 보험료 부담 정도와 관계없이 법령에 따라 균등하게 보험급여가 이루어짐으로써 소득재분배 효과가 있다.
다 · 라. 법률에 따른 강제가입으로 일정한 법정요건을 충족하면 본인의 의사에 관계없이 강제로 적용한다.

31 우리나라의 건강보험 유형은?

ㅣ서울시 9급 2001

☑ 확인 Check!
○
△
×

① 비용지불제
② 간접서비스형
③ 직접서비스형
④ 현금급여형
⑤ 변이형

해설 콕

우리나라, 독일, 일본의 건강보험 유형은 직접서비스형이다.

직접서비스형의 장 · 단점

장 점	• 피보험자들이 요양기관을 이용할 때 환자 본인부담이 없거나 적다. • 보험자는 요양기관의 의료서비스의 질, 양 및 비용을 관리할 수 있다.
단 점	• 진료비에 대한 인식이 약해 과잉진료를 요구하는 수진 남용문제가 있을 수 있다. • 요양기관은 보험자에게 진료비 청구시 과잉진료 및 부당청구의 문제소지가 있다. • 진료비심사 과정에서 갈등의 소지가 있다.

32 변이형 건강보험제도를 도입하고 있는 것은?

❙ 대전시 9급 2005

확인 Check! ○ △ ×

① 시술점수제
② HMO
③ 메디케이드
④ 메디케어

해설 콕

변이형 건강보험제도
- 요양기관을 직접 소유 또는 요양기관과의 계약에 의해 요양급여를 제공하는 방식이다.
- 피보험자는 평소에 보험자에게 보험료를 납부하고 필요시 요양기관에서 포괄적인 의료서비스를 받는다.
- 요양기관은 피보험자에게 요양급여를 제공한 후 의료비의 일부를 피보험자에게 본인일부부담금으로 청구하면 모든 절차가 끝난다.
- 이 방식은 주로 남미 국가, 미국의 건강유지기구(HMO)에서 이용되고 있다.

장 점	• 보험자가 직접 의료기관의 경영에 참여함으로써 의료비절감 효과를 거둘 수 있다. • 진료비심사가 필요 없어 행정절차가 간편하다.
단 점	• 피보험자들이 보험자의 직영 또는 계약된 병원만을 이용하여야 하므로 요양기관의 선택권을 제한한다. • 요양기관의 비용절감을 위해서 의료서비스 제공량을 최소화하게 된다.

33 보험자가 직접 의료기관을 소유함으로써 의료공급과 경영관리를 하나의 체계로 연결시키는 방식은?

❙ 전북 9급 2006

확인 Check! ○ △ ×

① 제3자 지불제도
② 행위별수가제도
③ 예산할당제
④ 현금배상제
⑤ 변이형 제도

해설 콕

미국의 건강유지기구(HMO)나 남미 국가에서 이용되고 있는 변이형 건강보험제도에 대한 설명이다.

정답 30 ① 31 ③ 32 ② 33 ⑤

34 의료보장의 적용자가 의료기관에 가서 진료를 받을 때 진료비 전액을 의료기관에 먼저 지불하고 난 후에 이를 보험조합이나 질병금고에 청구하여 진료비를 환불받는 제도는?

☑ 확인 Check!
○
△
×

① 본인전액부담제
② 의사 - 환자 직불제
③ 제3자 지불체계
④ 현물지급제
⑤ 상환제

해설 콕

상환제(현금배상제, 환불제)

장 점	• 환자가 진료 시에 진료비 전액을 직접 지불하기 때문에 의료의 남용을 억제할 수 있다. • 의료기관의 과잉진료를 어느 정도 방지할 수 있으며, 또한 부당청구를 방지할 수 있다.
단 점	• 보험료를 지불한 적용자가 진료 시에 진료비 전액을 별도로 지불하고 다시 상환 받는다는 측면에서 적용자에게는 여러 가지 번거로움을 줄 수 있다. • 진료 시에 돈이 없을 경우 필요한 의료이용이 억제된다.

35 현재 우리나라 건강보험에서 전면적으로 실시하고 있는 보수지불제도는? ❙ 대구시 9급 2006

☑ 확인 Check!
○
△
×

① 행위별수가제
② 포괄수가제
③ 총괄계약제
④ 인두제

해설 콕

우리나라는 원칙적으로 행위별수가제를 실시하고 있으며, 예외적으로 2002년부터 8개 질병군에 대하여 요양기관에서 선택적으로 포괄수가제를 실시하였고, 2013년 7월부터 전국 모든 의료기관(의원, 병원, 종합병원, 상급종합병원)에서 7개 질병군 포괄수가제를 실시하고 있다.

36 우리나라 보수지불제도에 대한 설명으로 틀린 것은?

ㅣ충남 9급 2007

☑ 확인 Check!
○
△
×

① 우리나라 보수지불제도는 행위별수가제만 실시
② 행위별수가제를 중심으로 포괄수가제를 시행
③ 행위별수가는 상대가치점수에 의해 결정
④ 매년 상대가치점수당 금액을 계약

해설 콕

우리나라는 행위별수가제를 중심으로 포괄수가제를 시행하고 있다.

ㅣ심화 Tipㅣ

진료수가 산출구조

진료수가는 진료행위 별로 분류된 각 수가항목별 점수에 요양기관 유형별 환산지수(점수당 단가)를 곱하여 금액으로 나타낸다.

수가금액 = 상대가치점수 × 유형별 점수당 단가(환산지수)

37 우리나라 의료수가에 있어서의 상대가치는 다음 중 무엇을 평가하여 정하는가?

ㅣ대구시 9급 2007

☑ 확인 Check!
○
△
×

가. 의사업무량	나. 진료시간
다. 진료비용	라. 의사능력

① 가, 다
② 가, 라
③ 나, 다
④ 나, 라

해설 콕

상대가치점수

- 의료행위(요양급여)에 소요되는 시간・노력 등의 업무량, 인력・시설・장비 등 자원의 양(진료비용), 요양급여의 위험도를 종합적으로 고려하여 산정한 가치를 의료행위별로 비교하여 상대적인 점수로 나타낸 것
- **상대가치점수의 구성요소**

업무량(의료서비스)	주시술자(의사, 약사)의 전문적인 노력에 대한 보상으로 시간과 강도를 고려한 상대가치
진료비용(임상인력・의료장비・치료재료)	주시술자(의사)를 제외한 보조의사, 간호사, 의료기사 등 임상인력의 임금, 진료에 사용되는 시설과 장비 및 치료재료 등을 고려한 상대가치
위험도(의료분쟁해결비용)	의료사고 빈도나 관련 비용조사를 통하여 의료사고 관련 전체비용을 추정하고, 진료과목별 위험도를 고려한 상대가치

정답 34 ⑤ 35 ① 36 ① 37 ①

38 직장가입자의 월별 보험료액의 결정기준은 무엇인가?

| 인천시 9급 2007

확인 Check! ○ △ ×

① 보수월액
② 표준소득액
③ 표준과세액
④ 연간총수입
⑤ 재산총액

해설 콕

직장가입자의 월별 보험료액 산정(국민건강보험법 제69조 제4항)
1. **보수월액 보험료** : 보수월액에 보험료율을 곱하여 얻은 금액
2. **소득월액 보험료** : 소득월액에 보험료율을 곱하여 얻은 금액

심화 Tip

보험요율(국민건강보험법 제73조)
① 직장가입자의 보험료율은 1천분의 80의 범위에서 심의위원회의 의결을 거쳐 대통령령으로 정한다.
② 국외에서 업무에 종사하고 있는 직장가입자에 대한 보험료율은 제1항에 따라 정해진 보험료율의 100분의 50으로 한다.
③ 지역가입자의 보험료부과점수당 금액은 심의위원회의 의결을 거쳐 대통령령으로 정한다.

39 우리나라 사립학교 교직원의 경우 국가에서 부담하는 건강보험료는?

| 보건복지부 9급 2008

확인 Check! ○ △ ×

① 전체 보험료의 10%
② 전체 보험료의 20%
③ 전체 보험료의 30%
④ 전체 보험료의 40%
⑤ 전체 보험료의 50%

해설 콕

건강보험료의 부담

직장가입자가 근로자인 경우	• 근로자가 소속되어 있는 사업장의 사업주 : 50% • 근로자 : 50%
직장가입자가 공무원인 경우	• 그 공무원이 소속되어 있는 국가 또는 지방자치단체 : 50% • 공무원 : 50%
사립학교 교원인 경우	• 사립학교를 설립·운영하는 사용자 : 30% • 국가 : 20% • 교직원 : 50%

40 요양급여비용의 전액을 본인이 부담하는 경우가 아닌 것은?

❙ 지방직 7급 2012

☑ 확인 Check!
○
△
×

① 보험료 체납으로 급여제한을 받은 기간에 요양기관을 이용한 경우
② 종합전문요양기관에서 진료한 모든 1단계 진료의 요양급여비용
③ 가입자가 요양급여의 절차에 따르지 아니하고 요양기관을 이용한 경우
④ 「병역법」에 따른 현역병(지원에 의하지 아니하고 임용된 하사 포함)으로 군에 복무 중인 가입자가 요양기관을 이용한 경우

해설 콕

요양급여비용의 본인부담 항목(국민건강보험법 시행규칙 별표 6)

다음에 해당하는 경우에는 그에 든 비용 총액을 부담한다.

1. 가입자 또는 피부양자가 「국민건강보험 요양급여의 기준에 관한 규칙」 제2조에 따른 요양급여의 절차에 따르지 않고 요양기관을 이용한 경우
2. 「병역법」에 따른 현역병(지원에 의하지 않고 임용된 하사를 포함한다), 전환복무된 사람 또는 무관후보생으로 군에 복무 중인 가입자 또는 피부양자 및 교도소 또는 그 밖에 이에 준하는 시설에 수용되어 있는 가입자 또는 피부양자가 요양기관을 이용한 경우
3. 법 제53조 제3항 및 제4항에 따라 가입자 또는 피부양자가 보험료 체납으로 급여제한을 받은 기간에 요양기관을 이용한 경우
4. 「학교폭력 예방 및 대책에 관한 법률」 제2조 제1호에 따른 학교폭력 중 학생 간의 폭행에 의한 부상 또는 질병으로 요양기관을 이용한 경우
5. 「의료법」 제3조 제2항 제3호 라목의 요양병원 중 「정신건강증진 및 정신질환자 복지서비스 지원에 관한 법률」 제3조 제5호 가목에 따른 정신병원과 「장애인복지법」 제58조 제1항 제4호의 장애인 의료재활시설을 제외한 요양병원에서 입원진료를 받는 가입자 또는 피부양자가 「국민건강보험 요양급여의 기준에 관한 규칙」 제6조 제1항에 따라 요양급여를 의뢰하지 않고 다른 요양기관에서 진료를 받는 경우
6. 법 제109조 제10항에 따라 보험급여를 하지 않는 기간에 요양기관을 이용한 경우

41 건강보험정책에 관한 사항을 심의·의결하기 위하여 보건복지부장관 소속으로 있는 건강보험정책심의위원회에 관한 설명으로 가장 옳은 것은?

❙ 서울시 9급 2014

☑ 확인 Check!
○
△
×

① 심의위원회 위원의 임기는 2년으로 한다.
② 심의위원회의 운영 등에 필요한 사항은 보건복지부령으로 정한다.
③ 심의위원회의 위원장은 보건복지부장관이다.
④ 근로자단체 및 사용자단체가 추천하는 위원은 각 3명이다.
⑤ 위원장 1명과 부위원장 1명을 포함하여 25명의 위원으로 구성한다.

정답 38 ① 39 ② 40 ② 41 ⑤

해설 콕

⑤ 국민건강보험법 제4조 제2항
① 임기는 3년으로 한다.
② 심의위원회의 운영 등에 필요한 사항은 대통령령으로 정한다.
③ 위원장은 보건복지부차관이다.
④ 근로자단체 및 사용자단체가 추천하는 위원은 각 2명이다.

심화 Tip

건강보험정책심의위원회(국민건강보험법 제4조)

<table>
<tr><td>설치 목적</td><td colspan="3">건강보험정책에 관한 다음 각 호의 사항을 심의·의결하기 위하여 보건복지부장관 소속으로 건강보험정책심의위원회를 둔다.
1. 국민건강보험종합계획 및 시행계획에 관한 사항(심의에 한정한다)
2. 요양급여의 기준
3. 요양급여비용에 관한 사항
4. 직장가입자의 보험료율
5. 지역가입자의 보험료부과점수당 금액
6. 그 밖에 건강보험에 관한 주요 사항으로서 대통령령으로 정하는 사항</td></tr>
<tr><td>소 속</td><td colspan="3">보건복지부장관</td></tr>
<tr><td rowspan="4">구 성</td><td>위원장</td><td>1명</td><td>보건복지부차관</td></tr>
<tr><td>부위원장</td><td>1명</td><td>위원 중에서 위원장이 지명</td></tr>
<tr><td>인 원</td><td colspan="2">위원장 1명과 부위원장 1명을 포함하여 25명의 위원</td></tr>
<tr><td>위 원</td><td colspan="2">보건복지부장관이 임명 또는 위촉한다.
1. 근로자단체 및 사용자단체가 추천하는 각 2명
2. 시민단체(「비영리민간단체지원법」 제2조에 따른 비영리민간단체를 말한다), 소비자단체, 농어업인단체 및 자영업자단체가 추천하는 각 1명
3. 의료계를 대표하는 단체 및 약업계를 대표하는 단체가 추천하는 8명
4. 다음에 해당하는 8명
가. 대통령령으로 정하는 중앙행정기관 소속 공무원 2명
나. 국민건강보험공단의 이사장 및 건강보험심사평가원의 원장이 추천하는 각 1명
다. 건강보험에 관한 학식과 경험이 풍부한 4명</td></tr>
<tr><td>임 기</td><td colspan="3">3년으로 한다. 다만, 위원의 사임 등으로 새로 위촉된 위원의 임기는 전임위원 임기의 남은 기간으로 한다.</td></tr>
</table>

42 국민건강보험에 대한 강제가입을 통해 보험가입자의 역선택을 방지하는 것은 보건의료서비스에 대한 정부의 역할 중 무엇을 강조한 것인가? ❙ 서울시 9급 2016

☑ 확인 Check! ○ △ ×

① 보험자로서의 역할
② 재정지원자로서의 역할
③ 정보 제공자로서의 역할
④ 의료서비스 제공자로서의 역할

해설 콕

보건의료서비스에 대한 정부의 역할

1. **의료정보 제공자의 역할** : 정보와 소비자 인식의 발달로 인해 가입자의 알 권리 충족을 위한 의료정보를 제공하는 역할을 수행한다.
2. **보험자로서의 역할** : 국민건강보험에 대한 강제가입을 통해 보험가입자의 역선택을 방지하는 역할을 수행한다.
3. **재정지원자로서의 역할** : 보건의료서비스에 소요되는 재정을 지원하는 역할을 수행한다.
4. **의료서비스 제공자로서의 역할** : 직접적인 보건의료서비스 제공자로서의 역할을 수행한다.

43 요양급여와 관련하여 비용을 심사하고 급여의 적정성을 평가하는 기관으로 가장 옳은 것은? ❙ 서울시 9급 2018

☑ 확인 Check! ○ △ ×

① 보건복지부
② 국민건강보험공단
③ 건강보험심사평가원
④ 보건소

해설 콕

요양급여비용을 심사하고 요양급여의 적정성을 평가하기 위하여 <u>건강보험심사평가원</u>을 설립한다(국민건강보험법 제62조).

정답 42 ① 43 ③

44 국민건강보험공단의 업무로 부적합한 것은?

| 서울시 9급 2007

☑ 확인 Check!
○
△
×

① 보험급여 비용의 지급
② 가입자 및 피부양자의 예방사업
③ 요양급여의 적정성 평가
④ 가입자 및 피부양자의 자격 관리
⑤ 보험료 및 징수금의 부과 · 징수

해설 콕

요양급여의 적정성 평가는 건강보험심사평가원의 업무에 해당한다(국민건강보험법 제63조 제1항 제2호).

| 심화 Tip |

국민보험공단의 업무(국민건강보험법 제14조 제1항)

1. 가입자 및 피부양자의 자격 관리
2. 보험료와 그 밖에 이 법에 따른 징수금의 부과 · 징수
3. 보험급여의 관리
4. 가입자 및 피부양자의 질병의 조기발견 · 예방 및 건강관리를 위하여 요양급여 실시 현황과 건강검진 결과 등을 활용하여 실시하는 예방사업으로서 대통령령으로 정하는 사업
5. 보험급여 비용의 지급
6. 자산의 관리 · 운영 및 증식사업
7. 의료시설의 운영
8. 건강보험에 관한 교육훈련 및 홍보
9. 건강보험에 관한 조사연구 및 국제협력
10. 이 법에서 공단의 업무로 정하고 있는 사항
11. 「국민연금법」, 「고용보험 및 산업재해보상보험의 보험료징수 등에 관한 법률」, 「임금채권보장법」 및 「석면피해구제법」(이하 "징수위탁근거법"이라 한다)에 따라 위탁받은 업무
12. 그 밖에 이 법 또는 다른 법령에 따라 위탁받은 업무
13. 그 밖에 건강보험과 관련하여 보건복지부장관이 필요하다고 인정한 업무

45 건강보험심사평가원의 업무에 해당하는 것은? ❙ 서울시 9급 2014

☑ 확인 Check!
○
△
×

① 건강보험급여 비용의 지급
② 요양급여의 적정성 평가
③ 가입자 및 피부양자 자격 관리
④ 건강보험에 관한 교육훈련
⑤ 가입자 건강유지증진을 위한 예방사업

해설 콕

①, ③, ④, ⑤는 국민건강보험공단의 업무에 해당한다.

46 건강보험심사평가원의 업무가 아닌 것은? ❙ 지방직 9급 2011

☑ 확인 Check!
○
△
×

① 요양급여 비용의 심사
② 심사 및 평가기준의 개발
③ 건강생활 실천율의 모니터링
④ 조사연구 및 국제협력

해설 콕

건강보험심사평가원의 업무(국민건강보험법 제63조)

1. 요양급여 비용의 심사
2. 요양급여의 적정성 평가
3. 심사기준 및 평가기준의 개발
4. 제1호부터 제3호까지의 규정에 따른 업무와 관련된 조사연구 및 국제협력
5. 다른 법률에 따라 지급되는 급여비용의 심사 또는 의료의 적정성 평가에 관하여 위탁받은 업무
6. 그 밖에 이 법 또는 다른 법령에 따라 위탁받은 업무
7. 건강보험과 관련하여 보건복지부장관이 필요하다고 인정한 업무
8. 그 밖에 보험급여 비용의 심사와 보험급여의 적정성 평가와 관련하여 대통령령으로 정하는 업무
   - 요양급여비용의 심사청구와 관련된 소프트웨어의 개발 · 공급 · 검사 등 전산 관리
   - 지급되는 요양비 중 보건복지부령으로 정하는 기관에서 받은 요양비에 대한 심사
   - 요양급여의 적정성 평가 결과의 공개
   - 심사평가원 업무를 수행하기 위한 환자 분류체계의 개발 · 관리
   - 심사평가원 업무와 관련된 교육 · 홍보

정답 44 ③ 45 ② 46 ③

47 다음 중 건강보험심사평가원의 업무가 아닌 것은? ❙충북 9급 2014

☑ 확인 Check!
○
△
×

① 보험급여 비용의 심사
② 자산의 관리·운영 및 증식사업
③ 요양급여의 적정성 평가
④ 요양급여 심사청구와 관련된 소프트웨어의 개발 및 공급

해설 콕

자산의 관리·운영 및 증식사업은 국민건강보험공단의 업무에 해당한다(국민건강보험법 제14조 제1항 제6호).

48 국민건강보험의 재원조달방법에 대한 설명으로 옳지 않은 것은? ❙지방직 7급 2013

☑ 확인 Check!
○
△
×

① 국민건강보험의 주요 재원은 보험료, 국고, 국민건강증진기금이다.
② 직장가입자 본인은 보수월액 보험료의 50%를 부담한다.
③ 지역가입자의 보험료는 소득과 상관없이 재산에 비례한다.
④ 국고는 해당 연도 보험료 예상 수입액의 14%, 국민건강증진기금은 해당 연도 보험료 예상 수입액의 6%에 각각 상당하는 금액을 지원한다.

해설 콕

지역가입자의 건강보험료는 가입자의 소득, 재산(전월세 포함), 자동차를 참작하여 정한 부과요소별 점수를 합산한 보험료 부과점수에 점수당 금액을 곱하여 보험료를 산정한 후, 경감률 등을 적용하여 세대 단위로 부과한다.

❙심화 Tip❙

재 원

보험료 (국민건강보험법 제69조, 제77조)		보험자는 건강보험사업에 드는 비용에 충당하기 위하여 보험료의 납부의무자로부터 보험료를 징수한다. • 직장가입자 : 보수월액 × 보험료율 → 사용자와 근로자 50%씩 부담 • 지역가입자 : 소득, 재산, 자동차 등을 점수화하고 점수당 금액을 곱하여 산정
정부 지원	국고 (국민건강보험법 제108조)	국가는 매년 예산의 범위 안에서 해당 연도 보험료 예상수입액의 100분의 14에 상당하는 금액을 국고에서 공단에 지원한다.
	국민건강증진기금 (국민건강증진법 부칙)	매년 기금에서 「국민건강보험법」에 따른 해당 연도 보험료 예상수입액의 100분의 6에 상당하는 금액을 국민건강보험공단에 지원한다. 다만, 그 지원금액은 해당 연도 부담금 예상수입액의 100분의 65를 초과할 수 없다.

49 국민건강보험 가입자의 보험료 일부를 경감할 수 있는 자로 옳지 않은 것은?

☑ 확인 Check!
○
△
×

| 지방직 9급 2010

① 섬·벽지·농어촌 등 대통령령이 정하는 지역에 거주하는 자
② 60세 이상인 자
③ 「장애인복지법」에 따라 등록한 장애인
④ 휴직자

해설 콕

보험료의 경감 등(국민건강보험법 제75조 제1항)
다음 각 호의 어느 하나에 해당하는 가입자 중 보건복지부령으로 정하는 가입자에 대하여는 그 가입자 또는 그 가입자가 속한 세대의 보험료의 일부를 경감할 수 있다.
1. 섬·벽지(僻地)·농어촌 등 대통령령으로 정하는 지역에 거주하는 사람
2. 65세 이상인 사람
3. 「장애인복지법」에 따라 등록한 장애인
4. 「국가유공자 등 예우 및 지원에 관한 법률」 제4조 제1항 제4호, 제6호, 제12호, 제15호 및 제17호에 따른 국가유공자
5. 휴직자
6. 그 밖에 생활이 어렵거나 천재지변 등의 사유로 보험료를 경감할 필요가 있다고 보건복지부장관이 정하여 고시하는 사람

50 지역가입자의 월별 보험료액 부과시 산정기준으로 고려해야 하는 사항은?

☑ 확인 Check!
○
△
×

가. 소 득	나. 재 산
다. 생활수준	라. 경제활동 참가율

① 가, 나
② 가, 다
③ 가, 나, 다
④ 가, 나, 라
⑤ 가, 나, 다, 라

해설 콕

지역가입자의 보험료부과점수의 산정기준은 소득, 재산을 기준으로 한다. 종전의 생활수준 및 경제활동 참가율은 산정기준에서 삭제되었다(국민건강보험법 시행령 제42조 제1항).

정답 47 ② 48 ③ 49 ② 50 ①

51 건강보험 재정관리의 기본원칙에 대한 설명으로 옳지 않은 것은?

| 지방직 7급 2010

☑ 확인 Check! ○ △ ×

① 재정수지상등의 원칙이란 보험료의 총액과 보험급여의 총액이 같아야 한다는 원칙이다.
② 사회보험의 보험료는 균등성 및 공평성을 원칙으로 하므로 소득과 무관하게 동일 부담한다.
③ 사회보험은 사회 각층에 비용을 분담시키는 부양주의의 원칙을 채택하고 있다.
④ 보험료 불가침의 원칙이란 보험료를 가입자와 피부양자의 보험급여 및 이와 관련된 비용으로만 사용하는 것을 말한다.

해설 콕

사회보험의 보험료는 공평성의 원칙에 따라 각자의 능력에 따라 공평하게 부담되어야 한다.

| 심화 Tip |

건강보험 재정관리의 기본원칙

재정수지상등의 원칙	재정수지상등의 원칙이란 보험료의 총액과 보험급여의 총액이 같아야 한다는 원칙이다.
보험료 부담의 공평성 원칙	사회보험에 있어서 보험료는 능력에 따라 공평하게 부담하여야 한다는 원칙이다.
보험료 공동부담의 원칙	보험료의 공동부담이란 근로자와 사용자가 공동으로 보험료를 부담하는 것을 말한다. 우리나라 건강보험 직장가입자의 경우 보험료의 부담을 근로자와 사용자가 50%씩 공동으로 부담하고 있다. 국제노동기구(ILO)에서는 근로자가 부담하는 비율이 50%를 넘지 않아야 한다는 사회보장의 원칙을 규정하고 있기 때문에 어느 나라도 근로자가 부담하는 비율이 50%를 넘지 않는 것이 통상적이다.
부양주의의 원칙	사회보험은 사회 각층에 비용을 분담시켜야 한다는 원칙이다.
보험료 불가침의 원칙	보험료로 갹출된 재원은 가입자와 피부양자의 보험급여 비용으로만 쓰여야 한다는 원칙이다. 행정관리비나 사무비로 들어가는 비용은 대개 국가가 보조를 하게 된다.

52 사보험이 사회보험을 대신할 수 있는 것으로 오늘날 많이 각광을 받고 있는 것은?

| 강원 9급 2004

☑ 확인 Check! ○ △ ×

① 일차보건의료
② 예방사업
③ 암 질환과 같은 고가의 의료비가 드는 질환
④ 건강검진

해설 콕

암 질환과 같은 고가의 의료비가 드는 질환은 건강보험으로는 부족하기 때문에 사보험으로 보충하고 있다.

53 국가 건강검진사업에 대한 설명으로 옳지 않은 것은?

| 지방직 9급 2011 변형

☑ 확인 Check!
○
△
×

① 직장가입자 및 세대주인 지역가입자는 일반건강검진 대상자가 된다.
② 20세 이상인 지역가입자 및 20세 이상인 피부양자는 일반건강검진 대상자이다.
③ 위암, 대장암, 간암, 유방암, 자궁경부암은 암검진 대상질환이다.
④ 「의료법」에 따른 모든 의료기관은 국가 건강검진기관이다.

해설 콕

건강검진은 「건강검진기본법」 제14조에 따라 지정받은 검진기관에서 실시해야 한다(국민건강보험법 시행령 제25조 제2항).
①·② 국민건강보험법 제52조 제2항 제1호
③ 암관리법 시행령 제8조 제1항

심화 Tip

건강검진 대상자

구 분	대상자
일반건강검진	직장가입자, 세대주인 지역가입자, 20세 이상인 지역가입자 및 20세 이상인 피부양자
암검진	「암관리법 시행령」 별표 1의 암의 종류별 검진주기와 연령 기준 등에 해당하는 사람

암의 종류별 검진주기와 연령 기준 등(암관리법 시행령 별표 1)

암의 종류	검진주기	연령 기준 등
위 암	2년	40세 이상의 남·여
간 암	6개월	40세 이상의 남·여 중 간암 발생 고위험군
대장암	1년	50세 이상의 남·여
유방암	2년	40세 이상의 여성
자궁경부암	2년	20세 이상의 여성
폐 암	2년	54세 이상 74세 이하의 남·여 중 폐암 발생 고위험군

[비고]
1. "간암 발생 고위험군"이란 간경변증, B형간염 항원 양성, C형간염 항체 양성, B형 또는 C형간염바이러스에 의한 만성 간질환 환자를 말한다.
2. "폐암 발생 고위험군"이란 30갑년[하루 평균 담배소비량(갑) × 흡연기간(년)] 이상의 흡연력(吸煙歷)을 가진 현재 흡연자와 폐암 검진의 필요성이 높아 보건복지부장관이 정하여 고시하는 사람을 말한다.

정답 51 ② 52 ③ 53 ④

54 「국민건강보험법령」상 건강검진제도에 대한 설명으로 옳지 않은 것은?

▮지방직 7급 2016

☑ 확인 Check!
○
△
×

① 세대주인 지역가입자는 일반건강검진 대상이다.
② 6세 미만의 가입자 및 피부양자는 영유아건강검진 대상이다.
③ 건강검진의 대상・횟수・절차는 보건복지부령으로 정한다.
④ 사무직 종사자가 아닌 직장가입자의 일반건강검진은 1년에 1회 실시한다.

해설 콕

건강검진의 대상・횟수・절차와 그 밖에 필요한 사항은 대통령령으로 정한다(국민건강보험법 제52조 제4항).

심화 Tip

건강검진의 실시(국민건강보험법 시행령 제25조)

1. **유형** : 일반건강검진, 암검진 및 영유아건강검진
2. **대상자**

일반건강검진	직장가입자, 세대주인 지역가입자, 20세 이상인 지역가입자 및 20세 이상인 피부양자
암검진	암의 종류별 검진주기와 연령 기준 등에 해당하는 사람
영유아건강검진	6세 미만의 가입자 및 피부양자

3. **주기** : 건강검진은 2년마다 1회 이상 실시하되, 사무직에 종사하지 아니하는 직장가입자에 대해서는 1년에 1회 실시한다. 다만, 암검진은 「암관리법 시행령」에서 정한 바에 따르며, 영유아건강검진은 영유아의 나이 등을 고려하여 보건복지부장관이 정하여 고시하는 바에 따라 검진주기와 검진횟수를 다르게 할 수 있다.

55 「암관리법 시행령」상 국민건강보험공단에서 실시하는 5대 암검진에 관한 내용으로 옳은 것은?

▮서울시 9급 2016

☑ 확인 Check!
○
△
×

① 대장암 : 50세 이상 남녀, 1년마다 주기적 검진
② 위암 : 50세 이상 남녀, 2년마다 주기적 검진
③ 자궁경부암 : 30세 이상 여성, 2년마다 주기적 검진
④ 간암 : 40세 이상 B형간염바이러스 양성자, 1년마다 주기적 검진

해설 콕

② 위암 : 40세 이상의 남・여, 2년마다 주기적 검진
③ 자궁경부암 : 20세 이상의 여성, 2년마다 주기적 검진
④ 간암 : 40세 이상의 남・여 중 간암 발생 고위험군, 6개월마다 주기적 검진

56 우리나라 건강보험제도에 대한 설명으로 옳지 않은 것은? ❙지방직 7급 2013

☑ 확인 Check!
○
△
×

① 요양급여비용의 계약은 2년마다 이루어진다.
② 진료비의 일부를 이용자가 부담하도록 하고 있다.
③ 건강보험심사평가원은 요양급여의 적정성을 평가한다.
④ 가입자 및 피부양자를 대상으로 건강검진을 실시하고 있다.

해설 콕

요양급여비용은 공단의 이사장과 대통령령으로 정하는 의약계를 대표하는 사람들의 계약으로 정한다. 이 경우 계약기간은 1년으로 한다(국민건강보험법 제45조 제1항).
② 국민건강보험법 제44조 제1항
③ 국민건강보험법 제63조 제1항 제2호
④ 국민건강보험법 제52조 제1항

57 「국민건강보험법」상 우리나라의 건강보험에 대한 설명으로 가장 옳지 않은 것은?

❙서울시 9급 2021

☑ 확인 Check!
○
△
×

① 본인부담액의 연간 총액이 개인별 상한액을 넘는 경우 건강보험심사평가원에서 초과액을 환급하며, 이를 '본인부담금환급금제도'라고 한다.
② 공단은 임신·출산 진료비 등 부가급여를 실시할 수 있으며, 해당 비용을 결제할 수 있는 이용권을 발급할 수 있다.
③ 경제성 또는 치료효과성이 불확실하여 추가적인 근거가 필요하거나 경제성이 낮아도 가입자와 피부양자의 건강회복에 잠재적 이득이 있는 경우, 선별급여로 지정하여 실시할 수 있다.
④ 「의료법」 제35조에 따라 개설된 부속의료기관은 요양기관에서 제외할 수 있다.

해설 콕

본인부담액의 연간 총액이 개인별 상한액을 넘는 경우 공단에서 부담하며, 이를 '본인부담상한액제도'라고 한다(국민건강보험법 제44조 제2항).
'본인부담금환급금제도'는 요양기관(병원, 약국 등)이 청구한 진료비를 심사한 결과 법령기준을 초과하거나 착오로 더 받은 본인부담금을 공단이 요양기관에 지급할 진료비용에서 해당 금액만큼 공제한 뒤 진료받은 분에게 돌려주는 제도이다.
② 국민건강보험법 제50조
③ 국민건강보험법 제41조의4 제1항
④ 국민건강보험법 시행령 제18조 제1항 제1호

정답 54 ③ 55 ① 56 ① 57 ①

58 「국민건강보험법」상 제3자에 대한 구상권의 행사에 있어, 보험급여를 받은 자가 제3자로부터 이미 손해배상을 받은 때에 보험자는? ❙ 인천시 9급 2007

☑ 확인 Check! ○ △ ×

① 보험급여를 받은 자에게 손해배상 상당액을 징수한다.
② 보험급여를 중지한다.
③ 보험자와 건강보험법상 제3자와는 법률관계가 없으므로 관계하지 않는다.
④ 구상권이 보험자에게 있으므로 다시 청구한다.
⑤ 배상액의 한도 내에서 보험급여를 하지 아니한다.

해설 콕

구상권(국민건강보험법 제58조)
① 공단은 제3자의 행위로 보험급여사유가 생겨 가입자 또는 피부양자에게 보험급여를 한 경우에는 그 급여에 들어간 비용 한도에서 그 제3자에게 손해배상을 청구할 권리를 얻는다.
② 제1항에 따라 보험급여를 받은 사람이 제3자로부터 이미 손해배상을 받은 경우에는 공단은 그 배상액 한도에서 보험급여를 하지 아니한다.

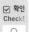

05 국민건강증진법

01 「국민건강증진법」상 국민건강증진종합계획을 수립하여야 하는 자는? ❙ 서울시 9급 2022

☑ 확인 Check!
○
△
×

① 보건복지부장관
② 질병관리청장
③ 시・도지사
④ 관할 보건소장

해설 콕

보건복지부장관은 국민건강증진정책심의위원회의 심의를 거쳐 국민건강증진종합계획을 5년마다 수립하여야 한다. 이 경우 미리 관계중앙행정기관의 장과 협의를 거쳐야 한다(국민건강증진법 제4조 제1항).

02 「국민건강증진법」상 국민건강증진에 대한 내용으로 옳지 않은 것은? ❙ 지방직 7급 2012

☑ 확인 Check!
○
△
×

① 보건복지부장관은 국민건강증진정책심의위원회의 심의를 거쳐 국민건강증진종합계획을 10년마다 수립해야 한다.
② 국가 및 지방자치단체는 국민에게 담배의 직접흡연 또는 간접흡연과 과다한 음주가 국민건강에 해롭다는 것을 교육・홍보하여야 한다.
③ 담배의 제조자 또는 수입판매업자는 담배갑포장지 앞면・뒷면・옆면에 흡연이 폐암 등 질병의 원인이 될 수 있다는 내용의 경고문구를 표기하여야 한다.
④ 보건복지부장관은 한국보건사회연구원으로 하여금 보건교육에 관한 정보・자료의 수집・개발 및 조사, 그 교육의 평가 기타 필요한 업무를 행하게 할 수 있다.

해설 콕

보건복지부장관은 국민건강증진정책심의위원회의 심의를 거쳐 국민건강증진종합계획을 5년마다 수립하여야 한다. 이 경우 미리 관계중앙행정기관의 장과 협의를 거쳐야 한다(국민건강증진법 제4조 제1항).
② 국민건강증진법 제8조 제1항
③ 국민건강증진법 제9조의2 제1항
④ 국민건강증진법 제14조

정답 58 ⑤ / 01 ① 02 ①

03 국민건강증진종합계획의 수립에 관한 다음 설명 중 옳지 않은 것은?

확인 Check! ○ △ ×

① 보건복지부장관이 수립한다.
② 건강보험정책심의위원회의 심의를 거쳐야 한다.
③ 매 5년마다 수립한다.
④ 미리 관계중앙행정기관의 장과 협의를 거쳐야 한다.

해설 콕

보건복지부장관은 국민건강증진정책심의위원회의 심의를 거쳐 국민건강증진종합계획을 5년마다 수립하여야 한다. 이 경우 미리 관계중앙행정기관의 장과 협의를 거쳐야 한다(국민건강증진법 제4조 제1항).

「국민건강보험법」상 국민건강보험종합계획의 수립 등(국민건강보험법 제3조의2 제1항)
보건복지부장관은 「국민건강보험법」에 따른 건강보험의 건전한 운영을 위하여 건강보험정책심의위원회의 심의를 거쳐 5년마다 국민건강보험종합계획을 수립하여야 한다. 수립된 종합계획을 변경할 때도 또한 같다.

04 「국민건강증진법」에서 규정하는 종합계획에 포함되지 않는 사항은?

확인 Check! ○ △ ×

① 건강보험 보장성 강화의 추진계획 및 추진방법
② 국민건강증진을 위한 주요 추진과제 및 추진방법
③ 국민건강증진에 관한 인력의 관리 및 소요재원의 조달방안
④ 아동·여성·노인·장애인 등 건강취약 집단이나 계층에 대한 건강증진 지원방안
⑤ 국민건강증진 관련 통계 및 정보의 관리 방안

해설 콕

건강보험 보장성 강화의 추진계획 및 추진방법은 「국민건강보험법」상의 국민건강보험종합계획에 포함되어야 할 사항이다(국민건강보험법 제3조의2 제2항 제2호)

국민건강증진종합계획에 포함되어야 할 사항(국민건강증진법 제4조 제2항)
1. 국민건강증진의 기본목표 및 추진방향
2. 국민건강증진을 위한 주요 추진과제 및 추진방법
3. 국민건강증진에 관한 인력의 관리 및 소요재원의 조달방안
4. 국민건강증진기금의 운용방안
4의2. 아동·여성·노인·장애인 등 건강취약 집단이나 계층에 대한 건강증진 지원방안
5. 국민건강증진 관련 통계 및 정보의 관리 방안
6. 그 밖에 국민건강증진을 위하여 필요한 사항

05 「국민건강증진법」에서 규정하는 금연을 위한 조치사항에 해당하지 않는 것은?

☑ 확인 Check!
○
△
×

▌서울시 9급 2015

① 지정된 금연구역에서는 누구든지 흡연을 하면 안 된다.
② 담배판매자는 담배자동판매기에 성인인증장치를 부착하여야 한다.
③ 지방자치단체는 관할구역 안의 일정장소를 금연구역으로 지정할 수 있다.
④ 공중이 이용하는 시설 전체가 금연구역으로 지정되면 흡연실을 설치할 수 없다.

해설 콕

공중이 이용하는 시설의 소유자·점유자 또는 관리자는 해당 시설의 전체를 금연구역으로 지정하고 금연구역을 알리는 표지를 설치하여야 한다. 이 경우 흡연자를 위한 흡연실을 설치할 수 있다(국민건강증진법 제9조 제4항).

06 「국민건강증진법」에서 제시하고 있는 건강증진사업 내용으로 가장 옳지 않은 것은?

☑ 확인 Check!
○
△
×

▌서울시 9급 2021

① 보건교육 및 건강상담
② 지역사회의 보건문제에 관한 조사
③ 영양관리
④ 질병의 조기치료를 위한 조치

해설 콕

건강증진사업 내용(국민건강증진법 제19조 제2항)
1. 보건교육 및 건강상담
2. 영양관리
3. 신체활동장려
4. 구강건강의 관리
5. 질병의 조기발견을 위한 검진 및 처방
6. 지역사회의 보건문제에 관한 조사·연구
7. 기타 건강교실의 운영등 건강증진사업에 관한 사항

정답 03 ② 04 ① 05 ④ 06 ④

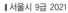

07 「국민건강증진법」상 국민건강증진기금을 사용할 수 있는 사업만을 모두 고른 것은?

☑ 확인 Check!
○
△
×

Ⅰ지방직 7급 2016

㉠ 건강생활의 지원사업	㉡ 국민영양관리사업
㉢ 구강건강관리사업	㉣ 암의 치료를 위한 사업

① ㉠, ㉡, ㉢
② ㉠, ㉢, ㉣
③ ㉡, ㉢, ㉣
④ ㉠, ㉡, ㉢, ㉣

해설 콕

기금의 사용 등(국민건강증진법 제25조 제1항)

1. 금연교육 및 광고, 흡연피해 예방 및 흡연피해자 지원 등 국민건강관리사업
2. 건강생활의 지원사업
3. 보건교육 및 그 자료의 개발
4. 보건통계의 작성·보급과 보건의료관련 조사·연구 및 개발에 관한 사업
5. 질병의 예방·검진·관리 및 암의 치료를 위한 사업
6. 국민영양관리사업
7. 신체활동장려사업
8. 구강건강관리사업
9. 시·도지사 및 시장·군수·구청장이 행하는 건강증진사업
10. 공공보건의료 및 건강증진을 위한 시설·장비의 확충
11. 기금의 관리·운용에 필요한 경비
12. 그 밖에 국민건강증진사업에 소요되는 경비로서 대통령령이 정하는 사업
    - 만성퇴행성질환의 관리사업
    - 법 제27조의 규정에 의한 지도·훈련사업
    - 건강증진을 위한 신체활동 지원사업
    - 금연지도원 제도 운영 등 지역사회 금연환경 조성사업
    - 건강친화인증기업 지원사업
    - 절주문화 조성사업

08 다음 중 국민건강증진기금을 사용할 수 있는 사업이 아닌 것은?

Ⅰ경남 9급 2014

☑ 확인 Check!
○
△
×

① 정신보건관리사업
② 국민영양관리사업
③ 보건교육자료개발
④ 보건통계자료의 작성

해설 콕

국민건강증진법 제25조 제1항(7번 문제의 해설 참고)

06 감염병의 예방 및 관리에 관한 법률

01 「감염병의 예방 및 관리에 관한 법률」상 감염병의 분류에 대한 설명으로 옳지 않은 것은?

확인 Check! ○ △ ×

| 지방직 7급 2012 변형

① 제1급 감염병은 생물테러감염병 또는 치명률이 높거나 집단 발생의 우려가 커서 발생 또는 유행 즉시 신고하여야 하고, 음압격리와 같은 높은 수준의 격리가 필요한 감염병으로서 '지카바이러스 감염증'이 해당된다.

② 제2급 감염병은 전파가능성을 고려하여 발생 또는 유행시 24시간 이내에 신고하여야 하고, 격리가 필요한 감염병으로서 'A형간염'이 해당된다.

③ 제3급 감염병은 그 발생을 계속 감시할 필요가 있어 발생 또는 유행시 24시간 이내에 신고하여야 하는 감염병으로서 'B형간염'이 해당된다.

④ 제4급 감염병은 제1급 감염병부터 제3급 감염병까지의 감염병 외에 유행 여부를 조사하기 위하여 표본감시 활동이 필요한 감염병으로서 '인플루엔자'가 해당된다.

해설 콕

지카바이러스 감염증은 제3급 감염병이다.

02 「감염병의 예방 및 관리에 관한 법률」상 다음 글에서 설명하는 감염병은?

확인 Check! ○ △ ×

| 지방직 7급 2016 변형

- 발생을 계속 감시할 필요가 있어 발생 또는 유행시 24시간 이내에 신고하여야 하는 감염병이다.
- 갑작스러운 국내 유입 또는 유행이 예견되어 긴급한 예방・관리가 필요하여 질병관리청장이 보건복지부장관과 협의하여 지정하는 감염병을 포함한다.
- 파상풍, 황열, 뎅기열, 후천성면역결핍증(AIDS), B형간염, C형간염 등이 해당된다.

① 제1급 감염병　② 제2급 감염병
③ 제3급 감염병　④ 제4급 감염병

정답 07 ④ 08 ① / 01 ① 02 ③

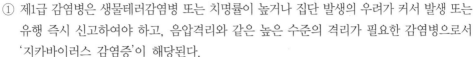

해설 콕

감염병의 종류(감염병의 예방 및 관리에 관한 법률 제2조)

종 류	정 의	감염병
제1급 감염병	생물테러감염병 또는 치명률이 높거나 집단 발생의 우려가 커서 발생 또는 유행 즉시 신고하여야 하고, 음압격리와 같은 높은 수준의 격리가 필요한 감염병(갑작스러운 국내 유입 또는 유행이 예견되어 긴급한 예방·관리가 필요하여 질병관리청장이 보건복지부장관과 협의하여 지정하는 감염병을 포함)	에볼라바이러스병, 마버그열, 라싸열, 크리미안콩고출혈열, 남아메리카출혈열, 리프트밸리열, 두창, 페스트, 탄저, 보툴리눔독소증, 야토병, 신종감염병증후군, 중증급성호흡기증후군(SARS), 중동호흡기증후군(MERS), 동물인플루엔자 인체감염증, 신종인플루엔자, 디프테리아
제2급 감염병	전파가능성을 고려하여 발생 또는 유행시 24시간 이내에 신고하여야 하고, 격리가 필요한 감염병(갑작스러운 국내 유입 또는 유행이 예견되어 긴급한 예방·관리가 필요하여 질병관리청장이 보건복지부장관과 협의하여 지정하는 감염병을 포함)	결핵(結核), 수두(水痘), 홍역(紅疫), 콜레라, 장티푸스, 파라티푸스, 세균성이질, 장출혈성대장균감염증, A형간염, 백일해(百日咳), 유행성이하선염(流行性耳下腺炎), 풍진(風疹), 폴리오, 수막구균 감염증, b형헤모필루스인플루엔자, 폐렴구균 감염증, 한센병, 성홍열, 반코마이신내성황색포도알균(VRSA) 감염증, 카바페넴내성장내세균속균종(CRE) 감염증, E형간염
제3급 감염병	그 발생을 계속 감시할 필요가 있어 발생 또는 유행시 24시간 이내에 신고하여야 하는 감염병(갑작스러운 국내 유입 또는 유행이 예견되어 긴급한 예방·관리가 필요하여 질병관리청장이 보건복지부장관과 협의하여 지정하는 감염병을 포함)	파상풍(破傷風), B형간염, 일본뇌염, C형간염, 말라리아, 레지오넬라증, 비브리오패혈증, 발진티푸스, 발진열(發疹熱), 쯔쯔가무시증, 렙토스피라증, 브루셀라증, 공수병(恐水病), 신증후군출혈열(腎症侯群出血熱), 후천성면역결핍증(AIDS), 크로이츠펠트-야콥병(CJD) 및 변종크로이츠펠트-야콥병(vCJD), 황열, 뎅기열, 큐열(Q熱), 웨스트나일열, 라임병, 진드기매개뇌염, 유비저(類鼻疽), 치쿤구니야열, 중증열성혈소판감소증후군(SFTS), 지카바이러스 감염증
제4급 감염병	제1급 감염병부터 제3급 감염병까지의 감염병 외에 유행 여부를 조사하기 위하여 표본감시 활동이 필요한 감염병	인플루엔자, 매독(梅毒), 회충증, 편충증, 요충증, 간흡충증, 폐흡충증, 장흡충증, 수족구병, 임질, 클라미디아감염증, 연성하감, 성기단순포진, 첨규콘딜롬, 반코마이신내성장알균(VRE) 감염증, 메티실린내성황색포도알균(MRSA) 감염증, 다제내성녹농균(MRPA) 감염증, 다제내성아시네토박터바우마니균(MRAB) 감염증, 장관감염증, 급성호흡기감염증, 해외유입기생충감염증, 엔테로바이러스감염증, 사람유두종바이러스 감염증

03 다음 중 제1급 감염병에 대한 설명으로 옳지 않은 것은? ❙서울시 9급 2019 변형

☑ 확인 Check! ○ △ ×

① 생물테러감염병 또는 치명률이 높거나 집단 발생의 우려가 커서 발생 또는 유행 즉시 신고하여야 하는 감염병이다.
② 음압격리와 같은 높은 수준의 격리가 필요하다.
③ 갑작스러운 국내 유입 또는 유행이 예견되어 긴급한 예방·관리가 필요하여 질병관리청장이 보건복지부장관과 협의하여 지정하는 감염병을 포함한다.
④ 결핵, 페스트, 홍역 등이 포함된다.

해설 콕

결핵·홍역은 제2급 감염병에 속한다.

제1급 감염병(감염병의 예방 및 관리에 관한 법률 제2조 제2호)
"제1급 감염병"이란 생물테러감염병 또는 치명률이 높거나 집단 발생의 우려가 커서 발생 또는 유행 즉시 신고하여야 하고, 음압격리와 같은 높은 수준의 격리가 필요한 감염병으로서 다음 각 목의 감염병을 말한다. 다만, 갑작스러운 국내 유입 또는 유행이 예견되어 긴급한 예방·관리가 필요하여 질병관리청장이 보건복지부장관과 협의하여 지정하는 감염병을 포함한다.

가. 에볼라바이러스병
나. 마버그열
다. 라싸열
라. 크리미안콩고출혈열
마. 남아메리카출혈열
바. 리프트밸리열
사. 두 창
아. 페스트
자. 탄 저
차. 보툴리눔독소증
카. 야토병
타. 신종감염병증후군
파. 중증급성호흡기증후군(SARS)
하. 중동호흡기증후군(MERS)
거. 동물인플루엔자 인체감염증
너. 신종인플루엔자
더. 디프테리아

04 발생 또는 유행시 24시간 이내에 신고하여야 하는 감염병이 아닌 것은?

☑ 확인 Check! ○ △ ×

① 결핵, 수두, 홍역
② 두창, 야토병, 신종인플루엔자
③ 파상풍, 일본뇌염, 말라리아
④ 장티푸스, 세균성이질, 폴리오

해설 콕

제1급 감염병은 발생 또는 유행 즉시 신고하여야 하며, 이에 해당하는 것은 ②이다.
제2급 감염병(①·④)과 제3급 감염병 (③)은 발생 또는 유행시 24시간 이내에 신고하여야 하는 감염병이다.

정답 03 ④ 04 ②

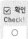

05 제2급 감염병이 아닌 것은? ❙ 전남 9급 2007 변형

☑ 확인 Check! ○ △ ×

① 콜레라 ② 백일해
③ 한센병 ④ 뎅기열

해설 콕

뎅기열은 제3급 감염병이다.

06 소속 의사에게 감염병을 보고받은 의료기관의 장이 즉시 질병관리청장 또는 관할 보건소장에게 신고하여야 하는 법정 감염병으로 옳은 것은? ❙ 서울시 9급 2018 변형

☑ 확인 Check! ○ △ ×

① 페스트 ② 말라리아
③ 콜레라 ④ 인플루엔자

해설 콕

페스트는 제1급 감염병으로 소속 의사에게 감염병을 보고받은 의료기관의 장은 즉시 질병관리청장 또는 관할 보건소장에게 신고하여야 한다(감염병의 예방 및 관리에 관한 법률 제11조 제3항).

의사 등의 신고(감염병의 예방 및 관리에 관한 법률 제11조)

신고권자	의사, 치과의사 또는 한의사, 육군 · 해군 · 공군 또는 국방부 직할 부대에 소속된 군의관		
신고시기	다음 각 호의 어느 하나에 해당하는 사실(표본감시 대상이 되는 제4급 감염병으로 인한 경우는 제외한다)이 있는 경우 1. 감염병환자 등을 진단하거나 그 사체를 검안(檢案)한 경우 2. 예방접종 후 이상반응자를 진단하거나 그 사체를 검안한 경우 3. 감염병환자 등이 제1급 감염병부터 제3급 감염병까지에 해당하는 감염병으로 사망한 경우 4. 감염병환자로 의심되는 사람이 감염병병원체 검사를 거부하는 경우		
신고방법	의료기관에 소속된 의사, 치과의사 또는 한의사	소속 의료기관의 장에게 보고하여야 하고, 해당 환자와 그 동거인에게 **질병관리청장**이 정하는 감염 방지 방법 등을 지도하여야 한다.	보고를 받은 의료기관의 장 및 감염병병원체 확인기관의 장은 제1급 감염병의 경우에는 즉시, 제2급 감염병 및 제3급 감염병의 경우에는 24시간 이내에, 제4급 감염병의 경우에는 7일 이내에 **질병관리청장** 또는 관할 보건소장에게 신고하여야 한다.
	의료기관에 소속되지 아니한 의사, 치과의사 또는 한의사	직접 그 사실을 관할 보건소장에게 신고하여야 한다.	
	군의관	소속 부대장에게 보고	보고를 받은 소속 부대장은 제1급 감염병의 경우에는 즉시, 제2급 감염병 및 제3급 감염병의 경우에는 24시간 이내에 관할 보건소장에게 신고하여야 한다.

07 「감염병의 예방 및 관리에 관한 법률」에서 규정하는 감염병 위기관리대책에 해당하지 않는 것은?

☑ 확인 Check! ○ △ ×

Ⅰ서울시 9급 2017 변형

① 재난 및 위기상황의 판단, 위기경보 결정 및 관리체계
② 의료·방역 물품의 비축방안 및 조달방안
③ 예방접종
④ 해외 신종감염병 유입에 대한 대응체계 및 기관별 역할

해설 콕

감염병 위기관리대책에 포함되어야 하는 사항(감염병의 예방 및 관리에 관한 법률 제34조 제2항)
1. 재난상황 발생 및 해외 신종감염병 유입에 대한 대응체계 및 기관별 역할
2. 재난 및 위기상황의 판단, 위기경보 결정 및 관리체계
3. 감염병위기시 동원하여야 할 의료인 등 전문인력, 시설, 의료기관의 명부 작성
4. 의료·방역 물품의 비축방안 및 조달방안
5. 재난 및 위기상황별 국민행동요령, 동원 대상 인력, 시설, 기관에 대한 교육 및 도상연습 등 실제 상황대비 훈련
5의2. 감염취약계층에 대한 유형별 보호조치 방안 및 사회복지시설의 유형별·전파상황별 대응방안
6. 그 밖에 재난상황 및 위기상황 극복을 위하여 필요하다고 보건복지부장관 및 질병관리청장이 인정하는 사항

08 다음 중 「감염병의 예방 및 관리에 관한 법률」 및 관계법령에서 역학조사반에 대한 내용으로 옳지 않은 것은?

☑ 확인 Check! ○ △ ×

Ⅰ서울시 9급 2016

① 중앙역학조사반은 30명 이내, 시·도 역학조사반은 20명 이내로 구성한다.
② 보건복지부 소속 방역관은 감염병 관련 분야의 경험이 풍부한 4급 이상 공무원 중에서 임명한다.
③ 시·군·구 소속 방역관은 감염병 관련 분야의 경험이 풍부한 5급 이상 공무원 중에서 임명할 수 있다.
④ 방역관은 감염병의 국내 유입 또는 유행이 예견되어 긴급한 대처가 필요한 경우 통행을 제한할 수 있다.

해설 콕

중앙역학조사반은 30명 이상, 시·도역학조사반 및 시·군·구역학조사반은 각각 10명 이상의 반원으로 구성한다(감염병예방법 시행령 제15조 제2항).
②·③ 감염병예방법 시행령 제25조 제1항
④ 감염병예방법 제60조 제3항

정답 05 ④ 06 ① 07 ③ 08 ①

| 심화 Tip |

역학조사반의 구성(감염병예방법 시행령 제15조)

구 분	중앙역학조사반	시·도역학조사반	시·군·구역학조사반
설 치	**질병관리청**	시·도	시·군·구
인 원	30명 이상	10명 이상	10명 이상
반 장	방역관 또는 역학조사관		
반원임명·위촉	**질병관리청장**	시·도지사	시장·군수·구청장
임명위촉대상	1. 방역, 역학조사 또는 예방접종 업무를 담당하는 공무원 2. 법 제60조의2에 따른 역학조사관 3. 「농어촌 등 보건의료를 위한 특별조치법」에 따라 채용된 공중보건의사 4. 「의료법」 제2조 제1항에 따른 의료인 5. 그 밖에 감염병 등과 관련된 분야의 전문가		
운영방법	역학조사반은 감염병 분야와 예방접종 후 이상반응 분야로 구분하여 운영하되, 분야별 운영에 필요한 사항은 **질병관리청장**이 정한다.		

09 「감염병의 예방 및 관리에 관한 법률」상 감염병이 발생하여 유행할 우려가 있다고 인정될 때 지체 없이 역학조사를 하여야 하는 사람이 아닌 자는? | 지방직 7급 2016 변형

확인 Check! ○ △ ×

① 보건소장
② 시·도지사
③ 질병관리청장
④ 시장·군수·구청장

해설 콕

질병관리청장, 시·도지사 또는 시장·군수·구청장은 감염병이 발생하여 유행할 우려가 있다고 인정하면 지체 없이 역학조사를 하여야 하고, 그 결과에 관한 정보를 필요한 범위에서 해당 의료기관에 제공하여야 한다. 다만, 지역확산 방지 등을 위하여 필요한 경우 다른 의료기관에 제공하여야 한다(감염병예방법 제18조 제1항).

10 「감염병예방법」상 건강진단을 명할 수 없는 자는? ❙부산시 9급 2007 변형

☑ 확인 Check! ○ △ ×

① 시 · 도지사
② 시장 · 군수 · 구청장
③ 보건소장
④ 질병관리청장

해설 콕

건강진단 등

구 분	명령권자
건강진단 (법 제19조)	성매개감염병의 예방을 위하여 종사자의 건강진단이 필요한 직업으로 보건복지부령으로 정하는 직업에 종사하는 자와 성매개감염병에 감염되어 그 전염을 매개할 상당한 우려가 있다고 시장 · 군수 · 구청장이 인정한 자는 보건복지부령으로 정하는 바에 따라 성매개감염병에 관한 건강진단을 받아야 한다.
건강진단 및 예방접종 등의 조치 (법 제46조)	질병관리청장, 시 · 도지사 또는 시장 · 군수 · 구청장은 보건복지부령으로 정하는 바에 따라 다음 각 호의 어느 하나에 해당하는 사람에게 건강진단을 받거나 감염병 예방에 필요한 예방접종을 받게 하는 등의 조치를 할 수 있다. 1. 감염병환자 등의 가족 또는 그 동거인 2. 감염병 발생지역에 거주하는 사람 또는 그 지역에 출입하는 사람으로서 감염병에 감염되었을 것으로 의심되는 사람 3. 감염병환자 등과 접촉하여 감염병에 감염되었을 것으로 의심되는 사람
감염병의 예방 조치 (법 제49조)	질병관리청장, 시 · 도지사 또는 시장 · 군수 · 구청장은 감염병을 예방하기 위하여 다음 각 호에 해당하는 모든 조치를 하거나 그에 필요한 일부 조치를 하여야 한다. 1. 관할 지역에 대한 교통의 전부 또는 일부를 차단하는 것 2. 흥행, 집회, 제례 또는 그 밖의 여러 사람의 집합을 제한하거나 금지하는 것 2의2. ~ 2의4. 〈생략〉 3. 건강진단, 시체 검안 또는 해부를 실시하는 것 4. ~ 14. 〈이하 생략〉

11 다음 중 감염병예방 조치시 그 사실을 미리 주민에게 알려야 하는 경우는?

☑ 확인 Check! ○ △ ×

① 흥행, 집회, 제례 또는 그 밖의 여러 사람의 집합을 제한하거나 금지하는 것
② 건강진단, 시체 검안 또는 해부를 실시하는 것
③ 감염병 전파의 위험성이 있는 음식물의 판매 · 수령을 금지하거나 그 음식물의 폐기나 그 밖에 필요한 처분을 명하는 것
④ 인수공통감염병 예방을 위하여 살처분(殺處分)에 참여한 사람 또는 인수공통감염병에 드러난 사람 등에 대한 예방조치를 명하는 것
⑤ 선박 · 항공기 · 열차 등 운송 수단, 사업장 또는 그 밖에 여러 사람이 모이는 장소에 의사를 배치하거나 감염병 예방에 필요한 시설의 설치를 명하는 것

정답 09 ① 10 ③ 11 ①

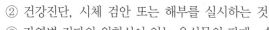

해설 콕

감염병의 예방 조치(감염병예방법 제49조 제1항, 제2항)

질병관리청장, 시・도지사 또는 시장・군수・구청장은 감염병을 예방하기 위하여 다음 각 호에 해당하는 모든 조치를 하거나 그에 필요한 일부 조치를 하여야 하며, 보건복지부장관은 감염병을 예방하기 위하여 제2호, 제2호의2부터 제2호의4까지, 제12호 및 제12호의2에 해당하는 조치를 할 수 있다. 시・도지사 또는 시장・군수・구청장은 제1호・제2호・제6호・제8호・제10호 및 제11호에 따른 조치를 하려면 그 사실을 주민에게 미리 알려야 한다.

1. 관할 지역에 대한 교통의 전부 또는 일부를 차단하는 것
2. 흥행, 집회, 제례 또는 그 밖의 여러 사람의 집합을 제한하거나 금지하는 것

2의2. 감염병 전파의 위험성이 있는 장소 또는 시설의 관리자・운영자 및 이용자 등에 대하여 출입자 명단 작성, 마스크 착용 등 방역지침의 준수를 명하는 것

2의3. 버스・열차・선박・항공기 등 감염병 전파가 우려되는 운송수단의 이용자에 대하여 마스크 착용 등 방역지침의 준수를 명하는 것

2의4. 감염병 전파가 우려되어 지역 및 기간을 정하여 마스크 착용 등 방역지침 준수를 명하는 것

3. 건강진단, 시체 검안 또는 해부를 실시하는 것
4. 감염병 전파의 위험성이 있는 음식물의 판매・수령을 금지하거나 그 음식물의 폐기나 그 밖에 필요한 처분을 명하는 것
5. 인수공통감염병 예방을 위하여 살처분(殺處分)에 참여한 사람 또는 인수공통감염병에 드러난 사람 등에 대한 예방조치를 명하는 것
6. 감염병 전파의 매개가 되는 물건의 소지・이동을 제한・금지하거나 그 물건에 대하여 폐기, 소각 또는 그 밖에 필요한 처분을 명하는 것
7. 선박・항공기・열차 등 운송 수단, 사업장 또는 그 밖에 여러 사람이 모이는 장소에 의사를 배치하거나 감염병 예방에 필요한 시설의 설치를 명하는 것
8. 공중위생에 관계있는 시설 또는 장소에 대한 소독이나 그 밖에 필요한 조치를 명하거나 상수도・하수도・우물・쓰레기장・화장실의 신설・개조・변경・폐지 또는 사용을 금지하는 것
9. 쥐, 위생해충 또는 그 밖의 감염병 매개동물의 구제(驅除) 또는 구제시설의 설치를 명하는 것
10. 일정한 장소에서의 어로(漁撈)・수영 또는 일정한 우물의 사용을 제한하거나 금지하는 것
11. 감염병 매개의 중간 숙주가 되는 동물류의 포획 또는 생식을 금지하는 것
12. 감염병 유행기간 중 의료인・의료업자 및 그 밖에 필요한 의료관계요원을 동원하는 것

12의2. 감염병 유행기간 중 의료기관 병상, 연수원・숙박시설 등 시설을 동원하는 것

13. 감염병병원체에 오염되었거나 오염되었을 것으로 의심되는 시설 또는 장소에 대한 소독이나 그 밖에 필요한 조치를 명하는 것
14. 감염병의심자를 적당한 장소에 일정한 기간 입원 또는 격리시키는 것

12 감염병 발생 등을 이유로 「학교보건법」 제2조 제2호의 학교에 대하여 「초·중등교육법」 제64조에 따른 휴업 또는 휴교를 명령하거나 「유아교육법」 제31조에 따른 휴업 또는 휴원을 명령할 수 있는 자는?

☑ 확인 Check!
○
△
×

가. 보건복지부장관	나. 시·도지사
다. 교육감	라. 교육부장관

① 가, 나, 다
② 가, 라
③ 나, 다
④ 다, 라
⑤ 가, 나, 다, 라

해설 콕

교육부장관 또는 교육감은 감염병 발생 등을 이유로 「학교보건법」 제2조 제2호의 학교에 대하여 「초·중등교육법」 제64조에 따른 휴업 또는 휴교를 명령하거나 「유아교육법」 제31조에 따른 휴업 또는 휴원을 명령할 경우 질병관리청장과 협의하여야 한다(감염병의 예방 및 관리에 관한 법률 제50조 제2항).

13 「감염병예방법」상 국고부담 경비가 아닌 것은?

▌경남 9급 2003 변형

☑ 확인 Check!
○
△
×

① 예방접종으로 인한 피해보상을 위한 경비
② 시신의 장사를 치르는데 드는 경비
③ 감염병 교육 및 홍보에 관한 경비
④ 검역위원에 관한 경비

해설 콕

경비(감염병예방법 제10장)

특별자치도·시·군·구가 부담할 경비 (법 제64조)	1. 한센병의 예방 및 진료 업무를 수행하는 법인 또는 단체에 대한 지원 경비의 일부 2. 예방접종에 드는 경비 3. 의료기관이 예방접종을 하는데 드는 경비의 전부 또는 일부 4. 특별자치도지사 또는 시장·군수·구청장이 지정한 감염병관리기관의 감염병관리시설의 설치·운영에 드는 경비

CHAPTER 10 보건의료관계법규

특별자치도 · 시 · 군 · 구가 부담할 경비 (법 제64조)	5. 특별자치도지사 또는 시장 · 군수 · 구청장이 설치한 격리소 · 요양소 또는 진료소 및 지정된 감염병관리기관의 감염병관리시설 설치 · 운영에 드는 경비 6. 교통 차단 또는 입원으로 인하여 생업이 어려운 사람에 대한 「국민기초생활보장법」 제2조 제6호에 따른 최저보장수준 지원 7. 특별자치도 · 시 · 군 · 구에서 실시하는 소독이나 그 밖의 조치에 드는 경비 8. 특별자치도지사 또는 시장 · 군수 · 구청장이 의사를 배치하거나 의료인 · 의료업자 · 의료관계요원 등을 동원하는데 드는 수당 · 치료비 또는 조제료 8의2. 특별자치도지사 또는 시장 · 군수 · 구청장이 동원한 의료기관 병상, 연수원 · 숙박시설 등 시설의 운영비 등 경비 9. 식수 공급에 드는 경비 10. 예방위원의 배치에 드는 경비 10의2. 특별자치도지사 또는 시장 · 군수 · 구청장이 실시하는 심리지원에 드는 경비 10의3. 특별자치도지사 또는 시장 · 군수 · 구청장이 위탁하여 관계 전문기관이 심리지원을 실시하는 데 드는 경비 11. 그 밖에 이 법에 따라 특별자치도 · 시 · 군 · 구가 실시하는 감염병 예방 사무에 필요한 경비
시 · 도가 부담할 경비 (법 제65조)	1. 한센병의 예방 및 진료 업무를 수행하는 법인 또는 단체에 대한 지원 경비의 일부 2. 시 · 도지사가 지정한 감염병관리기관의 감염병관리시설의 설치 · 운영에 드는 경비 3. 시 · 도지사가 설치한 격리소 · 요양소 또는 진료소 및 지정된 감염병관리기관의감염병관리시설 설치 · 운영에 드는 경비 3의2. 시 · 도지사가 지정한 감염병의심자 격리시설의 설치 · 운영에 드는 경비 4. 내국인 감염병환자 등의 입원치료, 조사, 진찰 등에 드는 경비 5. 건강진단, 예방접종 등에 드는 경비 6. 교통 차단으로 생업이 어려운 자에 대한 「국민기초생활보장법」 제2조 제6호에 따른 최저보장수준 지원 6의2. 시 · 도지사가 의료인 · 의료업자 · 의료관계요원 등을 동원하는데 드는 수당 · 치료비 또는 조제료 6의3. 시 · 도지사가 동원한 의료기관 병상, 연수원 · 숙박시설 등 시설의 운영비 등 경비 7. 식수 공급에 드는 경비 7의2. 시 · 도지사가 의료인 등을 방역업무에 종사하게 하는데 드는 수당 등 경비 8. 검역위원의 배치에 드는 경비 8의2. 시 · 도지사가 실시하는 심리지원에 드는 경비 8의3. 시 · 도지사가 위탁하여 관계 전문기관이 심리지원을 실시하는데 드는 경비 9. 그 밖에 이 법에 따라 시 · 도가 실시하는 감염병 예방 사무에 필요한 경비

국고부담경비 (법 제67조)	1. 감염병환자 등의 진료 및 보호에 드는 경비 2. 감염병 교육 및 홍보를 위한 경비 3. 감염병 예방을 위한 전문인력의 양성에 드는 경비 4. 표본감시활동에 드는 경비 4의2. 제18조의3에 따른 교육·훈련에 드는 경비 5. 해부에 필요한 시체의 운송과 해부 후 처리에 드는 경비 5의2. 시신의 장사를 치르는데 드는 경비 6. 예방접종약품의 생산 및 연구 등에 드는 경비 6의2. 필수예방접종약품 등의 비축에 드는 경비 6의3. 보건복지부장관 또는 질병관리청장이 지정한 감염병관리기관의 감염병관리시설의 설치·운영에 드는 경비 7. 보건복지부장관 및 질병관리청장이 설치한 격리소·요양소 또는 진료소 및 지정된 감염병관리기관의 감염병관리시설 설치·운영에 드는 경비 7의2. 질병관리청장이 지정한 감염병의심자 격리시설의 설치·운영에 드는 경비 8. 위원회의 심의를 거친 품목의 비축 또는 장기구매를 위한 계약에 드는 경비 9. 외국인 감염병환자 등의 입원치료, 조사, 진찰 등에 드는 경비 〈2020. 8. 12. 삭제〉 9의3. 국가가 동원한 의료기관 병상, 연수원·숙박시설 등 시설의 운영비 등 경비 9의4. 국가가 의료인 등을 방역업무에 종사하게 하는데 드는 수당 등 경비 9의5. 국가가 실시하는 심리지원에 드는 경비 9의6. 국가가 위탁하여 관계 전문기관이 심리지원을 실시하는데 드는 경비 10. 예방접종 등으로 인한 피해보상을 위한 경비

CHAPTER 10 보건의료관계법규

07 기타 의료관계법규

01 해외감염병의 국내 유입을 방지하기 위한 조치는? ❙인천시 9급 2007

☑ 확인 Check! ○ △ ×

① 검역조치
② 격리조치
③ 입원조치
④ 방역조치
⑤ 예방조치

해설 콕

검역법의 목적(검역법 제1조)

검역법은 우리나라로 들어오거나 외국으로 나가는 사람, 운송수단 및 화물을 검역(檢疫)하는 절차와 감염병을 예방하기 위한 조치에 관한 사항을 규정하여 국내외로 감염병이 번지는 것을 방지함으로써 국민의 건강을 유지·보호하는 것을 목적으로 한다.

02 중동호흡기증후군(MERS)이 유행하는 지역을 여행한 갑(甲)이 귀국하였다. 현재 증상은 없으나 검역법령에 따라 갑(甲)의 거주지역 지방자치단체장에게 이 사람의 건강상태를 감시하도록 요청할 때 최대 감시기간은? ❙서울시 9급 2022

☑ 확인 Check! ○ △ ×

① 5일
② 6일
③ 10일
④ 14일

해설 콕

감시 또는 격리기간은 보건복지부령으로 정하는 해당 검역감염병의 최대 잠복기간을 초과할 수 없다(검역법 제17조 제3항). 중동호흡기증후군(MERS)의 경우 14일이다(검역법 시행규칙 제14조의3 제6호).

03 「공공보건의료에 관한 법률」에 따라 공공보건의료기관이 우선적으로 제공해야 할 보건의료가 아닌 것은? ❙지방직 7급 2013

☑ 확인 Check! ○ △ ×

① 의료급여환자 등 취약계층에 대한 보건의료
② 교육·훈련 및 인력 지원을 통한 지역적 균형을 확보하기 위한 보건의료
③ 질병예방과 건강증진에 관련된 보건의료
④ 아동과 모성, 감염병, 응급진료 등 수익성이 높은 보건의료

해설 콕

공공보건의료기관이 우선적으로 제공하여야 할 보건의료(공공보건의료법 제7조 제1항)
1. 의료급여환자 등 취약계층에 대한 보건의료
2. 아동과 모성, 장애인, 정신질환, 응급진료 등 수익성이 낮아 공급이 부족한 보건의료
3. 재난 및 감염병 등 신속한 대응이 필요한 공공보건의료
4. 질병예방과 건강증진에 관련된 보건의료
5. 교육·훈련 및 인력 지원을 통한 지역적 균형을 확보하기 위한 보건의료
6. 그 밖에 「보건의료기본법」 제15조에 따른 보건의료발전계획에 따라 보건복지부장관이 정하는 보건의료

04 「응급의료에 관한 법률」에서 국민의 권리와 의무가 아닌 것은? ▮경기 9급 2002

확인 Check! ○ △ ×

① 응급의료를 받을 권리
② 응급의료에 대하여 알 권리
③ 누구든지 응급환자를 발견한 때에는 응급의료기관에 신고해야 함
④ 누구든지 응급의료종사자가 응급의료를 위해 필요한 협조를 요청하는 경우에는 이에 적극 협조해야 함
⑤ 누구든지 응급환자를 소생시켜야 할 의무가 있음

해설 콕

응급환자를 소생시켜야 할 의무는 없다.

심화 Tip

국민의 권리와 의무(응급의료에 관한 법률 제3조~제5조)

응급의료를 받을 권리 (법 제3조)	모든 국민은 성별, 나이, 민족, 종교, 사회적 신분 또는 경제적 사정 등을 이유로 차별받지 아니하고 응급의료를 받을 권리를 가진다. 국내에 체류하고 있는 외국인도 또한 같다.
응급의료에 관한 알 권리 (법 제4조)	① 모든 국민은 응급상황에서의 응급처치 요령, 응급의료기관 등의 안내 등 기본적인 대응방법을 알 권리가 있으며, 국가와 지방자치단체는 그에 대한 교육·홍보 등 필요한 조치를 마련하여야 한다. ② 모든 국민은 국가나 지방자치단체의 응급의료에 대한 시책에 대하여 알 권리를 가진다.
응급환자에 대한 신고 및 협조 의무 (법 제5조)	① 누구든지 응급환자를 발견하면 즉시 응급의료기관 등에 신고하여야 한다. ② 응급의료종사자가 응급의료를 위하여 필요한 협조를 요청하면 누구든지 적극 협조하여야 한다.

CHAPTER 10 보건의료관계법규

정답 01 ① 02 ④ 03 ④ 04 ⑤

05 우리나라에서 지역응급의료센터로 지정될 수 있는 곳은?

| 전북 9급 2005 변형

☑ 확인 Check!
○
△
×

㉠ 병 원	㉡ 의 원
㉢ 요양병원	㉣ 종합병원
㉤ 상급병원	

① ㉠, ㉡, ㉢
② ㉠, ㉢, ㉤
③ ㉡, ㉣
④ ㉣
⑤ ㉠, ㉡, ㉢, ㉣, ㉤

해설 콕

응급의료기관 등(응급의료에 관한 법률 제6장)

구 분	지정권자	설치 및 운영	업 무
중앙응급 의료센터 (법 제25조)	보건복지부장관	종합병원	1. 응급의료기관 등에 대한 평가 및 질을 향상시키는 활동에 대한 지원 2. 응급의료종사자에 대한 교육훈련 3. 권역응급의료센터 간의 업무조정 및 지원 4. 응급의료 관련 연구 5. 국내외 재난 등의 발생시 응급의료 관련 업무의 조정 및 그에 대한 지원 6. 응급의료 통신망 및 응급의료 전산망의 관리·운영과 그에 따른 업무 7. 응급처치 관련 교육 및 응급장비 관리에 관한 지원 8. 응급환자 이송체계 운영 및 관리에 관한 지원 9. 응급의료분야 의료취약지 관리 업무 10. 그 밖에 보건복지부장관이 정하는 응급의료 관련 업무
권역응급 의료센터 (법 제26조)	보건복지부장관	상급종합병원 또는 300병상을 초과하는 종합병원	1. 중증응급환자 중심의 진료 2. 재난 대비 및 대응 등을 위한 거점병원으로서 보건복지부령으로 정하는 업무 3. 권역(圈域) 내에 있는 응급의료종사자에 대한 교육·훈련 4. 권역내 다른 의료기관에서 이송되는 중증응급환자에 대한 수용 5. 그 밖에 보건복지부장관이 정하는 권역 내 응급의료 관련 업무

응급의료 지원센터 (법 제27조)	보건복지부장관	응급의료자원의 분포와 주민의 생활권을 고려하여 지역별로 응급의료지원센터를 설치·운영	1. 응급의료에 관한 각종 정보의 관리 및 제공 2. 지역내 응급의료종사자에 대한 교육훈련 3. 지역내 응급의료기관간 업무조정 및 지원 4. 지역내 응급의료의 질 향상 활동에 관한 지원 5. 지역내 재난 등의 발생시 응급의료 관련 업무의 조정 및 지원 6. 그 밖에 보건복지부령으로 정하는 응급의료 관련 업무
전문응급 의료센터 (법 제29조)	보건복지부장관	권역응급의료센터, 지역응급의료센터 중에서 분야별로 지정	소아환자, 화상환자 및 독극물중독환자 등에 대한 응급의료
지역응급 의료센터 (법 제30조)	시·도지사	종합병원	1. 응급환자의 진료 2. 응급환자에 대하여 적절한 응급의료를 할 수 없다고 판단한 경우 신속한 이송

06 진료비 부담능력이 없는 응급환자에게 응급의료를 제공한 의료기관에서 진료비지불을 요청하면 의료기금을 관리하는 건강보험심사평가원이 이를 확인 심사한 후 해당 의료기관에 응급진료비를 대신 지불해주는 제도는?

확인 Check! ○ △ ×

ǀ 경기 9급 2004 변형

① 진료비대불제도
② 본인부담금환급금
③ 진료비청구제도
④ 구상권제도
⑤ 대지급제도

해설 콕

미수금의 대지급(응급의료에 관한 법률 제22조 제1항)

의료기관과 구급차 등을 운용하는 자는 응급환자에게 응급의료를 제공하고 그 비용을 받지 못하였을 때에는 그 비용 중 응급환자 본인이 부담하여야 하는 금액(이하 "미수금"이라 한다)에 대하여는 기금관리기관의 장(기금의 관리·운용에 관한 업무가 위탁되지 아니한 경우에는 보건복지부장관을 말한다)에게 대신 지급하여 줄 것을 청구할 수 있다. 기금의 관리·운용에 관한 사항 중 미수금의 대지급(代支給)업무를 「국민건강보험법」 제62조에 따른 건강보험심사평가원에 위탁하여 한다(동법 시행령 제12조 제1항).

정답 05 ④ 06 ⑤

07 에이즈 환자의 진단, 시체검안 후 누구에게 신고하는가?

❙ 대구시 9급 2007 변형

☑ 확인 Check!
○
△
×

① 보건복지부장관
② 질병관리청장
③ 시장 · 군수 · 구청장
④ 보건소장

해설 콕

의사 또는 의료기관 등의 신고(후천성면역결핍증예방법 제5조)

① 감염인을 진단하거나 감염인의 사체를 검안한 의사 또는 의료기관은 보건복지부령으로 정하는 바에 따라 24시간 이내에 진단 · 검안 사실을 관할 보건소장에게 신고하고, 감염인과 그 배우자(사실혼 관계에 있는 사람을 포함한다) 및 성 접촉자에게 후천성면역결핍증의 전파 방지에 필요한 사항을 알리고 이를 준수하도록 지도하여야 한다. 이 경우 가능하면 감염인의 의사(意思)를 참고하여야 한다.

② 학술연구 또는 제9조에 따른 혈액 및 혈액제제(血液製劑)에 대한 검사에 의하여 감염인을 발견한 사람이나 해당 연구 또는 검사를 한 기관의 장은 보건복지부령으로 정하는 바에 따라 24시간 이내에 질병관리청장에게 신고하여야 한다.

③ 감염인이 사망한 경우 이를 처리한 의사 또는 의료기관은 보건복지부령으로 정하는 바에 따라 24시간 이내에 관할 보건소장에게 신고하여야 한다.

④ 제1항 및 제3항에 따라 신고를 받은 보건소장은 특별자치시장 · 특별자치도지사 · 시장 · 군수 또는 구청장(자치구의 구청장을 말한다)에게 이를 보고하여야 하고, 보고를 받은 특별자치시장 · 특별자치도지사는 질병관리청장에게, 시장 · 군수 · 구청장은 특별시장 · 광역시장 또는 도지사를 거쳐 질병관리청장에게 이를 보고하여야 한다.

08 다음 중 의료기사가 아닌 것은?

❙ 경남 9급 2006 변형

☑ 확인 Check!
○
△
×

① 치과기공사
② 치과위생사
③ 보건의료정보관리사
④ 작업치료사

해설 콕

"보건의료정보관리사"란 의료 및 보건지도 등에 관한 기록 및 정보의 분류 · 확인 · 유지 · 관리를 주된 업무로 하는 사람을 말한다(의료기사 등에 관한 법률 제1조의2 제2호).

의료기사(의료기사 등에 관한 법률 제1조의2 제1호 및 제2조 제1항)

"의료기사"란 의사 또는 치과의사의 지도 아래 진료나 의화학적 검사에 종사하는 사람을 말한다. 의료기사의 종류는 임상병리사, 방사선사, 물리치료사, 작업치료사, 치과기공사 및 치과위생사로 한다.

09 보건복지부장관의 면허 취득 대상자가 아닌 자는?

I 지방직 9급 2010

☑ 확인 Check! ○ △ ×

① 안경사　　② 보건의료정보관리사
③ 간호조무사　　④ 방사선사

해설 콕

간호조무사가 되려는 사람은 보건복지부령으로 정하는 교육과정을 이수하고, 간호조무사 국가시험에 합격한 후 보건복지부장관의 자격인정을 받아야 한다(의료법 제80조 제1항).
①, ②, ④의 의료기사 등이 되려면 의료기사 등의 국가시험에 합격한 후 보건복지부장관의 면허를 받아야 한다(의료기사 등에 관한 법률 제4조 제1항).

10 보건의료에 관한 국민의 권리·의무와 국가 및 지방자치단체의 책임을 정하고 보건의료의 수요와 공급에 관한 기본적인 사항을 규정함으로써 보건의료의 발전과 국민의 보건 및 복지의 증진에 이바지하는 것을 목적으로 하는 것은 어디에 규정되어 있는가?

I 충북 9급 2004

☑ 확인 Check! ○ △ ×

① 보건의료기본법　　② 의료법
③ 지역보건법　　④ 감염병예방법

해설 콕

보건의료기본법 제1조에 정해진 규정이다.

11 「보건의료기본법」에 국민의 권리로 옳은 것은?

I 국시 2006

☑ 확인 Check! ○ △ ×

가. 알 권리	나. 동의할 권리
다. 사본청구	라. 치료재료를 선택할 권리

① 가, 나, 다　　② 가, 다
③ 나, 라　　④ 라
⑤ 가, 나, 다, 라

CHAPTER 10 보건의료관계법규

정답 07 ④ 08 ③ 09 ③ 10 ① 11 ①

해설 콕

보건의료에 관한 국민의 권리와 의무(보건의료기본법 제2장)

권 리	건강권 (법 제10조)	① 모든 국민은 이 법 또는 다른 법률에서 정하는 바에 따라 자신과 가족의 건강에 관하여 국가의 보호를 받을 권리를 가진다. ② 모든 국민은 성별, 나이, 종교, 사회적 신분 또는 경제적 사정 등을 이유로 자신과 가족의 건강에 관한 권리를 침해받지 아니한다.
	보건의료에 관한 알 권리 (법 제11조)	① 모든 국민은 관계 법령에서 정하는 바에 따라 국가와 지방자치단체의 보건의료시책에 관한 내용의 공개를 청구할 권리를 가진다. ② 모든 국민은 관계 법령에서 정하는 바에 따라 보건의료인이나 보건의료기관에 대하여 자신의 보건의료와 관련한 기록 등의 열람이나 사본의 교부를 요청할 수 있다. 다만, 본인이 요청할 수 없는 경우에는 그 배우자·직계존비속 또는 배우자의 직계존속이, 그 배우자·직계존비속 및 배우자의 직계존속이 없거나 질병이나 그 밖에 직접 요청을 할 수 없는 부득이한 사유가 있는 경우에는 본인이 지정하는 대리인이 기록의 열람 등을 요청할 수 있다.
	보건의료서비스에 관한 자기결정권 (법 제12조)	모든 국민은 보건의료인으로부터 자신의 질병에 대한 치료 방법, 의학적 연구 대상 여부, 장기이식 여부 등에 관하여 충분한 설명을 들은 후 이에 관한 동의 여부를 결정할 권리를 가진다.
	비밀 보장 (법 제13조)	모든 국민은 보건의료와 관련하여 자신의 신체상·건강상의 비밀과 사생활의 비밀을 침해받지 아니한다.
의 무	보건의료에 관한 국민의 의무 (법 제14조)	① 모든 국민은 자신과 가족의 건강을 보호·증진하기 위하여 노력하여야 하며, 관계 법령에서 정하는 바에 따라 건강을 보호·증진하는 데에 필요한 비용을 부담하여야 한다. ② 누구든지 건강에 위해한 정보를 유포·광고하거나 건강에 위해한 기구·물품을 판매·제공하는 등 다른 사람의 건강을 해치거나 해칠 우려가 있는 행위를 하여서는 아니 된다. ③ 모든 국민은 보건의료인의 정당한 보건의료서비스와 지도에 협조한다.

12 보건의료의 실태조사 내용으로 옳은 것은? ❙국시 2005

확인 Check! ○ △ ×

가. 보건의료인력	나. 보건의료시설
다. 보건의료이용 행태	라. 보건의료수요

① 가, 나, 다
② 가, 다
③ 나, 라
④ 라
⑤ 가, 나, 다, 라

해설 콕

보건의료 실태조사(보건의료기본법 제55조 제1항)
보건복지부장관은 국민의 보건의료수요 및 이용 행태, 보건의료에 관한 인력·시설 및 물자 등 보건의료 실태에 관한 전국적인 조사를 5년마다 실시하고, 그 결과를 공표하여야 한다. 다만, 보건의료정책 수립에 필요하다고 인정하는 경우에는 임시 보건의료 실태조사를 실시할 수 있다.

13 「국민기초생활보장법」에서 정한 급여 내용이 아닌 것은?

확인 Check! ○ △ ×

① 주거급여
② 교육급여
③ 생계급여
④ 의료급여
⑤ 휴직급여

해설 콕

휴직급여(실업급여)는 「고용보험법」 제37조에서 규정한 급여이다.

「국민기초생활보장법」에서 정한 급여의 종류(국민기초생활보장법 제7조 제1항)

생계급여	수급자에게 의복, 음식물 및 연료비와 그 밖에 일상생활에 기본적으로 필요한 금품을 지급하여 그 생계를 유지하게 하는 것
주거급여	주거급여는 수급자에게 주거 안정에 필요한 임차료, 수선유지비, 그 밖의 수급품을 지급하는 것
교육급여	수급자에게 입학금, 수업료, 학용품비, 그 밖의 수급품을 지급하는 것
의료급여	수급자에게 건강한 생활을 유지하는데 필요한 각종 검사 및 치료 등을 지급하는 것
해산급여	생계급여, 의료급여, 주거급여 중 하나 이상의 급여를 받는 수급자에게 다음 각 호의 급여를 실시하는 것 1. 조 산 2. 분만 전과 분만 후에 필요한 조치와 보호

정답 12 ⑤ 13 ⑤

장제급여	생계급여, 의료급여, 주거급여 중 하나 이상의 급여를 받는 수급자가 사망한 경우 사체의 검안(檢案) · 운반 · 화장 또는 매장, 그 밖의 장제조치를 하는 것
자활급여	수급자의 자활을 돕기 위하여 다음 각 호의 급여를 실시하는 것으로 한다. 1. 자활에 필요한 금품의 지급 또는 대여 2. 자활에 필요한 근로능력의 향상 및 기능습득의 지원 3. 취업알선 등 정보의 제공 4. 자활을 위한 근로기회의 제공 5. 자활에 필요한 시설 및 장비의 대여 6. 창업교육, 기능훈련 및 기술 · 경영 지도 등 창업지원 7. 자활에 필요한 자산형성 지원 8. 그 밖에 대통령령으로 정하는 자활을 위한 각종 지원

14 다음 중 해산급여를 받을 수 없는 자는?

확인 Check! ○ △ ×

① 생계급여를 받는 자
② 교육급여를 받는 자
③ 주거급여를 받는 자
④ 의료급여를 받는 자
⑤ 생계급여와 의료급여를 동시에 받는 자

해설 콕

해산급여(국민기초생활보장법 제13조 제1항)
해산급여는 생계급여, 의료급여, 주거급여 중 하나 이상의 급여를 받는 수급자에게 다음 각 호의 급여를 실시하는 것으로 한다.
1. 조 산
2. 분만 전과 분만 후에 필요한 조치와 보호

정답 14 ②

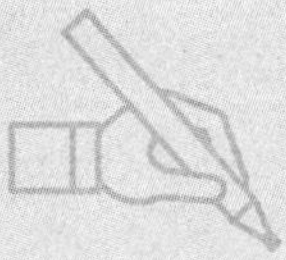

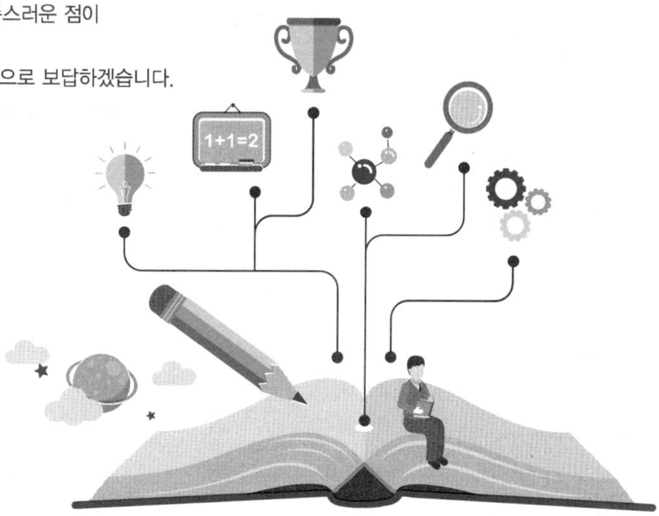

2023 보건행정 문제로 끝내기

개정4판1쇄 발행	2023년 01월 05일(인쇄 2022년 11월 30일)
초 판 발 행	2018년 05월 15일(인쇄 2018년 04월 16일)
발 행 인	박영일
책 임 편 집	이해욱
저 자	보건교육행정연구회
편 집 진 행	서정인
표지디자인	박수영
편집디자인	김민설 · 박서희
발 행 처	(주)시대고시기획
출 판 등 록	제 10-1521호
주 소	서울시 마포구 큰우물로 75 [도화동 538 성지 B/D] 9F
전 화	1600-3600
팩 스	02-701-8823
홈 페 이 지	www.sdedu.co.kr
I S B N	979-11-383-3707-6 (13510)
정 가	24,000원